U0341304

复旦全球史书系 · 东西之间丛书

董少新 主编

18、19世纪药材知识的跨文化传播

一部从中国出发的自然知识史

［韩］安洙英／著

（안수영）

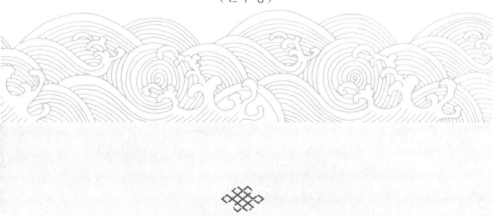

上海古籍出版社

本书为国家社会科学基金冷门绝学专项复旦大学东亚海域史研究创新团队"16—17世纪西人东来与多语种原始文献视域下东亚海域剧变研究"项目（22VJXT006）成果

上海师范大学青年跨学科创新团队培育项目"'一带一路'与东亚的文明交流互鉴研究"（310-AW0203-23-005408）阶段性成果

"复旦全球史书系·东西之间丛书"总序

> 我们需要的不是那种被制造出来的文明的冲突,而是聚精会神于相互交叠的文化间的慢慢合作,这些文化以远为有趣的方式彼此借鉴、共同生存,绝非任何删繁就简的虚假理解方式所能预想。
>
> ——萨义德《东方学》2003 版序言

当前我们的历史研究领域呈现一片繁荣景象,成果发表和出版量极大,各类学术会议、讲座、论坛极为繁多,期刊、集刊琳琅满目,在传统媒体和新媒体上各路学者也是你方唱罢我登场。但如果看其内容和质量,可能就不得不承认,我们仍处在学术研究的"第三世界"。

本世纪以来,我们的历史学领域鲜有拿得出手的理论创建,比较多的是对国外学术理论的翻译和介绍,但往往仅限于介绍、模仿或跟风,甚少建设性对话和发展,偶有针对国外某一学术理论的大范围批评,也往往超出了纯粹学术回应的范畴。

我们缺少萨义德、彭慕兰那样具有国际影响力的学者,我们的成果为国际学界引用的次数虽有所增加,但真正有影响的、引起广泛讨论的成果不多。

我们的历史学科各专业方向的发展极为不平衡,很少有哪个专业领域是我们开创的。传统的区域、国别史诸领域中，我们居于领先地位的几乎没有，这些领域中的经典著作、权威研究成果很少是用中文撰写的。以东南亚史为例，如果给研究生开一份重要著作的研读书单，其中会有几部是中国学者的成果呢？即使在中国史的领域，年轻的学者和学生是不是更倾向于读《剑桥中国史》《洪业》《叫魂》和李约瑟《中国科学技术史》呢？

造成这一现状的原因很多，也很复杂，这里不做分析，相信业内人士都有各自的看法。如何提升中国的历史学研究水平，起码做到与快速发展的中国经济、综合国力、国际地位相匹配，是所有中国的历史学者共同面对的问题。

兴起于美国的"全球史"在本世纪已成为国际学界的显学。我读本科的时候，同学们大都对学校使用的世界通史教材感到厌倦，但不少同学会自己购买斯塔夫里阿诺斯的《全球通史》研读。从那时起，全球史在中国越来越受到重视，不过这种重视更多地表现为对西方全球史理论的介绍和全球史著作的翻译。二三十年过去了，全球史理论在中国并未得到进一步发展，在欧美乃至日本学界的全球通史著作推陈出新的时候，中国学界几乎没有参与到全球通史的书写中，对美国的全球史理论也缺乏学术批评。

全球史理论并非没有进一步讨论和完善的空间，全球史书写也应该存在更多的可能性。法国历史学家格鲁金斯基就曾评论道："当今的全球史本质为北美洲版本的全球史，并再次承担起相同的任务，将民族主义和文化中心主义曾经忽视、放弃或拒绝解决的问题历史化。"[①]从这个角度说，刚刚出版的葛兆光先生主编的《从中国出发的全球史》是一个很好的尝试，[②]为中国学界的全球

---

① 塞尔日·格鲁金斯基：《殖民记忆：历史的再造与西方化的开端》，焦舒曼译，北京：北京科学技术出版社，2024年，第313页。

② 葛兆光主编：《从中国出发的全球史》，昆明：云南人民出版社，2024年。

史书写开了个好头。

全球史书写肩负着打破西方中心论的使命,起码截至目前已出版的大部分全球通史著作都是这么声称的。但如果全球史仅由西方学者从事研究和书写,会给人一种"好刀削不了自己的把"的感觉。① 只有把全球史变成复数的,真正的全球史才有可能。

主要由英、法、德等欧洲国家学者建立起来的欧洲(西方)中心主义,自19世纪以来在全球范围内造成了深远的影响。它不仅合理化了西方殖民主义,而且随着西方殖民运动的强势开展和经济、军事、科技的突飞猛进,被殖民国家和地区的人民也欣然接受了它,希望它能够成为本国、本民族全方位向西方学习以达自强目的的依据。②

这种带有极强种族色彩,蔑视非西方民族、文化和历史的理论,至今在曾被西方侵略或殖民的国家中仍有着广泛的影响,甚至被奉为真理。例如,黑格尔(G. W. F. Hegel,1770—1831)发明了"世界精神"这一抽象概念,进而认为中国历史是停滞的、循环的,因而被他排除在世界历史之外,而只有日耳曼民族才有能力做"精神高等原则的负荷者",日耳曼精神就是新世界的精神。这种几近凭空想象的大论断,本应早已被丢进历史的垃圾桶中了,但我们仍有学者试图论证其正确性,更不要说这种论调因黑格尔在哲学上的崇高地位而产生的广泛的、持久的、潜在的影响了。

---

① 我曾以美国全球通史书写中有关明清史的叙述为例探讨其对中国的呈现,认为其仍留有较重的欧洲中心主义影子,并倡议中国学界应该参与全球通史的书写,为更合理的全球史书写提供中国视角。参见拙文:《美国全球通史书写中的中国——以其中有关明清史的叙述为例》,《首都师范大学学报》2020年第3期,第52—61页。

② 格鲁金斯基已关注到这一现象,他写道:"欧洲式的历史在世界范围内被广泛认可,其势头非常强劲,以至于不再只为殖民者和统治者所用。中国和日本便是很好的例子。……欧洲式的历史并未跟着闯入者的脚步、伴着炮艇的航迹进入这两个国家,反而是当地的历史学家主动采用了它。"塞尔日·格鲁金斯基:《殖民记忆:历史的再造与西方化的开端》,第13页。

　　黑格尔之外，持西方中心主义的还有赫尔德（Johann Gottfried Herder，1744—1803）、穆勒（Johann von Müller，1752—1809）、孔德（Auguste Comte，1798—1857）、兰克（Leopold von Ranke，1795—1886）、阿克顿（Lord Acton，1834—1902）等一大批著名哲学家和历史学家，[①]在他们的推动下，西方中心主义成了世界范围内的主流认知和观念。

　　20 世纪，尤其是两次世界大战之后，西方学界对这一观念进行了系统的反思和批判，其中就包括后殖民主义理论和全球史理论。萨义德在《东方学》2003 年版序言中写道："这种将一切本质化的废话的最龌龊之处就在于人类遭受的沉重苦难和痛苦就这样被轻易地消解而烟消云散了。记忆以及与其相关的历史被一笔勾销。"[②]这话虽然不是专门针对黑格尔的观点讲的，但用于批判黑格尔的历史观也同样是合适的。

　　萨义德还说："东方曾经有——现在仍然有——许多不同的文化和民族，他们的生活、历史和习俗比西方任何可说的东西都更为悠久。"[③]这几乎是重新回到了 18 世纪法国启蒙思想家伏尔泰的观点。[④] 萨义德在《东方学》中主要分析了西方对中东地区的描述和话语权，但其结论是可以扩展至整个"东方"的。

　　遗憾的是，我们的学术界至今缺少对西方的东方话语中的中国部分的系统批判。在我们的海外汉学研究中很少看到对东方学的萨义德式的批判。如果我们能够系统地、深入地清理西方中心

　　① 张广勇：《从文明中心的到全球文明的世界史——〈全球通史〉中译本导言》，见斯塔夫里阿诺斯：《全球通史——1500 年以前的世界》，吴象婴、梁赤民译，上海：上海社会科学院出版社，1988 年。
　　② 萨义德：《东方学》，北京：生活·读书·新知三联书店，2007 年，第 8 页。
　　③ 萨义德：《东方学》，第 7 页。
　　④ 关于中国历史，伏尔泰说："不容置疑，中华帝国是在 4000 多年前建立的。……如果说有些历史具有确实可靠性，那就是中国人的历史。"伏尔泰：《风俗论》，梁守锵译，北京：商务印书馆，2016 年，第 85 页。

主义观念和西方的东方学,我们或将更容易获得对本民族文化和历史(尤其是近 500 年的历史)的新认识。正如格鲁金斯基所说:"世界的开放是同步性的,但是以一种对立的方式展开。要想完全理解,我们需要摒弃既存的国家、殖民和帝国之历史的老旧框架,此乃全球研究方法的一大阻碍。"①是时候打破老旧框架了。

一时代有一时代之学术。梳理现代性的由来、分析现代世界形成的原因,无论如何都应该成为学界的主要议题。西方中心主义提供了线性的解释,即认为现代性完全诞生于欧洲,是在古希腊、罗马文明孕育下,在优秀的欧罗巴民族的智慧和努力下自然发展出来的结果,欧洲人有义务将西方文明带到全世界,以解放世界其他落后乃至低等民族于野蛮愚昧之中。

全球史提供了新的解释思路。全球史学者承认文明的多样性,并把不同文明、民族、区域、国家间的交流与互动视为人类历史发展的重要动力。这样一来,现代世界便不是从某一个文明、民族或区域发展而来,而是不同文明、民族和区域交流的结果。西方中心主义的坟墓已经挖好了。

全球史大大拓展了以往的"文化交流史"的视野。在这一视野中,双边关系史或两种文化互动一类的研究的弊端显露无遗,因为纯粹的双边关系几乎是不存在的。任何双边关系都处于一个复杂的网络之中,尤其是进入全球化时代以后,传统的区域网络变得更为密切也更为复杂,而相聚遥远的两个或多个区域间的频繁交流也成为可能。全球互动共同铸就了一张全球网络,从而形成了"全球体系"。构成网络的每一条线都像血管一样,在近代早期,欧洲人及其宗教、科技和舰船武器,非洲的黄金和奴隶,南美洲的农作

① 塞尔日·格鲁金斯基:《鹰与龙:全球化与 16 世纪欧洲在中国和美洲的征服梦》,崔华杰译,北京:中国社会科学出版社,2020 年,第 263 页。

物和白银，旧大陆的传染病，东南亚的香料和粮食，南亚的药材和棉花，中国的丝绸、茶叶、陶瓷和儒家经典，日本的白银、瓷器和漆器，就像血液一样流淌于这个复杂的血管网络之中，全球也因此成为一个有机整体。因此，文化交流史研究需要有区域史和全球史的视野，超越简单的双边关系，关注复杂网络中的交流和互动现象。

如果我们接受全球范围大规模交流是现代性和现代世界形成的重要动力这一观点，那么接下来就需要研究这一复杂交流的过程，以及各区域、民族和国家到底在这一进程中扮演何种角色、发挥什么样的作用。自近代早期欧洲开启全球航行、探险和扩张以后，欧洲人的足迹遍布世界，但这不仅是一个欧洲文化、科技、物质文明和宗教向非欧洲区域传播的过程，更是全球的物质文明、知识和文化传到欧洲的过程。对于欧洲而言，后者要远重要于前者，或者说全球化远重要于西化。非欧洲区域的文化是 1500 年以来欧洲之所以成为欧洲的重要因素，但这也只是全球化中的一部分。

重视包括亚洲在内的非欧洲文化对欧洲的影响，构成了全球史研究的重要内容。美国历史学家拉赫（Donald F. Lach，1917—2000）毕生致力于研究亚洲对欧洲的影响，其皇皇巨著《欧洲形成中的亚洲》(*Asia in the Making of Europe*)系统呈现了近代早期亚欧大陆的大规模交流，其目的是想考察亚洲知识、技术和观念在欧洲近代化过程中产生了什么影响，但遗憾的是影响的部分未能完成。法国历史学家艾田蒲（René E. J. E. Etiemble，1909—2002）、英国政治史家约翰·霍布森（John M. Hobson）等人的研究可被视为拉赫的巨大框架的局部补充，[①]但关于所有非欧洲区

---

　　① 可参见艾田蒲：《中国之欧洲》(*L'Europe Chinoise*)，许钧、钱林森译，桂林：广西师范大学出版社，2008 年；约翰·霍布森：《西方文明的东方起源》(*The Eastern Origins of Western Civilisation*)，孙建党译，于向东、王琛校，济南：山东画报出版社，2009 年。

域对欧洲的影响，以及全球化、近代化的过程和本质，仍有很多研究的空间。

年轻一代的中国学者真的应该好好介入这些问题的研究了，因为这是当前这个全球化深入发展同时又不断出现各种问题和挑战的时代的召唤，并且这个时代也为年轻学者提供了空前便利的机会。首先是语言的障碍已不再那么难以克服，不仅学习外语便利很多，而且机器翻译也越来越精确了，掌握或能够阅读多语种文献是该领域年轻一代学者的基本要求。其次是国际交流越来越频繁了，大批的中国学生到国外拿学位或长期访学，也有不少外国留学生来到中国交流学习，外国学者请进来、中国学者走出去已是司空见惯的现象。再次，随着互联网的发展，获取原始史料和二手研究论著的途径既多且快。戒除浮躁、屏蔽干扰、安心读书、深入思考、潜心研究，以及扩大视野、勇于讨论大问题，这些对于年轻学者而言反倒更具挑战性。

本丛书的策划始于 2020 年，初衷就是出版一批东西方交流领域年轻学者的优秀著作。能够使用多语种原始文献，对近代早期以来的跨文化交流和全球化、近代化进程做扎实的研究，并能提出有见地的看法，这是本套丛书的入选标准。我们不敢奢望这套书的出版能在学术界引起重要的反响，但希望能够鼓励年轻学者提升大处着眼、小处着手的能力和戒骄戒躁、潜心学术的定力。

董少新

2024 年 9 月 11 日

致　谢

　　这将是我的第一本书，在我学术生涯十年的曲折道路上跌跌撞撞、波折不断之后问世。沿途一直有人给予我帮助和支持，这些帮助和支持是如此珍贵，以至于可以说，正是因为他们的存在，我才能继续这一段旅程。

　　我想先表达对博士导师的感激之情。董少新老师无论在我的学业之路还是在沪生活方面，都与我的第二父亲无异。初到中国的那些日子，我简直处于蹒跚学步的状态，摔倒了无数次。后来我终于站直了，开始迈开步伐，老师的关怀、责备、照顾和训斥都是我最坚强的支柱。从 2015 年至今，他一直是我的榜样，向我展示了在这个瞬息万变的世界里一个真诚的、充满激情的学者应该是什么样子；一名历史学家应该如何构建自己的身份和观点、处理跨文化史和全球史；一位既是学者又是充满爱心的家长应该如何以一种平衡、耐心和有纪律的方式经营日常生活。对我来说，他是所有这些角色的结合体，我对他始终怀有极大的敬意。

　　我在首尔大学国际大学院读硕士时，郑永禄教授助我开启了一种学者应该具有的问题意识，并且奠定了我看待中国的视野。郑老师为我提供了重要的动机和省察的机会，鼓励我从社会科学转向人文学及历史学，因此我向他表示衷心的感谢。另外，我于

2018 年春日有幸在剑桥结识吴蕙仪博士，她对我来说既是朋友又是导师。与她对话得来的灵感渗透到这篇论文的每一个角落。在剑桥遇到的许多师友的身影，至今保留在我心里特别的角落。John Moffett 老师给予我很大的支持和帮助，我想对他表达由衷的感谢。我还要感谢华威大学的何安娜（Anne Gerritsen）教授。

感谢我的好友徐韵文。在过去的七年里，她纠正、打磨我的中文写作，并耐心地指导我学习这门语言，给了我巨大的帮助。没有她的帮助，这本书不可能面世。从复旦毕业后的三年里，我从许多中国师友们身上学到很多东西。我还应该感谢几位"东亚海域史读书会"成员以及上海师范大学的东亚研究组——康昊、王侃良、刘晓晨、陶赋雯、刘峰和杨婵。在 2022 年春季疫情期间，我们开启每周一次的线上会议，以分享我们的研究兴趣、灵感以及各种各样的"学术聊天"，这是出于我们纯粹的动机和热情进行的自愿活动。回首往事，身处今天学界的我们都习惯于当一个知识劳动者，不期待任何报酬，而因纯粹的学术热情聚集在一起，这是非常珍贵和难得的事。从这些会议和友谊中获得的帮助对我来说仍然是重要的灵感来源。多亏了中国的师友们，我才体会到以换位思考与他人对话，从而真正理解对方以及搭建友情是多么美好和充实。

如果将遇见董少新老师比作我过去三十多年最后的一件幸事，那么我生命的第一件礼物则是我的亲人。他们是我不断诚实对待工作和人生的最根本的动力，我生命中最丰富的养分。我想把这本书献给如此美丽的他们。

序 一

安洙英博士的这本书,名为《18、19世纪药材知识的跨文化传播:一部从中国出发的自然知识史》,内容涉及跨越两个世纪的跨文化旅程,同时地域上跨越了几个大洲。作者于2018年以访问博士生的身份,来到英国华威大学全球历史与文化中心访学,在这段学术旅程中我有幸在本书的早期阶段就了解到它。因此,作为华威全球史研究团体的一员,我由衷地相信,我们或许为这部著作的完成贡献了一份绵薄之力。

本书的主题——自然知识——已被广泛研究,但长期以来,该主题及其发展历史往往被置于与近代早期欧洲在全球航海探索和科学革命密切相关的框架内。中国学者们早已知道,中国也存在着研究自然知识的重要传统,记录在被称为"本草学"大类的浩瀚文献中。他们强调在近代早期的自然知识历史撰写中,应充分体现等同性和可比性——例如,将欧洲的博物学与中国及东亚的本草学置于同一平台进行比较,但这种追求"全球视野"的倡议往往被忽视。同时,关注塑造自然知识形成的全球联系的人则更少,部分原因在于精通此类跨文化研究且掌握多门语言的学者凤毛麟角。

新一代学者不仅对自然知识本身抱有浓厚兴趣,更着迷于早期现代世界中由多元知识中心所孕育出的自然知识的多样性。这些学者对科学史的兴趣不受传统科学史研究中过于重视"科学革命"概念的影响。相反，他们对知识的产生和转化方式以及促进和产生这些知识的过程和实践更感兴趣。这意味着，新一代学者需要对跨文化的中介性和地方性、对科学的多元性以及对塑造知识的多重交互性多加注意。本书的作者安洙英博士就是这一代学者中的佼佼者之一，也是少数具备全球视野和语言技能的人之一。

安博士回到上海后，她的能力尤其得以彰显。华威大学历史系为能够给这样引领全球科学史领域的学者提供充满活力的学术平台而深感荣幸。这本书的研究也表明，未来几年还存在着更多国际化合作的潜力。无论是研究全球科学史还是更为广泛的全球史，国际化的合作对于其未来的发展都至关重要。如今看到这本书得以面世，并想到它所代表的知识创造是通过全球化视野完成的，让我对该领域的未来充满希望。

何安娜（Anne Gerritsen）

作者系英国华威大学（University of Warwick）历史学系教授

序 二

　　2015年1月5日,我收到安洙英的邮件。信中她以不流畅的中文表达了来复旦大学文史研究院攻读博士学位的愿望,想做的题目是清末民初韩中贸易史。我当时很是犹豫,因为一方面她的中文水平还很初级,估计很难用中文完成博士论文,另一方面无论是晚清民初的时段,还是贸易史,都不是我擅长的领域,很难对她进行专业指导。但考虑到她是首尔大学的本科和硕士,我还是想和她见面聊聊。一周后,洙英来复旦与我面谈,为了能从专业角度如实考察她的学术基础,我请专攻中韩关系史的同事王鑫磊老师一起参加面谈。尽管她的口语和听力程度比预想的还要低,但她的真诚、执着的态度和对学术研究的渴望给我们留下了深刻的印象,我们决定给她机会试试。现在想想,这大约是我招收博士生以来做的最正确的决定之一。

　　接下来的困难是在预料之中的。博士一年级时,洙英不仅很难听懂各门专业课,读中文著作吃力,甚至日常生活也遭遇不小的挑战。雪上加霜的是,这一年我在旧金山大学利玛窦研究所访学,对洙英的情况了解得不及时,也未能提供必要的帮助,对此我至今都感到有些愧疚。2016年国庆节期间,我在和家人前往九寨沟度假时,收到了洙英用她擅长的英文写来的一封长邮件,讲述了她在专业方向和选题上的困惑，以及对未来的焦虑。在因高原反应提前包车返回成都的路上，我给洙英打了电话，谈了很久。在述说了她的处境和困惑后，她向我明确了几件事：继续攻读博士学位，继续跟随我做博士论文，重新思考专业方向和选题。相应的，与王鑫磊老师商量后，我们也调整了对洙英的培养方案，决定推迟一年开题，一切从头开始，重新选择阅读范围（从经济史、贸易史转向知识史和文化交流史，时段也从晚清调整到 17—19 世纪），并要求她定期提交用中文撰写的读书报告。

在接下来的一年多时间里，洙英系统地研读了一批科学史、文化交流史领域的重要著作，对专业领域的认识清晰了，也逐渐形成了自己的问题意识。不仅如此，十余篇读书报告也进一步提升了她的中文写作能力。[①] 在经过了一年的阅读和思考之后，我们商定在她的硕士论文《"高丽参"之路：再论中韩贸易的转型（1868—1904）》[②]的基础上，暂以"17—19 世纪人参及人参知识的全球流通"为博士论文题目。2017 年 12 月，洙英顺利通过了开题报告。

2018 年 1 月至 7 月，洙英分别在英国剑桥大学李约瑟研究所和华威大学全球历史与文化研究中心访学。这段经历对她的博士论文产生了至关重要的影响。这期间，她不仅得到了吴蕙仪博士和何安娜教授的帮助和指导，更查阅了大量原始文献，尤其是英国植物学家汉璧礼的一批手稿和笔记。在阅读新史料和一批欧洲博

---

① 系统阅读并撰写读书报告是很有效的博士生培养形式，有助于学生了解一个领域的前人研究脉络和学术前沿，锻炼学生的写作能力，而且这些读书报告也可以成为博士论文中"学术史回顾"的组成部分，能有效避免目前博士论文学术史回顾部分常见的简单罗列问题。从安洙英开始，要求学生提交读书报告成为我带研究生的一种重要方法，而且从经验上来看，读书报告提交的数量和质量大体上与学位论文的质量成正向关系。

② An Sooyoung, *The Road of "Korean Ginseng"：Revisiting the Transition of Sino-Korean Trade*，1868—1904，Master's Thesis，Seoul National University，Graduate School of International Studies，August 2015.

物学史、科学史论著的基础上,她不断对博士论文的题目和框架加以调整,最终形成了"18、19世纪中国药材知识的跨文化互动研究——以知识的多样与连接为视角"这个题目。

这个题目需要大量阅读英文、中文、日文、韩文甚至法文的原始文献,从中发现有价值的议题,搭建合乎逻辑的讨论框架,并以流畅的中文表述出来。每一章洙英都是先写出英文稿,再翻译成中文稿,然后对中文稿进行反复打磨、修订。持续撰写了近一年半后,整个论文终于在2019年10月定稿,并于12月14日通过答辩。她四年半艰苦卓绝的奋斗终于学有所成、告一段落,我也如释重负,由衷地为她感到高兴。

不久,这篇博士论文便获得到了国际、国内学界的肯定。她以博士论文部分章节为基础撰写的数篇论文,分别发表在 *Notes and Records: The Royal Society Journal of the History of Science*、*Social History of Medicine*、《复旦学报》等学术期刊上。2021年她的博士论文获得了国际科学技术历史与哲学联合会科技司(IUHPST/DHST)优秀博士论文奖。这一系列的成绩让她顺利入职了上海师范大学世界史系,并晋升为副教授。"徒高出师名",她的这些成绩也让我感到与有荣焉,但我清楚在这个过程中她付出了怎样的艰辛。是长期的勤奋和不懈的追求奠定了她学术生涯这一良好的开端和坚实的基础。

读者手上的这本书,是洙英对其博士论文再三修订而成的,凝聚了她对现代科学产生过程的深刻思考。这本书参与到了国际学术前沿的讨论之中,①是对西方学界关于科学史的新近研究的东方回应,可谓"预流"之作。书中所使用的核心史料之一汉璧礼系

---

① 作者一直关注欧美学界科学史领域的最新动态,书中甚至使用到了2023年出版的成果,如 Lu Di, *The Global Circulation of Chinese Materia Medica, 1700—1949: A Microhistory of the Caterpillar Fungus*, Palgrave Macmillan, 2023.

列手稿，在此之前并未获得学界较多的关注，得益于洙英的发掘、使用和发表，这批文献越来越受到重视。该书在框架设计上十分巧妙和独到，以中国本草知识的跨区域传播为主线，分别探讨了19 世纪中后期的英国、19 世纪前期的朝鲜和 18 世纪的日本对中国本草知识的容受方式，并加以比较，分析其异同及其背后的社会、文化原因。这一将东西方放在同一框架下进行横向对比的结构在以往的科学史研究中很少见。

　　本书在个案选择上也绝非随意，无论是汉璧礼的手稿，还是朝鲜的《林园经济志》，以及江户幕府发起的朝鲜药材调查活动，都是知识史的典型案例，都与中国本草知识的传入有关，都涉及传统与革新议题，又能反映英国、朝鲜、日本各自的不同社会背景和知识脉络。本书在章节设计上花了很多心思，每一章都有突出的问题意识：第二章论述汉璧礼对中国植物知识、图像和标本的收集过程，突出了商业网络和"非科学人士"对知识信息收集的作用；第三章重点阐述植物"名称"问题，探讨了中西两种命名系统相遇过程中中国植物名称如何被纳入汉璧礼的体系中；第四章则聚焦"文本"，揭示了汉璧礼等英国学者在面对传统文本和外来文本、文本知识和实践知识时是如何做出选择的；第五章以徐有榘《林园经济志》为例考察了朝鲜知识界如何将来自中国的本草知识本土化，并对比了徐有榘和汉璧礼的学术模式；第六章以《对马宗家文书》中相关史料为基础，考察了持续四十余年的日本人对朝鲜药材调查的活动，揭示出这一系列活动及其对待东亚本草文本的态度与欧洲植物学家的相似性。全书通过深入的个案分析，让我们对"现代科学的诞生"有了新的认识，同时也向学界展示了科学史研究的新方法，包括科学史研究的知识史转向，从西方科学史向全球科学史的转变，用"多中心的知识史"范式代替"单一中心与边缘"的研究范式，比较研究在知识史研究中的独特意义等，这些理论和方法既可以在第一章和结论中读到,也贯穿于本书主体部分的各章节中。

在西方中心主义话语体系中,"现代科学诞生于西方"是最难以攻破的经典话语之一。曾经被世界普遍接受的观点认为,科学革命、现代科学的诞生是西方历史线性发展的必然结果,与古希腊、古罗马"科学"一脉相承,并与基督教神学对上帝存在的不断论证、经院哲学的缜密求证精神密切相关,是欧洲独特的历史文化孕育出的硕果,是欧洲人高度发展的思维和智识水平的体现,因此现代科学等同于西方现代科学。作为衡量标准的西方科学也成为一种权力话语,没有诞生出现代科学的其他文明和民族便相形见绌、低人一等。类似"为什么现代科学没有诞生于中国"这样的"李约瑟之问"本质上也是在这一话语体系下提出的。西方学界对此已有深刻反思,正如安洙英在书中所说:"如今'某种形式的智力活动和知识类型在欧洲以外的地方为何没有发生'这类问题已经没有意义。"

对科学史领域的西方中心主义的突破来自几个方面。首先是在欧洲线性历史发展观之外加上对横向的空间因素的关注,即认为欧洲国家的殖民扩张是现代科学诞生的重要原因之一。海外殖民扩张使欧洲的视野扩大,接触到非欧洲(尤其是亚洲和美洲)的文化、知识、技术和物质世界,商业利益、殖民帝国发展需求和竞争压力促使欧洲人以新的观念和方法认知这些来自海外的知识和物质,最终将其整合到现代科学的体系之中。在殖民和帝国的框架下解释现代科学的诞生,一定程度上削弱了欧洲本土历史对现代科学发展的作用,承认了非欧洲区域传统知识、技术和物质文化的价值;但同时由于"地理大发现"、殖民扩张是欧洲人开辟的事业,用这一框架阐释现代科学诞生无疑进一步巩固了欧洲中心主义。

本书第一部分对殖民、帝国框架作了修正,第二至四章在分析汉璧礼手稿过程中,作者讨论了商业网络对知识流通的重要意义,也阐述了商业利益如何促使像林奈、汉璧礼这样的学者用新方法归类域外新物种，但同时也重视那些"非科学家"人群，关注欧洲以外的"边缘区域"与欧洲"中心"的互动和信息采集、流通的过程，进而认为就现代植物学的诞生而言，物质和知识的跨空间流转的意义远超欧洲传统文本历时性传承的价值。

对科学史领域的西方中心主义的另一冲击来自全球史。全球史关注不同文化的交流与互动，认为这是推动人类历史发展的动力之一；相应的，全球科学史强调全球化与现代科学起源的密切关系，不把科学视为特定国家或文明的产物，而是认为科学是在全球性联系和知识流通实现的。近几年，全球科学史理论不断发展，成果推陈出新，已成学术热点之一。例如英国学者博斯基特在其《地平线：现代科学的全球起源》一书中说："科学不是单一欧洲文化的产物。相反，现代科学一直仰仗来自世界各地不同文化的人和思想汇聚在一起。"[①]但是全球科学史的框架也存在一些缺陷，一般总是把是否在欧洲扩张的势力范围之内、是否与西方文化有较多的接触视为判断某一地区是否参与到全球化进程中的标准，而像朝鲜和日本这样长期相对偏离于全球化趋势的国家，在强调互动、互联的全球科学史中便很难找到位置。正如本书作者指出的，"很多研究呈现出的科学的全球性，似乎仍然以欧洲人在全球范围内的探索、收集和传递活动为主"。[②]

针对这一研究状况，本书做了修正尝试，即提供一个对比的框

---

① 詹姆斯·博斯基特：《地平线：现代科学的全球起源》"序言：现代科学的起源"，孙亚飞译，北京：中国工人出版社，2024 年，第 i 页。

② 近年来，西方学界已经开始反思西化与全球化的关系问题。事实上，全球化不等于西化，西化仅构成全球化的一部分，而且自近代早期以来，西方文明也经历了全球化的洗礼。法国历史学家格鲁金斯基对历史上的"全球化"和"西化"作了有意义的区分，并认为两者是相互交织的两种原动力。参见塞尔日·格鲁金斯基：《世界的四个部分：一部全球化历史》"致中国读者"，李征译，李雪涛校订，北京：东方出版社，2022 年，第 iii—vi 页。

架,将朝鲜、日本在认识自然方式的新变化与英国作对比,发现其在对待域外文本、强调本土经验、重视实际观察等方面存在着很多相似性。正是这一发现激发作者以新的全球科学史观来撰写本书,她写道:"笔者拟将他们的知识创造重构为一种与传统意义上的'科学'概念截然不同的、异质的创造,一种个别社会所固有的动向,承认他们追求'地方化'而非欧洲帝国所推动的'全球化',从而比较不同中心的知识发展,尝试对科学史进行一次彻底的'全球化'和'去中心化'的历史书写;同时,借助这种尝试重新审视现代科学成形背后的历史偶然性,从而不再将其视为理所当然的现象。"

本书的这一尝试落实在多个方面,最主要的是以宽泛的知识史代替具有严格界限的传统科学史书写,以及以"多中心"结构代替以往的"单一中心—边缘"结构。以"自然知识"代替"自然科学"来论述 19 世纪以前的广泛世界,并将近代早期的世界想象成一幅多中心图景,不仅可以将包括东亚在内的世界各地传统自然知识及其发展纳入到全球知识史的书写中,而且也将更有助于我们考察世界各地的知识在现代科学诞生过程中的不可忽视的作用。同时,"多中心"并非是为了去中心化而制造出来的一种想象或理论模型,而是在认识到非欧洲区域传统知识和认知方式在 17 世纪以后所发生的变化的基础上提出的合理范式,这种范式更容易让我们了解自然知识生产的多样性,其与本土社会、实际自然条件、文化背景的关联性,以及走上科学道路的多种可能性。

打破科学史研究中的西方中心主义任重道远,还有很多事情要做。以本书为例,尽管在科学史上 19 世纪的英国极具典型性,但 17 至 19 世纪的法国以及其他欧洲国家和地区的情况如何?中国本草知识在本书中被当作一种"源知识",那么本草知识在中国本土是否有变化呢?如果有,其与朝鲜、日本、英国的情况有何异同呢？尽管自然知识（博物学）在现代科学发展史上具有典型意义，但它也有特殊性，从传统博物学到现代植物学以及从传统本草知识到现代药学的转变过程与数学、物理学、天文学、地理学的现代化过程并不一样，我们不禁会问，全球史、知识史和"多中心"这些框架是否也适用于阐释哥白尼、伽利略、牛顿、莱布尼茨、笛卡尔等"科学巨匠"的贡献呢？①

最后我想说的是，打破科学史研究中的西方中心主义绝非否定欧洲人在科学史上的重要贡献，正如本书作者在结论中所说，"我们应该拒绝目的论的观点，避免将当代的科学态度或科学实践视为'优越'的标志，并以之评价古人"，同时"那种强调一致性和整体性的全球科学史不能成为唯一的和权威的叙述。如果能够成功地撰写一部较为客观的全球科学史的话，这种全球史也应当是一种承认差异的历史。设想一个多中心的世界并把握知识的多样性和连接性，我们才能借此将'科学如何产生'的老问题调整为'自然知识如何变化'的新问题，并从全球视野下重新审视人类知识活动的过去"。

董少新

2024 年国庆节于太湖东岸

---

① 博斯基特已尝试从全球史角度来解释哥白尼、牛顿等人的贡献的渊源，参见詹姆斯·博斯基特：《地平线：现代科学的全球起源》，第二至四章。

自 序

是否应该将韩国的历史位置和文化理解为一种以"中华"为中心的"附属国"或"亚文化"——这是极难回答的问题。对于在中国学习和生活许多年且研究文化交流史的我来说,这更是敏感和困难的。从外交史的角度来看,朝鲜王朝对明清基本上遵守册封、朝贡秩序,在中华世界里作为最模范的藩属国,执行了"事大"所需的各种礼仪,维持了东亚的国际秩序与和平。从文化史和思想史的角度看,朝鲜半岛在相当程度上受到了中国的影响,两国之间长期的频繁交流使很多文化因素得以共享。

在研究传统时期韩国哲学、宗教、艺术、科学等诸多文化因素的历史时,所遇议题之一便是"韩国史里的中国问题"。传统时期的韩国思想、器物、各类实践等诸多方面,乃属于中国或起源中国。偶有某些事物虽诞生地在韩国,究其形态,仍与中国的完全相同。再者,即便它们在韩国得到发展、进化,过程中却依然受到中国的极大影响。

传统时期的韩国文化在诸多侧面均反映出受到中国的极大影响,研究者亦因此提出韩国文化与历史的"模仿性""从属性"等论据。相反地,由此类评价中亦衍生出强调韩国历史与文化的独创性、自主性倾向。尤其是为抗衡"强调朝鲜的停滞性和他律性的日据时期殖民主义史观"，韩国历史学家努力强调本国史的内在发展及自主性，即所谓"民族主义史观"，在 1945 年后的学界盛极一时，因此聚焦独创性和自主性的倾向主导了韩国史研究领域。直至最近，韩国学界方从殖民主义史观和民族主义史观的两极分化中脱离，从平衡视角中窥探传统时期的韩国史书写中由中国主导的东亚地区中的韩国，尝试顺着此脉络进行理解，并形成一系列研究成果。于是在此情境下，韩国学界提出了"该如何理解韩国历史里的中国"，"韩国历史里的中国有何意义"等根本性议题。

　　我们可以隐隐感到如下的逻辑前提——"某种文化起源于某一特定的时间点和空间位置"或"某个文化因素原来是特定国家或地区所有的"。但真是这样吗？随着时间的流逝和空间的转变，文化本身不断在发生变化，只关注某种文化的起点和终点难免会忽视其传播者，或说是中间创作者的作用。林郁沁（Eugenia Lean）在 2020 年出版的《中国本土工业主义》（*Vernacular Industrialism in China*）一书中，谈到了在 19 世纪末 20 世纪上半叶的中国通商口岸，中国本土产品是如何模仿欧美品牌商品进行再创造而非原样照搬的。[①] 在她看来，模仿是一种最真诚的创新形式。正如林本人所想，读者或许会将该书的主题和论点与当代中国一度盛行的"山寨现象"和知识产权问题联想起来。在她的书中，"本土"（vernacular）作为另一种创新形式，这一概念与"真"与"假"、"原本"与"非常规"等矛盾对立一样，共同困扰着中韩之间的文化历史交流。

　　鼻祖或仿造、主流或亚流等二分法框架与"中心和边缘"问题密切联系。那么，"中心"比"边缘"更有研究价值吗？前者更优越而后者终究是低劣的吗？在人类不断互动、宏大而多样的文化世

---

① Eugenia Lean, *Vernacular Industrialism in China*, New York：Columbia University Press, 2020.

界里,区分"中心和边缘"究竟有怎样的意义呢? 再者,对于生活在某个时代、某个空间的个人来说,中心和边缘的界限到底在哪里?"我是我世界的中心"是否更贴切呢?

我们可以换个角度去想。由于处于"外围"而非"中心",韩国科学历史研究可引申出更具意义的洞察力。尤其在今时今日,"知识流通""科学史与知识史的去中心化"等主题,渐成全球科学史研究的趋势,在研究韩国科学史时,反而更能提出有关"知识的跨文化传播与接纳"的更具建设性的议题。源于中国的科学概念与器物是通过何种途径传播至韩国的? 对这些源于中国的概念、技法、器物,韩国人的理解、采纳、消化、掌握的程度如何? 韩国人是分别吸纳,还是吸纳整体之部分? 他们对中国科学的整体、体系以及对知识原本的投入程度如何? 在中国科学里,韩国人对哪些类目更青睐? 其选择性吸纳或甄别的理由又是什么? 其实这样的议题,不仅为研究"传统时代下韩国开展的科学技术活动之本质,与其在韩国文化与社会中的所处地位"提供了有意义的省察机会,而且能在东亚这样的特殊环境下考察跨文化知识交流,并进一步在近来史学研究风向——"科学史研究中的全球转向"中成为具参考意义的范本。①

如上所述,本书将从韩国史中"有关中国的问题"出发,具体探究世界上各个不同地点和文化的人对待中国、中国人、中国文化和中国知识的方式。事实上,如何看待中国及中国文化,对韩国人,对同时代的周边诸国,甚至对和中国接触愈加频繁的西方人来说,都是不可避免的话题,那往往是他们对于世界、对于文化、对于价值以及对于自我本质的领悟。

---

① 김영식:《한국 과학사 연구에서 나타나는"중국의 문제"》《동아시아 과학의 차이——서양 과학, 동양 과학, 그리고 한국 과학》사이언스북스,2013年,第209页。

目　录

第一章　科学史中的全球转向与 "自然知识史"的构建

　　全球视角可以说是 21 世纪以来科学史上最受瞩目的学术趋势,而现在的科学史研究越来越注重全球范围内科学发展的内在联系。从更普遍的史学趋向来讲,科学史正随着全球视角的涌入而扩大。[①] 全球视角,抑或全球史,不同于传统意义上的世界史,更侧重于分析跨区域交流,将全球视为一个连通的世界。[②] 同样,"全球科学史"主要关注知识以及相关的事物在不同地区之间的交流和传播。

　　实际上,科学史对跨区域交流和多地协作的关注,也是它对自身传统提出挑战和质疑的结果。过去的学者将科学描述为欧洲固有的线性发展的成果,现在越来越多的科学史学家正在颠覆这种叙事,更多地关注科学知识构建过程背后的社会、语言和

---

　　① 关于这一点,中国史学界也有一些讨论。他们对于"全球史"做法的概括性的讨论,见《历史研究》2013 年 1 期。其中包括由刘新成、蒋竹山、张旭鹏、王永平和多米尼克·塞森麦尔(夏德明)写的五篇文章。另见刘新成:《"全球史观"与近代早期世界史编纂》,《全球史评论》第 1 辑,第 23—39 页。

　　② Sanjay Subrahmanyam, "Connected Histories: Notes towards a Reconfiguration of Early Modern Eurasia", *Modern Asian Studies* 31.3 (1997), pp. 735—762.

文化因素。① 例如，一些学者认为"科学知识"是在全球性的"联系"和"流通"中才得以实现的，因此更多地关注商业、航海和探险，将目光投向世界各地，重点关注"知识的流转"。② 总之，全球科学史并不将科学视为特定国家或文明的产物，而是重视知识、技能和物质的跨区域、跨文化交流。③

　　在科学史领域，最近的研究已开辟了新的研究方法，尝试跨越区域和全球之间不同层次的边界。我将首先回顾 21 世纪科学史领域中的"全球视角"，重温主要的认识框架和观点，再论述"多中心"世界的构想对全球视角下的自然知识史所具有的潜在意义，以探讨如何在"比较与联系"的视角下书写各地的科学史。

　　综上所述，从事科学史的研究者已经开启了新的领域，也就是"全球视角下的科学"或"全球科学史"。一些研究者已通过各种方式阐明了科学与全球贸易之间的密切联系，例如商业如何塑造对自然的描述，或者医学和科学如何推动物质的全球流通，并反过来

---

① 这一方面代表性的著述，见于 Reijer Hooykaas, "The Rise of Modern Science: When and Why", *The British Journal for the History of Science* 20. 4 (1987), pp. 453—473; Mario Biagioli, *Galileo, Courtier: The Practice of Science in the Culture of Absolutism*, Chicago: University of Chicago Press, 2018; Lisa Jardine, *Ingenious Pursuits: Building the Scientific Revolution*, Anchor, 2000; Steven Shapin, *The Scientific Revolution*, Chicago: University of Chicago Press, 1996; Peter Dear, *Revolutionizing the Sciences: European Knowledge and Its Ambitions, 1500—1700*, Palgrave Basingstoke, Hants, 2001. 从社会学角度对欧洲近代知识历史的比较完整的解释，见于 Peter Burke, *Social History of Knowledge: From Gutenberg to Diderot*, John Wiley & Sons, 2013.

② 见 Kapil Raj, *Relocating Modern Science: Circulation and the Construction of Knowledge in South Asia and Europe, 1650—1900*, New York: Palgrave Macmillan UK, 2007; Andrew Cunningham and Perry Williams, "De-centring the 'Big Picture': The Origins of Modern Science and the Modern Origins of Science", *The British Journal for the History of Science* 26 no. 4 (1993), pp. 407—432.

③ Fa-ti Fan, "The Global Turn in the History of Science", *East Asian Science, Technology and Society: An International Journal* 6. 2 (2012), pp. 249—258.

受其影响。[1] 商业不仅为植物学探索提供了资源和路线等多种支持,而且还引导了获取和生产知识的新实践。柯浩德(Harold J. Cook)等提供了一种新的叙述,即商业交换和积累更新了人们对物品和信息的描述、测量和评价方式贸易,而这些都是现代科学至关重要的特征。[2]

许多学者已经揭示了全球贸易对欧洲文艺复兴的影响,同时强调地理大发现、商业的增长以及由此产生的思想和物质的交流带来了欧洲文化的繁荣。因此,这一时期在人类知识上发生的变化并不是独立发展的,不能被视为一种独特的欧洲现代性。也就是说,从全球范围内的殖民扩张和商业贸易的角度来看待科学史,使人们重新认识到欧洲科学在很大程度上应归功于非西方的多种知识传统,而近代以前欧洲人所建立的自然知识体系,在内容、制度和实践等各个方面,实际上是一个多样性和异质性的综合体。[3]

许多研究者因此尝试重新评价非欧洲文化知识在这段历史中的作用。例如,理查德·格罗夫(Richard H. Grove)认为,严格来讲,绝大多数的创新并非由欧洲人完成,欧洲人所做的是利用当地

---

[1]　见 Pamela H. Smith and Paula Findlen (eds.), *Merchants and Marvels: Commerce, Science and Art in Early Modern Europe*, London & New York: Routledge, 2001; Pratik Chakrabarti, *Materials and Medicine: Trade, Conquest and Therapeutics in the Eighteenth Century*, Manchester: Manchester University Press, 2015.

[2]　Harold J. Cook, *Matters of Exchange: Commerce, Medicine, and Science in the Dutch Golden Age*, New Haven: Yale University Press, 2007.

[3]　关于植物学和帝国扩张之间的关系,有许多研究。其中代表性的研究见于 Londa L. Schiebinger, *Plants and Empire*, Harvard University Press, 2009; Londa Schiebinger and Claudia Swan (eds.), *Colonial Botany: Science, Commerce, and Politics in the Early Modern World*, Philadelphia: University of Pennsylvania Press, 2007; James Delbourgo and Nicholas Dew, *Science and Empire in the Atlantic World*, Routledge, 2008; Richard H. Drayton, "Science and the European Empires", *The Journal of Imperial and Commonwealth History* 23.3 (1995), pp.503—510.

的信息来源，将当地动植物分类体系纳入林奈的分类体系之中，并没有作太大的改动。① 同样，在美洲、南亚等地区及中国等国家，欧洲人对动植物及其产品的了解在很大程度上取决于当地的合作者。② 科学来源网络的文化多样性远远超出了既往的理解，19世纪出现的所谓现代科学已被认为是更具全球性的产物；欧洲各国展开的"科学活动"越来越被视为全世界共同生产的，而不是纯粹在帝国中心生成并向外传播的。另一些学者则注意到在世界各地众多"接触区"（contact zone）③ 或者"文化边疆"（cultural borderlands）④所进行的分散的科学活动。他们认为，人类知识史上发生的变化应该被视为多个地点之间信息、技术和思想相互参考、挪用和调和的结果。

这种科学史中的"全球转向"集中体现在对"近代早期"的研究中——16世纪到19世纪初被预设为全面科学性降临的前奏，或者现代性的先驱。与此同时，所谓"近代早期"也正是欧洲人全面进行全球性的大发现、展开商业和领土扩张的时期。正如英国史研究者们已经阐明英国及其帝国"共同构建"的方式，科学史研究者也指出，科学发展的实质和实践并不是一些从欧洲中心向外的简单移动，而是在殖民者和被殖民者交涉、同化和协作的复杂过程

---

① Richard H. Grove, *Green Imperialism: Science, Colonial Expansion, and the Origins of Environmentalism, 1600—1860*. Cambridge：Cambridge University Press，1995.

② Simon Schaffer et al. (eds.), *The Brokered World: Go-betweens and Global Intelligence, 1770—1820*, Sagamore Beach, MA：Science History Publications, 2009.

③ Mary L. Pratt, *Imperial Eyes: Travel Writing and Transculturation*, 2nd ed. , New York：Routledge, 2007, p. 8；Arif Dirlik, "Chinese History and the Question of Orientalism", *History and Theory* 35. 4 (1996), pp. 96—118.

④ Fa-ti, Fan, "Science in Cultural Borderlands：Methodological Reflections on the Study of Science, European Imperialism, and Cultural Encounter", *East Asian Science, Technology and Society: An International Journal* 1. 2 (2007), pp. 213—231.

中产生和进行的。[1] 因此,大多数科学史研究在阐述近代早期的发展时,都指出了欧洲殖民扩张以及由此发生的全球遭遇对欧洲科学带来的影响和意义。因此,那种高度评价科学革命、视其为具有里程碑意义的英雄事件的叙述,以及科学思想在欧洲发展之后向世界其他区域单向扩散的观点,正在发生决定性的变化。[2]

第一节　重新思考"全球科学史"的方法论

一、从现代科学转向多种自然知识

可以说,近几十年的全球转向的最大贡献在于,使我们重新认识到现代科学在欧洲帝国扩张过程中沾染上的全球性或跨文化性。然而,很多研究呈现出的科学的全球性,似乎仍然以欧洲人在全球范围内的探索、收集和传递活动为主。[3] 即使有人认为欧洲文化受到非欧洲知识的影响,也仍然是带着所谓"现代科学"的眼

---

① Pamela H. Smith, "Science on the Move: Recent Trends in the History of Early Modern Science", *Renaissance Quarterly* 62. 2 (2009), p. 371. Kapil Raj, "Mapping Knowledge Go-Betweens in Calcutta, 1770—1820", in *The Brokered World: Go-Betweens and Global Intelligence 1770—1820*, ed. by Simon Schaffer et al., Sagamore Beach, MA: Science History Publications, 2009, pp. 105—150. 关于英国帝国扩张和殖民科学之间的关系,最近的研究概况见 Mark Harrison, "Science and the British Empire", *Isis* 96. 1 (2005), pp. 56—63.

② 早期的"传播"模式提供了欧洲科学从"中心"向外传播到"边缘"的框架:具有代表性的著作是 George Basalla, "The Spread of Western Science", *Science* 156. 3775 (1967), pp. 611—622. 关于这一论点,已经有许多批评和重新讨论。

③ Carla Nappi, "Disengaging from 'Asia'", *East Asian Science, Technology and Society: An International Journal* 6. 2 (2012), pp. 229—232; Sujit Sivasundaram, "Sciences and the Global: On Methods, Questions, and Theory", *Isis* 101. 1 (2010), pp. 146—158.

光来看的，而现代科学终究是 19 世纪被欧洲人用欧洲语言构建出来的产物。同样，对"科学与帝国"（Science and Empire）的研究等尝试，虽然涉及近代全球化的方方面面，大部分却仍然基于欧洲的文献材料，属于西方的历史。[①]

诚然，近期的科学史在使欧洲科学革命的叙事多样化方面作出了贡献，但大部分的讨论却没有从欧洲人主导的知识（至少是用欧洲语言进行的知识生产）中脱离出来。同时，一般习惯于把在欧洲发生的、欧洲人经历的发展看作是一个线性的、清晰的过程，这个过程以建立专业的"现代科学"而告终。从这个意义上说，尽管在过去三十年中，凭借全球视角，史学家们确实已经迈出了一步，开始弥补"科学史上最为巨大的空白之一"，[②]但仍然不得不承认，目前的讨论仅仅是下一步工作的初始阶段。

在全球转向的压倒性影响下，科学史研究的地理、时间范围和对象都略有松动。例如，越来越多的角色（当地的草药师、探险家、药剂师、画家，等等）被纳入"科学家"的范畴之中；实验室、天文台等传统的科学知识生产场所之外，植物园、博物馆、田野、轮船和家庭等也越来越得到关注。研究范围的扩大促使科学史学家重新定义自己的研究领域——由研究"现代西方科学"转变为研究"知识的历史"。[③]

这似乎得到了当前不少研究者的默许。也就是说，既然当代科学的概念是欧洲语境和历史脉络下的产物，那么无论怎样高度

---

① Sujit Sivasundaram, "The Oils of Empire", in *Worlds of Natural History*, ed. by Helen A. Curry et al., Cambridge: Cambridge University Press, 2018, pp. 379—399.

② Pamela H. Smith, "Science on the Move: Recent Trends in the History of Early Modern Science", p. 369.

③ Lorraine Daston, "The History of Science and the History of Knowledge", *KNOW: A Journal on the Formation of Knowledge* 1.1 (2017), pp. 131—154.

评价非欧洲文化和本土知识的贡献,恐怕都离不开以西方为中心的历史书写。因此,不妨以"自然知识"而非"自然科学"的概念来论述 19 世纪以前的广泛历史世界,用一种相对视角将现代科学看作在世界各地展现和发展的众多知识实践之一。

二、从"单一中心与边缘"迈向"多中心的知识史"

在当下的科学史论述中,"近代早期自然知识"与"跨区域流转"密不可分。"流转"(circulation)一词产生于历史叙述中的"空间转向"(the spatial turn),与知识的流动、边界、网络、集合等地理隐喻一并成为科学史上的热门词汇。① 虽然这一概念为科学史研究提供了启发,带来了有意义的变化,但在尝试比较不同知识时,积极纳入流转概念的做法也很是令人困惑,因为它使得不同地区、不同传统的知识体系之间的界限模糊不清。知识"流转"指的是知识在跨区域、跨文化交流中发生的碰撞、互动和重构的过程,是一种双向流动。② 因此,知识"流转"的世界图景并不将知识的生产定位在某个固定的中心,在不断生产和重构知识的过程中,传播者和接收者之间的界限变得不再重要,由此得以分解并扭转"单一中心与边缘"的认识框架。它涉及的是广阔的空间,而不是一个拥有特权的地点,拉图尔提出的"计算中心"(center of calculation)正是

---

① Livingstone, D. N. , *Putting Science in its Place: Geographies of Scientific Knowledge* , Chicago: University of Chicago Press, 2010, p. 6. 这一趋势明显反映在近期多数论文和著作的题目上,举几个例子:"Knowledge in Transit" (Secord, J. A. , *Isis* 95. 4, 2004); "Locality in the History of Science" (Chambers, D. W. , Gillespie, R. *Osiris* 15, 2000); " How Information Travels " (Findlen, P. , *Empires of Knowledge* , Routledge, 2018); *Mobilities of Knowledge* (Jöns, H. , Meusburger, P. , Heffernan, M. eds. , Cham: Springer Nature, 2017).

② Kapil Raj, "Beyond Postcolonialism … and Postpositivism: Circulation and the Global History of Science", *Isis* 104. 2 (2013), p. 343.

为其所否定的代表。流转的视角关注的是知识不断演变的过程本身，而不是从"革命"而来的一种既定产物的简单扩散。

无疑，历史世界并不能被截然两分为中心和边缘，但是完全推翻这种框架恐怕也无助于历史考察，因为"如同任何一种历史叙事一样，全球史叙事也建立在对某个具体的个体经验与集体记忆的记录之上"。[①] 正如一些历史学家提倡摒弃以欧洲和西方科学为中心的传统视野，我们可以将近代早期的世界想象成一幅多中心的图景——其中现代科学是在许多地方分别形成的无定形产物之一——从而进一步推动去中心化的设想。

我们可以将欧洲以外的某个地点想象成一个产生自然知识的"中心"，尽管这些地方似乎远不值得被称为中心。处在这些地方的学人面临着同样的问题，即如何理解、把握和解释自然。我们可以尝试还原那些知识实践和产物的脉络构建，尝试回到那些学人的立场看待其学术行为及价值，更进一步，关注每个群体筛选、采纳和吸收外来知识的完整过程。

在近代早期，由于被各种文化、政治和经济因素紧紧地固定在对应社会中，每种知识产物既不是在同一时间内被世界各地所共创，也并非同时为全球受众所共享。因此，承认每个地方、每种文化都具有不同的知识类型和组织框架，并把近代以前的全球知识想象成一幅支离破碎的图景，多个相对分散的知识群体在一定程度上互不干扰地参与其中，或许有所助益。

举一个最简明的例子来说明多中心框架的有效性。众所周知，当下的全球史研究者偏向于把近代早期的世界描绘成一个"相互联动"的空间。然而，同时代的朝鲜、日本等地区却可以说是处

---

① 张旭鹏：《超越全球史与世界史编纂的其他可能》，《历史研究》2013年第1期，第17—25页。

于一种与全球化趋势相对偏离的状态。换言之,"漫长的 18 世纪"只有在欧洲扩张势力范围所及之处,才能被称为全球化的时代;在欧洲以外的地区,有用的、正确的自然知识的概念是完全不同的。

有鉴于此,笔者拟将他们的知识创造重构为一种与传统意义上的"科学"概念截然不同的、异质的创造,一种个别社会所固有的动向,承认他们追求"地方化"而非欧洲帝国所推动的"全球化",从而比较不同中心的知识发展,尝试对科学史进行一次彻底的"全球化"和"去中心化"的历史书写;同时,借助这种尝试重新审视现代科学成形背后的历史偶然性,从而不再将其视为理所当然的现象。

第二节　比较——全球科学史的一种方法

一、比较视角的意义和陷阱

对全球史而言,比较视角是不可或缺的。所有文化都会产生知识,形成相应的知识体系,并受到其社会成员的重视,但每种知识所具有的形式和等级制度都不尽相同。现在,即便是那些仍然从"哪些因素使(西方)科学成为一种独特而杰出的认识方式"这一老问题出发作研究的科学史家,也应当去理解其他认识方式,这已经成为不必反复强调的共识。

然而,比较科学技术的历史也存在预设标准加以评价的危险。此外,由于只有绝妙而鲜明的对比才容易引起大多数人的注意,这类研究也容易陷入一种非历史的、脱离语境的尴尬境地。彭慕兰(Kenneth Pomeranz)等比较经济史学家采用的方式,即以西方经济中的种种指标比对中国历史,最终自然会写就一部竞争的故事,成为"欧洲如何通过工业革命超越中国"的一个注脚。[1]

科学史也存在同样的隐忧。直到最近，托比·哈夫（Toby Huff）等一部分科学史学家仍然致力于探讨哪些文明在科学上处于领先地位。[2] 更具代表性的例子当推李约瑟（Joseph Needham，1900—1995）。其著名论断以及《中国科学技术史》（SCC），采用了一个基于西方尺度的比较框架，突出了他所建构的中国和"西方与非西方"（West vs Rest）交流的形象。[3] 现在，许多科学史学家一致认为，尽管李约瑟致力于建立一套超越欧洲中心主义的史学方法，对于现代科学背后的文化交融和联动做了翔实的考察，但他在认识论和社会学的取向上仍然扎根于欧洲中心主义。[4] 这一点在"李约瑟难题"——"为什么现代科学没有诞生在中国"中体现得淋漓尽致。[5]

席文（Nathan Sivin）等科学史学家提出的质疑是：前者为了制造一种"大分歧"式的鲜明对比，巧妙而粗暴地简化了历史，纵容偏见取代了对各个地方固有的历史全景或知识结构的深入理解。[6] 显

---

[1]　Kenneth Pomeranz, *The Great Divergence: China, Europe, and the Making of the Modern World Economy*, Princeton: Princeton University Press, 2000.

[2]　Toby Huff, *The Rise of Early Modern Science: Islam, China and the West*, Cambridge: Cambridge Univ. Press, 1993.

[3]　Francesca Bray, "Only Connect: Comparative, National, and Global History as Frameworks for the History of Science and Technology in Asia", *East Asian Science, Technology and Society: An International Journal* 6. 2 (2012), pp. 233—241.

[4]　Arun Bala and Prasenjit Duara, "Introduction", in Arun Bala and Prasenjit Duara (eds.), *The Bright Dark Ages: Comparative and Connective Perspectives*, Leiden, Boston: Brill, 2016, pp. 1—20.

[5]　见 Joseph Needham, "The Roles of Europe and China in the Evolution of 'Ecumenical Science'", in *Clerks and Craftsmen in China and the West: Lectures and Addresses on the History of Science and Technology*, Cambridge: Cambridge University Press, 1970, p. 397.

[6]　Nathan Sivin, "Why the Scientific Revolution Did Not Take Place in China-or Didn't It?", *Chinese Science* 5 (1982), pp. 45—66. 作者所参考的 2005 年修订版见于*http://ccat.sas.upenn.edu/~nsivin/scirev.pdf.*，2019 年 10 月 4 日读取。

然,如今"某种形式的智力活动和知识类型在欧洲以外的地方为何没有发生"这类问题已经没有意义;而应当被更新为——在"全球性"影响程度不同的各地,学人们追求和设想的"可靠的、有用的自然知识"各自具有怎样的性质？ 表现为怎样的类型？ 采取哪些实践和道具？ 他们在理解自然的过程中,调动了哪些资源？ 设计了哪些做法？

那么,我们现在可以说,为了以更加客观包容的视角书写全球科学史,必须慎重选择比较的单位。当我们认真关注某个地方的各种特有条件,并容纳当地多种类型的知识时,应率先解决一个基本问题:我们应该把知识的哪些方面看作是可比较的？ 同样,我们应有意识地尝试不以西方经验为标准来理解非西方的知识传统及其历史,从而思考不同的知识应该用什么框架来进行比较和评价。

二、区分"不可移动的"知识和"可移动的"材料

多个知识中心构成的多元世界,这一图景看似无法与"流转"的框架相契合——卡皮尔·拉吉(Kapil Raj)等将"流转"看作是知识本身不断产生的空间——笔者则想要探讨多个相对固定的地方,即"流转"如何影响人们看待自然的方式。具体而言就是"知识"是否可以原样"位移"到另一语境中？ 是否在"流转"过程中必然会经历突变、转变和重组？ 若果真如此,是否应该用"一系列的翻译"等其他术语来代替"流转"一词？ 由于并非所有的事物都是照原样流转的,所以有必要区分流转中的不同事物。那么,哪些具体的事物会穿越空间和时间流转到另一语境下？

科学的命题、产物和实践既不具有先天的普遍性,也并不具有与生俱来的说服力。即,某种知识的"位移"既不是顺畅的,也不是

自明的。因此，诸如"知识"的传播或转移等术语自然无法精准地描述跨越时间、区域、文化的复杂过程。换言之，当某一套无形的知识被包含在有形的书籍、文本、材料、制品或机器中，并从原有的时间和空间中转移出来时，它就摆脱了最初的生产者的控制。

事实上，在移动、传播或流通过程中的东西并不是"知识"本身，而是人员、报告、信息、书籍、文本、物品、材料以及不断跨越时间、空间和文化壁垒的各种载体。接受者从这些载体中收集和选取一些知识碎片，然后以自己的知识结构对其加以利用、改写和吸纳。这种知识流动的图景至少带来以下两个角度的思考：一方面，在这种传播过程中，知识片段被迫从原始语境中分离出来，脱离了原有的文化内涵，进入截然不同的另一种语境，任由接受者挑选、理解和利用，知识发送者的意志退居其次；另一方面，在这种过程中"知识"的"结构"反倒成为比"信息"本身更具识别度，也更值得关注的对象。

换言之，我们可以在"知识是流动的"这一假设的基础上更进一步，区分流动的因素和固定的因素，进而创造一幅新的历史图景："自然知识"是在每个知识生产者（作者或编者）所处的特定时间和空间点上产生的，同时是在彼时彼处固定的条件（社会、经济、文化和学术环境等）和流动的因素（文本、事物和人员等）的共同作用下产生的。

另一方面，我们不应忽视这幅场景中"运输"知识的手段，包括书籍和其他制品，以及它们的物质性和移动性。当然，在历史上这些事物和人员也一直在流转——其数量往往相当庞大，有些流转距离也非常可观。某些事物和人员的流转为知识的交流开辟了重要渠道。因此，由贸易和流动人员构建的物质连接，无疑是联系知识生产不同节点之间的桥梁。进一步追踪这些桥梁中的变化，可以发现，知识在不同地点中的互动形式极具多样性。同时，我们可以通过追踪人、物、信息和文本流动的路线,勾勒出知识的互动方式,由此在精确的时间和地点背景下"定位"知识创造的过程。[①]

与那些将"流转"本身看作是某件事情发生的空间的观点不同,我想把重点放在多个地方,探讨流转到某地的知识是如何被当地的人们接受并处理的,流转中的"源头知识"到了各地又是如何被编入到另一种知识的传统中去的。充当源头知识的是每一位作者占有的材料和资源,包括外国文本、本国文本、实物(标本)、二手文献、经验、观察和实验等。我将从此出发设想科学史上可比较的对象,探讨这些具体材料如何穿过空间和时间,转移到另一语境中。

更进一步,因为过程中会发生的变调、调整和适应,这种转移本身就是一种对知识的创造。我们也可以这么说:应该比较的不是知识本身,而是各地创造知识的实践。每个地方的知识生产者会采用不同的方式来和外来事物、文本建立关系,从而把那些材料接纳、引进到当地知识的整体结构中,因此不同领域的知识需要不同的比较框架。科学史和科学本身一样,可再细分为天文学史、物理学史或气候学史等不同的领域,每个领域都可能因孕育它的文化环境不同而与外来知识格格不入,也可能与涉及草木、动物等自然和日常生活事物的博物学大不相同。接下来我将解释本书所提出的比较单位,以及它们如何与药材知识相关联。

三、药材知识的历史比较:以跨文化互动作为比较单位

值得注意的是,自然实物与药材知识之间的关联,比与天文学

---

① 参见 Adi Ophir and Steven Shapin, "The Place of Knowledge a Methodological Survey", *Science in Context* 4.1 (1991), pp. 3—22; Steven Shapin, "Placing the View from Nowhere: Historical and Sociological Problems in the Location of Science", *Transactions of the Institute of British Geographers* 23.1 (1998), pp. 5—12; Raj, "Mapping Knowledge Go-Betweens in Calcutta, 1770—1820".

等其他自然知识的关联更为密切，因为药材的天然原料与特定地点的物质条件联系在一起，药材往往也是商人最积极寻找的商品之一，几个世纪以来，对强效药物的探寻促使人和商品在全球范围内不断流动，也就使物质环境对本草知识的影响愈发突出。[①] 因此，既定的自然环境、文化背景，或商业贸易、人口迁移等带来的超越地理界限的物质流通环节，都会对自然知识进行形塑，甚至极大地改变追求知识的形式。

在创造药材知识的过程中，物质环境是最重要的因素，它为整个药材知识的确立和交流奠定了基础。然而，物质环境是会随着时间和空间而改变的。换言之，不同地区、不同时期的药材知识的有效性取决于当地、当时的物质条件和可用资源的稳定性，而这又在很大程度上受到地区或跨地区贸易以及政治经济背景的影响。这种限制和实际性最终形成了不同的知识实践、形式和产物。

因此，药材或本草知识的发展过程能够很好地体现"流转的"文本和实物与自然知识的"地方性"之间的联系。就药材知识而言，忠实地反映自己所在的环境和现实，从而保持知识的地方性是关键因素。由于自然环境有所不同，各地生长的植物总是形态各异，"最灵验的"药材知识也不尽相同，外来的文本必须经过"本土化"地改编以符合某一地区的实际情况，否则就是无效的。从这个意义上说，就草药知识而言，地球上基本没有"中心"，而"我"所在的地方应当成为"中心"。当某一组知识传播到其他地区时，传播者和接受者的重要性已经发生了一种倒置——接受者成为新的中心。

随着时间的流逝和空间的变换，怎样改编过时的或外来的信

---

① Harold J. Cook and Timothy D. Walker, "Circulation of Medicine in the Early Modern Atlantic World", *Social History of Medicine* 26.3 (2013), pp. 337—351.

息和物质(包括书籍、文本、文字以及标本)以使其与时下的本土物质条件相适应,一直是当地的药材(本草)知识编撰者最关心的问题。流转来的信息和物质往往需要"翻译"以适应新环境的实际情况,而这种翻译并非单纯的语言上的翻译,而是一种将自然中的实物、多种文本信息(如某一种药材的多个俗称)等与本土知识进行对应和调适的多层转化。

　　本书由此出发,拟从多个"中心"入手,审视在实物、材料、人、书籍、文本知识的流动过程和药材知识的创造模式之间发生的相互影响。① 笔者将选取一个实物与文本的单一来源——中国,然后探讨本草文本和其相关实物是如何从中国转移到不同社会文化的知识中去的。在此,笔者选取了与中国具有密切贸易和外交联系的英国、朝鲜、日本三国,考察其接受、利用或挪用中国本草知识的方式,以及生产药材知识的不同实践。这三个国家在社会、经济、政治上具有相当的差异,与中国的联系和相对位置也各不相同,因此又能互相构成对照关系,从而有利于以更平衡的角度考察跨国流动的实物和文本如何在不同脉络中被引用、解释和重构。

　　笔者将首先考察那些引用与重构中国本草文本的实践,观察"文本"经历了怎样的转化,"知识"又如何被接受、翻译、评价、重构。其次,本书还将讨论如下问题:以上三国倾向于通过哪种手段获得"实物"的有效知识? 他们如何搜集信息——是强调获取、观察、描绘、收集实物,还是选择牢牢扎根于文献? 各种文本和物质从中国位移到日本、朝鲜乃至英国时,它们对流入地的自然知识

---

① Bernard Lightman, Gordon McOuat, and Larry Stewart, *The Circulation of Knowledge Between Britain, India and China: The Early-Modern World to the Twentieth Century*, Leiden: Brill, 2013, p. 14. 我在这里表明的方法论和框架参见 David S. Lux and Harold J. Cook, "Closed Circles or Open Networks?: Communicating at a Distance During the Scientific Revolution", *History of Science* 36.2 (1998), pp. 179—211.

所产生的影响各有不同，审视发生在流入地的这种知识再创造过程，从而重新认识其多样性，也许是合理而且有意义的。

第三节　药材知识的背景文化和历史比较

在 19 世纪中叶以前，大多数药物都是由天然材料构成的，其中绝大部分是动植物，这种情况一直延续到 19 世纪中叶以化学为基础的现代药学诞生。因此，若要讨论有药用价值的自然物及其相关知识，不妨关注西方的植物学、博物学、药材学（Materia Medica）以及东亚的本草学和小学等。①

显然，18、19 世纪英国、日本、朝鲜的每一位学人在寻求自然知识的态度、目的、愿景和理想上有着巨大的差异，因此对当时欧洲和东亚的界定、开展药材研究的更广泛背景作一个总体概述是很有必要的。通过这一概括，笔者想要说明比较"知识本身"的路径是多么难以行得通，而比较从中国到日本、韩国和英国的知识位移为何更加合理有效。

一、欧洲的自然知识：博物、科学以及物质的聚集

18 世纪欧洲的本草知识在很大程度上是在一种特殊的博物学（Natural History）学术文化中形成的。② 中世纪草药知识向博

---

① Roy Porter, *The Greatest Benefit to Mankind*, W. W. Norton, 1999, pp. 190—191; Joseph Price Remington, *Remington: The Science and Practice of Pharmacy*, Vol. 1, Lippincott Williams & Wilkins, 2006, p. 10.

② 见 Nicholas Jardine, James A. Secord, and Emma C. Spary, *Cultures of Natural History*, Cambridge: Cambridge University Press, 1996.

物学以及植物学的转变是现代科学开始的标志之一。^① 博物学在
16 至 18 世纪风靡整个欧洲,得到了许多政治经济学家和国家的
支持,后者认为了解自然是积累国家财富的不二法门。^② 因此,收
集和研究这些植物总是着眼于它们的经济效益。例如,在 18 世纪
的巴黎,茂盛的花园和繁茂的植物网络都被视为帝国财富的象
征。^③ 这样的态度使他们热衷于收集植物、药物和种子。^④ 简而言
之,欧洲人与异国自然、海外贸易、外来知识的大规模接触,推动他
们创造了对待自然的新实践和新框架,这被视为欧洲博物学发展
的主要特点。^⑤

　　即使在 19 世纪,这种博物学实践和传统仍然保持有效,其主要
原因就在于运输材料和交换书信的跨地区网络。德雷顿把邱园
(Royal Botanic Gardens, Kew)的历史放在英国帝国政治和后启蒙进
步思想的大背景下讨论,体现了英帝国扩张与其植物网络之间的内

---

① Charles Joseph Singer, *From Magic to Science: Essays on the Scientific Twilight*, London: Ernest Benn, Ltd. , 1928, pp. 168—198. 另见 Agnes Arber, *Herbals: Their Origin and Evolution*, Cambridge: Cambridge University Press, 1986.

② Spary, "Peaches Which the Patriarchs Lacked".

③ 见 Livingstone, *Putting Science in Its Place*, pp. 48—62; Emma C. Spary, "Of Nutmegs and Botanists: The Colonial Cultivation of Botanical Identity", in *Colonial Botany*, ed. by Londa Schiebinger and Claudia Swan, Philadelphia: University of Pennsylvania Press, 2005, pp. 187—203. 关于服水土作为殖民科学的重要组成部分的含义,见 Michael A. Osborne, *Nature, the Exotic, and the Science of French Colonialism*, Indiana University Press, 1994.

④ Smith and Findlen (eds.), *Merchants and Marvels: Commerce, Science and Art in Early Modern Europe*; Paula Findlen, *Possessing Nature: Museums, Collecting, and Scientific Culture in Early Modern Italy*, Berkeley: University of California Press, 1994.

⑤ 关于这一点,概括性的论述见于 Smith, "Science on the Move: Recent Trends in the History of Early Modern Science". 另见 Delbourgo and Dew, *Science and Empire in the Atlantic World*; Cook, *Matters of Exchange*; Harold J. Cook, "Physicians and Natural History", in *Cultures of Natural History*, ed. by Jardine, Secord, and Spary, pp. 91—105.

在关系。① 一些研究者已指出英国植物学家在全球不同地区收集自然资源的热情，另一些人则注意到邱园作为植物学网络中心的功能，它曾被称为"帝国的伟大交易所"。② 布罗克韦把邱园描述为一个"控制中心，控制着众多分散的殖民地与伦敦之间的信息传输"。③

我想提请读者注意的是，应当重视博物学的新实践中诸如标本、制成品、书籍等物质性实物所扮演的角色。④ 与文本比较而言，物质在近代欧洲逐渐变得更受重视。收集和交换活动的扩大导致了各种"博物"知识迅速在"中心"积累起可观的规模。在植物园中，来自不同地方的植物被聚集在一起，在观察者的眼前轻轻摆动，纤毫毕现，观察者得以进行比较和分类。从某种意义上说，19世纪在欧洲发展起来的分类体系并不是被欧洲植物学家创造出来的，而是被"看到"的，因为其中并没有任何理论性的工作。⑤ 近代早期是欧洲学者们热衷于分类学的时期，瑞士的格斯纳（Conrad Gesner）和博洛尼亚的阿尔德罗万迪（Ulise Aldrovandi）等都是这一时期的典型学者。瑞典植物学家林奈（Carolus Linnaeus）可能是最伟大、最系统的分类学家，但他的《自然系统》（*Systema Naturæ*）在

① Drayton，*Nature's Government*. 关于邱园在"班克斯帝国"中的作用，见 David Philip Miller，"Joseph Banks，Empire，and 'Centers of Calculation' in Late Hanoverian London"，in *Visions of Empire*，pp. 21—37；David Mackay，"Agents of Empire：The Banksian Collectors and Evaluation of New Lands"，in *Visions of Empire*，pp. 38—57. 略论帝国语境下的植物园的作用，见 Donal P. McCracken，*Gardens of Empire：Botanical Institutions of the Victorian British Empire*，London & Washington：Leicester University Press，1997.

② 对于邱园的"卫星"网络的考察，见 Alan Frost，"The Antipodean Exchange：European Horticulture and Imperial Designs"，in *Visions of Empire*，pp. 58—79.

③ Lucile H. Brockway，"Science and Colonial Expansion：The Role of the British Royal Botanic Gardens"，*American Ethnologist* 6. 3 (1979)，pp. 449—465.

④ Anne Secord，"Pressed into Service：Specimens，Space，and Seeing in Botanical Practice"，*Geographies of Nineteenth-Century Science* (2011)，pp. 283—310.

⑤ Emma C. Spary，*Utopia's Garden：French Natural History from Old Regime to Revolution*，Chicago：University of Chicago Press，2010，p. 198.

当时仅仅只是尝试解决动植物分类问题的众多尝试方案之一。[1]

科纳认为,林奈的分类方法植根于自然的经济价值。[2] 即林奈认为,一个简单而易于应用的系统对自然产物的分类是必要的,而且有助于迅速掌握来自偏远地区的大量新物种的基本情况。同样,里特沃(Harriet Ritro)在关于动物园的文章中,阐明了动物园在维多利亚时代(1837—1901)英国的重要作用。作者将动物园描述为"人类强加给无序大自然的秩序"。[3] 欧洲在对海外的探索和扩张中获取了大量从未知世界带回来的新的动植物,为了在实际上和概念上掌握这样"混乱"的大自然,欧洲人建立了动植物园,创建了动植物分类和命名系统。

二、东亚的自然知识:博物、本草以及事物的分类

(一)"自然"与"博物"

在中国和欧洲的语境中,"自然"(nature)一词的定义、地位都有区别。[4] 梅泰理(Georges Métailié)对 16、17 世纪中国本草学中"自然"概念的研究表明,中国人通常用"万物"观念来把握自然世界,"万物"从起源之时就已经是"涵化"(acculturated)的状态,它的"使用指南"是自然而然呈现在人类面前的。在欧洲则相反,自然是一个有待发现的开放空间,因此人类应当主动地开发和命名

---

[1]　Burke, *Social History of Knowledge: From Gutenberg to Diderot*, pp. 81—82. 参见 Michel Foucault, *The Order of Things*, 2nd edition, Routledge, 2005.

[2]　Lisbet Koerner, *Linnaeus: Nature and Nation*, Cambridge, MA: Harvard University Press, 2009.

[3]　Harriet Ritvo, *The Animal Estate: The English and Other Creatures in the Victorian Age*, Harvard University Press, 1987.

[4]　见潘吉星:《谈"植物学"一词在中国和日本的由来》,《大自然探索》1984 年第 3 期,第 167—172 页。

自然物。① 欧洲语境中的"自然"概念(与人类对立的物质世界)在中国并未被单独强调，直到 19 世纪末经翻译传入中国后才受到关注。② 可以说，独立于人类的"自然"概念在 19 世纪以前的中国尚不存在。

在东亚学术传统中，有哪些知识类型可以与西方的博物学类比呢？我们至少可以肯定，中国传统学术语境中"博物"一词的含义，与欧洲语境中"博物学"的含义并不一致，通常与动植物、历史、文学、社会制度、天体等几乎所有事物联系在一起。③ 值得注意的是，在 18 世纪至 20 世纪初的东亚，"博物"的概念极为复杂，波动频仍，部分原因在于西方"科学"的传入。④

在 14 世纪到 18 世纪之间，中国学者将人们对外部世界客观知识的探索之法总括为"格致"或"格物"。王阳明认为，"程朱格物之说，不免求之于外"，导致很多学人去追求外在的知识。⑤ 到了明末清初，"格致"变为近似于有关博物的学问，即"博物学"或"博

---

① Georges Métailié, "Concepts of Nature in Traditional Chinese Materia Medica and Botany (Sixteenth to Seventeenth Century)", in *Concepts of Nature: A Chinese-European Cross-Cultural Perspective*, ed. by Hans Ulrich Vogel and Günter Dux, Brill, 2010, p. 364；Benjamin A. Elman, "The Investigation of Things (Gewu 格物), Natural Studies (Gezhixue 格致学), And Evidental Studies (Kaozhengxue 考证学) Gewu in Late Imperial China, 1600—1800", in *Concepts of Nature*, ed. by Vogel and Dux, pp. 368—399. 另见 Benjamin A. Elman, "Jesuit Scientia and Natural Studies in Late Imperial China, 1600—1800", *Journal of early modern history* 6.3 (2002), pp. 209—232.

② 罗竹风主编：《汉语大词典》第 8 卷，上海：汉语大词典出版社，1993 年，第 1328 页；马西尼：《现代汉语词汇的形成——十九世纪汉语外来词研究》，黄河清译，上海：汉语大词典出版社，1997 年，第 102、271 页；陈玮芬：《日本"自然"概念考辨》，《中国文哲研究集刊》第 36 卷，2010 年，第 103—135 页。

③ 见吴国盛：《博物学：传统中国的科学》，《学术月刊》2016 年第 4 期，第 11—19 页；朱慈恩：《论清末民初的博物学》，《江苏科技大学学报》(社会科学版) 2016 年第 2 期，第 19—24 页；余欣：《博物学与写本文化：敦煌学的新境域》，《中国高校社会科学》2015 年第 2 期，第 79—83 页。余欣认为，方技之学与博物之学在传统中国的知识系统的架构及其形成的过程中是两个不容忽视的基底性要素。见余欣：《中古异相——写本时代的学术、信仰与社会》，上海：上海古籍出版社，2001 年，第 10 页。

④ 参见邹小站：《西学东渐：迎拒与选择》，成都：四川人民出版社，2008 年。

⑤ 葛兆光：《中国思想史》第 2 卷，上海：复旦大学出版社，2001 年，第 307 页。在《大学章句》里所载："格，至也。物，犹事也。穷推至事物之理，欲其极处无不到也。"

学"。清初时原属于博物的各种科技知识已被"格致"涵纳,其后果就是"格致"与博物的界线变得难以划分。这一时期以"格致"为名的书籍中还包括考证和记录各种事物及实用技术的类书。这样的现象,即"博物之学"与"格物之学"的密切联系,还出现在同时代的朝鲜。① 因此在传统的东亚学人看来,探究自然现象和事物的价值,是以儒学为共同基础的。②

　　虽然博物学在古代中国没有形成严格意义上的独立科学,但儒家经典中仍存在一些有关动植物知识的著述。③ 东亚的博物学学术文化和格致传统的确也有关注自然中的各种现象和物质世界,在这一点上,其与西方的博物学具有相近之处。正如许多研究指出的那样,在中国"从格致向科学"的转变过程中,"格物致知"或"格致"一词在 19 世纪逐渐被用作西方"科学"的译语或对应词。一直到 19 世纪,原来"格物穷理"的知识传统——对外部世界的知识的扩张和对"理"的根本性的洞察——随着西学的流入而被"格致"取代,经过这一过渡阶段以后,到了 20 世纪初才演变为近代的"科学"。一般认为,自 1906 年中国废除科举制度以来,"格致"就已被"科学"取代,其在学术上的效用就结束了。④ 将以格致为名

---

　　① 양영옥:《조선 후기 類書의 전통과〈松南雜識〉》,《대동문화연구》第 92 卷,2015 年,第 251—287 页;노대환:《18 세기 후반—19 세기 전반 名物學의 전개와 성격》,《한국학연구》第 31 卷,2013 年,第 541—572 页。

　　② 例如,《论语·子张》曰:"子夏曰,博学而笃志,切问而近思,仁在其中矣。"《雍也》有言:"博学于文,约之以礼,亦可以不畔矣夫。"从这些句子可见,在儒家思想所说的"博学"一般指的是基于广泛阅读而形成的一种道德价值,明确地表示出对扩大文化修养的过程的重视。

　　③ 乐爱国在提出"儒者科学家"这一概念的同时,将郑樵等一些儒家学者视为"儒学领域中的科学家"。乐爱国:《宋代的儒学与科学》,北京:中国科学技术出版社,2007 年,第 78—79 页。但我在本书中所使用的"科学"一词,其定义与乐爱国所界定的意思不同。我认为古代中国学术传统中对自然的兴趣和研究不适合用"科学"这个词来定义,并且我们应该认识到这个词在用法和范畴上的巨大差异。

　　④ 见金观涛、刘青峰:《观念史研究:中国现代重要政治术语的形成》,北京:法律出版社,2009 年,第 423—426 页。

的学问与西方近代早期的博物学对应，似乎非常妥当。[①]

　　但我们看待"格致""格物""博物"或"穷理"这些东亚学术传统中的概念时，应注意到这一思维方式的目的是揭示宇宙的规律，而不是像西方博物学那样以实际的政治经济利益为导向。对他们来说，认识宇宙的规律更多的是为了追寻道德价值。东亚学术语境中的"格物"并没有关注特定的视觉信息来作研究的含义，"考证"也没有通过细致的视觉描述来作解释的含义，因此跟西方的"对事物的实证态度"完全不同。

(二) "本草"与《本草纲目》[②]

　　和欧洲一样，中国关于自然物的知识集中体现在与草药有关

　　① 樊洪业：《从"格致"到"科学"》，《自然辩证法通讯》1988 年第 3 期，第 39—50页；张帆：《从"格致"到"科学"：晚清学术体系的过渡与别择（1895—1905 年）》，《学术研究》2009 年第 12 期，第 102—114 页；朱发建：《清末国人科学观的演化：从"格致"到"科学"的词义考辨》，《湖南师范大学社会科学学报》2003 年第 4 期，第 79—82 页。一些韩国学者也对中国这样的演变过程进行过研究，见안대옥：《格物窮理에서"科學"으로：晚明西學受容 이후 科學概念의 變遷》，《유교문화연구》2011 年，第 19 集；한성구：《중국 근현대 "과학"에 대한 인식과 사상 변화》，《중국인문과학》第 31 集，2005 年。追踪在朝鲜情况的研究也类似。最具代表性的研究见于구진희：《한말 근대 개혁의 추진과 "格物致知" 인식의 변화》，《역사교육》2010 年第 114 号；박정심：《근대 "格物致知學"（science）에 대한 유학적 성찰》，《한국철학논집》2014 年第 43 集。
　　② 对中国本草学历史的梳理，我主要依靠参考学界的现有研究。在中国，对本草学发展脉络的研究大致可分为三种不同面向：一是以本草文献为主要线索来构建本草历史的发展脉络，这样的研究见于尚志钧、林干良、郑金生：《历代中药文献精华》，北京：科学技术文献出版社，1989 年。一是将本草作为中国医学史的部分来进行论述，见范行准：《中国医学史略》，北京：中医古籍出版社，1986 年；廖育群、傅芳、郑金生编著：《中国科学技术史·医学卷》，北京：科学出版社，1998 年。一是以现代生物学的视角来重构本草的历史，见于罗桂环、汪子春编著：《中国科学技术史·生物学卷》，北京：科学出版社，2015 年。另见中医大辞典编辑委员会编：《中医大辞典：医史文献分册》，北京：人民卫生出版社，1981年。西方学者的研究见于 Joseph Needham, Lu Gwei-Djen, and Huang Hsing-Tsung, *Science and Civilisation in China*, Volume 6: Biology and Biological Technology, Part I: Botany, Cambridge: Cambridge University Press, 1986; Paul U. Unschuld, *Medicine in China: A History of Pharmaceutics*, Berkeley: University of California Press, 1986; Benjamin A. Elman, *On Their Own Terms*, Harvard University Press, 2009; Elizabeth Hsu (ed.), *Innovation in Chinese Medicine*, Cambridge: Cambridge University Press, 2001.

的学术文化中。李约瑟曾经有意将"本草学"翻译成"药用博物学"
(Pharmaceutical Natural History),而不是"草药志"(herbals),正
是因为他想将中国的本草学描述得比中世纪欧洲药物知识更具科
学性。① 因此,《本草纲目》(1596)引起了西方学者的巨大好奇,西
方学者如何界定和评价这一著作成为非常值得探讨的问题。② 无
论是贝勒(Emil Bretschneider,1833—1901)还是李约瑟,都以《本
草纲目》为中国传统自然知识成就的典范,认为 17、18 世纪都没有
出现过类似水平的成果。③ 那么,他们为何视《本草纲目》为首屈
一指的综合性杰作?

　　李约瑟主要关注的是《本草纲目》对自然的精确描述,认为这

----

　　① Needham, Lu, and Huang, *Science and Civilisation in China*, Vol. 6, Part 1, pp. 220—224.

　　② 对《本草纲目》的简要介绍,见 Unschuld, *Medicine in China: A History of Pharmaceutics*, pp. 145—168; Needham, Lu, and Huang, *Science and Civilisation in China*, Vol. 6, Part 1, pp. 308—321. 对它更深入的研究见于 Carla Suzan Nappi, *The Monkey and the Inkpot: Natural History and Its Transformations in Early Modern China*, Harvard University Press, 2010; Georges Métailié, "The Bencao Gangmu of Li Shizhen: An Innovation in Natural History", in *Innovation in Chinese Medicine*, ed. by Elizabeth Hsu, Cambridge: Cambridge University Press, 2001, pp. 221—261; Georges Métailié, "Des Mots et des Plantes dans le Bencao Gangmu de Li Shizhen", *Extrême-Orient Extrême-Occident* 10 (1988), pp. 27—43. 关于李时珍(1518—1593),见钱远铭:《李时珍研究》,广东:广东科技出版社,1984 年;中国药学会编:《李时珍研究论文集》,武汉:湖北科学出版社,1985 年;中国植物学会编:《中国植物学史》,北京:科技出版社,1994 年,第 69—81 页。

　　③ Emil Bretschneider, "The Study and Value of Chinese Botanical Works, with Notes on the History of Plants and Geographical Botany from Chinese Sources", *The Chinese Recorder and Missionary Journal* 3, American Presbyterian Mission Press, 1871, pp. 157—163, 218—227, 241—249, 264—272, 281—294. 中国农史学家石声汉(1907—1971)在 1935 年将这篇文章翻译成中文。Emil Bretschneider 著:《中国植物学文献评论》,石声汉译,第 1 版,上海:商务印书馆,1935 年(1957 年重印)。另见 O. F. von Möllendorff, "The Vertebrata of the Province of Chihli with Notes on Chinese Zoological Nomenclature", *Journal of the North China Branch of the Royal Asiatic Society* 11 (1877), p. 44; Charles Darwin, *The Variation of Animals and Plants under Domestication*, Vol. 1, D. Appleton, 1897, p. 259.

一点使本草学超越了仅仅满足"实际药物需求"的阶段。[①] 此后，学界对李时珍的评价似乎倾向于将他视为植物学家或博物学家，而不是药材专家或固有意义上的本草学者。[②] 同样，近年来对《本草纲目》的研究多认为，李时珍既重视直接观察和一手经验，又收集了大量文本材料，其中不少是李时珍首次引入到本草学中的。这些证据证明，《本草纲目》是一部本质上更接近欧洲博物学思潮的著作。

有些研究者由此主张中国本草学由《本草纲目》开始，被"重新发现并提升到"博物学的水平。到了明末，本草著作不再局限于从医学角度解释药材的属性和功效，而是发展到记述动物、植物、矿物等的别称、属性和用途——体现了博物学的性质。[③] 从原来的中国本草学脉络来看，《本草纲目》更多地强调了自然物"可以观察到的特征"，因而在分类上的创新性"更为发达和复杂"。

这样的评价也被国内学者采纳，他们将《本草纲目》誉为中国古代本草学的巅峰之作，而个中原因正在于李时珍"还亲自观察和探究有关的动植物。因此，李时珍编著的《本草纲目》包括事物的各种名称，以及形态、属性、原产地、用途、使用方法等，比起医书，更像是一部百科全书式的博物学辞典"。然而，笔者认为这种评价仍有探讨的余地，因为这仍是从一部中国著作中寻找与欧洲博物学相同的性质，并试图适用同样的进步标准，这样仍是把欧洲的"科学"视为衡量"知识发展"的普遍标准。[④]

---

① Needham, Lu, and Huang, *Science and Civilisation in China*, Volume 6, Part 1, pp. 222—229.

② 边和在她的博士论文中提出过不同的看法，建议审视《本草纲目》中呈现的将自然事物视为"药材"的态度的意义。Bian He, "Assembling the Cure: Materia Medica and the Culture of Healing in Late Imperial China", Doctoral Thesis, Harvard University, 2014.

③ 山田庆儿：《中国医学の起源》，東京：岩波书店，1999 年，第 128 页。

④ 李时珍：《本草纲目》，刘衡如校点，北京：人民卫生出版社，1982 年，第 1 页。

　　然而,中国的本草学所体现的要素,比那些明显与欧洲博物学相似的因素要复杂、多样得多。首先,它产生于儒家思想的背景下,对学人在研究自然事物中的作用和价值进行了界定。[①]李时珍在《本草纲目》的凡例中写道:"虽曰医家药品,其考释性理,实吾儒格物之学,可裨《尔雅》《诗疏》之缺。"宋代学者在编纂本草著作时早已采用实地考察的方法,这受到了理学格物观念的影响。[②]正如一些中国学者关注过本草著作和经学著作之间的相互影响,我们还能看到在中国知识传统里儒学与本草学之间的密切关系。[③]

　　但是,结构才是《本草纲目》等本草著作最显著的创见。它体现了一位学者处理自然物纷繁的信息来源时建立的判断标准。李时珍在其著作中采用对引文加以注释的做法,特别有助于展示和梳理各种证据,以便理解并利用自然物。《本草纲目》在原来的本草学所固有的征引文献的惯例上,采用了互文框架以及评论、对话的手法。作者优先考虑的似乎"不是照搬原始文献,而是阅读引文中的零散知识",[④]而这样的书写结构所呈现的正是一种独特的"学习自然"模式。[⑤]

---

　　① 关于这一点,值得参考宋代儒学与科学的关系。见乐爱国:《宋代的儒学与科学》。这本书认为新儒学倡导对自然的观察和探索,因此促进了宋代科学的发展。

　　② 梅泰理:《论宋代本草与博物学著作中的理学"格物"观》,《法国汉学》第六辑,北京:中华书局,2002年,第290—311页。

　　③ 周云逸:《邢昺〈尔雅疏〉征引本草文献考》,《浙江学刊》2015年第2期,第81—88页;周云逸:《〈证类本草〉征引北宋邢昺〈尔雅疏〉考》,《世界中西医结合杂志》2015年第4期,第445—448页;周云逸:《郑樵〈通志·昆虫草木略〉的本草学渊源及价值——以草类为研究中心》,《复旦大学学报(社会科学版)》2014年第2期,第31—37页;范家伟:《〈新修本草〉与唐代本草学》,《大医精诚:唐代国家、信仰与医学》,台北:东大图书,2007年,第73—112页。另见 Arber, *Herbals: Their Origin and Evolution*, p. 6.

　　④ Nappi, *The Monkey and the Inkpot*, p. 48. 《本草纲目》收录宋代以前的本草资料,大都转引自《证类本草》。见周云逸:《〈本草纲目〉补注举隅》,《中医学报》2017年第10期,第1910—1913页;杨东方:《〈本草纲目〉征引古籍讹误举隅》,《西部中医药》2016年第7期,第61—63页。

　　⑤ Nappi, *The Monkey and the Inkpot*, p. 8.

(三) 东亚的知识传统中的类书与分类

值得我们注意的是,这样一种结构——从其他文本选取大量引文,再加上自己的评论,也存在于另一种东亚传统文献——类书中。[①] 葛兆光曾探讨过类书在思想史上的意义,7、8 世纪的类书"在把经过确认的共识,经过简约化方式表现出来,并以最便于携带、背诵的形式充斥人们的记忆,也充当每一个受教育的人的启蒙读物,从一开始就成为他们知识思想和信仰的底色"。[②] 如果我们要了解 19 世纪中期之前东亚学术文化的特殊脉络,也应该讨论这种不同于欧洲的百科全书的类书,况且它所涉及的对象也包括药材等自然事物。

值得关注的是,"百科全书式的类书"的分类及其编排次序背后,是对"知识和思想的整合与规范",而分类体现的思路"也就是对于面前这个广袤的世界的理解与叙述"。[③] 如此,明中后期各种日用类书层出不穷,其中有关生活世界(lebenswelt)的知识型类书成为一大特色。[④] 如晚明流传甚广的综合性类书《格致丛书》中,内容涵盖尊生、时令、农事、艺术、清赏、说类、艺苑等 12 类,其中多数都是对生活世界所需的直接反映,并且至少有 4 类是关于自然

---

① 中国类书的历史和学术上的意义,见刘叶秋:《类书简说》,上海:上海古籍出版社,1980 年;戚志芬:《中国的类书、政书和丛书》,北京:商务印书馆,1996 年,等。

② 葛兆光:《中国思想史》第 2 卷,第 87—91 页。

③ 葛兆光:《中国思想史》第 1 卷,上海:复旦大学出版社,2001 年,第 454—455 页。葛兆光曾提出过,"它特有的分类方式,也恰好显现了当时人的心目中,对他们面前的那个世界的分类,而分类正是思想的秩序",因此他论及"目录、类书和经典注疏中所见七世纪中国知识与思想世界的轮廓"。葛兆光:《中国思想史》第 1 卷,第 451 页。

④ "日用类书"一词源自日本学者酒井忠夫。其所以采"日用类书"一词,系因此种书籍内容实增载许多庶民日常生活通用之各类事项,故将中国人所称的类书合上"日用"二字,从此"日用类书"名称即为学界沿用迄今。

知识的汇集。[①] 到了清代,用途各异的类书大量涌现,品种更加齐备,形式更加多样化。[②]

　　类书之所以值得我们注意,是因为它的体裁与儒学,或者更精确地说与格致传统有着密切的联系,到了清代以后这一关系更为明显。[③] 我们可以看到,这一时期"格致"名下的书籍包含着大量考证和记录种种实用事物的类书。例如康熙年间陈元龙所撰的《格致镜原》(1735)详细考订了乾象、坤舆、身体、冠服、宫室、饮食、布帛、舟车、朝制、珍宝、文具、武备、礼器、乐器、耕织器物、谷、蔬、木、草、花、果、鸟、兽、水族、昆虫等 30 类事物,完全是"博物百科类书"。[④] 它将当时人们视野所及的"物"尽数纳入这 30 类中;而传统上应有的帝王、州郡、职官、礼仪、政事、刑法、祥瑞、仙释、神鬼这些部类则被全部淘汰。这样,30 类全部属于可感的"物"的范畴,而在每一类所立细目的数量上,又大大超过旧有的类书。陈元龙所处的时代使他得以增添大量前人未予重视的资料。这部专题性的

----

　　① 此外还有耿随朝的《名物类考》、王三聘的《事物考》、董斯张的《广博物志》等都是如此。艾尔曼指出,这样的趋势说明"对'格致'的关注点,开始从成圣之途,转向更严谨地扩充所有知识(包括道德的、文本的,或是世界的)的方法论之路径"。Benjamin A. Elman, "Collecting and Classifying: Ming Dynasty Compendia and Encyclopedias (Leishu)", *Extrême-Orient Extrême-Occident* (2007), pp. 131—157. 另见艾尔曼:《科学在中国(1550—1900)》,原祖杰译,北京:中国人民大学出版社,2016 年,第 59—60 页。

　　② 王明根等:《文史工具书的源流和使用》,上海:上海人民出版社,1980 年,第 310 页。康熙、雍正年间出版的类书包括《渊鉴类函》《分类字锦》《佩文韵府》《骈字类编》《子史精华》《古今图书集成》等。

　　③ 见秦艳燕:《西学东渐背景下的中国传统博物学——以〈康熙几暇格物编〉和〈格致镜原〉为视角》,硕士学位论文,浙江大学,2009 年。这一论文以《康熙几暇格物编》和《格致镜原》这两部书为视角,分别代表民间博物学著作和官方类书,来审视当时中国传统博物学的发展。

　　④ 金观涛、刘青峰:《观念史研究:中国现代重要政治术语的形成》,第 333 页。与其他类书相比,它对于中国传统博物学更具代表性,因而被评价为编撰类书的传统在清代的一个发展。李约瑟称之为"一部有用的专门涉及科学技术史的小型百科全书",在同类许多书籍中他认为这是"最好的"。见李约瑟:《中国科学技术史》第一卷参考文献简述。

百科类书，如它的题目所提示的，充满了"格致"精神以及博物气息。[1]

陈元龙解释该书名时说："凡类书，所以供翰墨、备考订也。是书则专务考订以助格致之学。每记一物，必究其原委、详其名号、疏其体类、考其制作，以资实用。比事属辞，非所取也。"[2]由此可见，在编撰类书的学术实践中，对事物的认识体现在分类和命名之中。同时，该书对题材范围的改变也体现了清代类书的灵活性和多样性，这使得它经常与本草书籍重叠。[3] 除此之外，与本草书籍相似，构成类书的两个核心因素是"分类"和"资料汇编"，在本质上，它们都把自然置于一个由卷、章和节组成的结构之下，这往往被认为是对自然世界的秩序的反映。[4]

事实上，到了18世纪，类书的多样化和兴盛，不仅在中国也在日本和朝鲜普遍存在。从形式和用途来讲，它可以说是为了在海量信息中创造秩序而尝试的各种策略的缩影。在东亚，大量的书籍造成的海量信息迫使学者们试图通过编纂书目或节选本来将知识整理成可管理、可掌握的形式。[5] 在日本，如《剧场训蒙图集》

---

① 钱玉林：《陈元龙的〈格致镜原〉——十八世纪初的科技史小型百科全书》，《辞书研究》1982年第5期，第156—161页。钱写道，这本书"不仅有传统类书的特点，最突出的特征就是注重实用"。

② 陈元龙：《格致镜原》，《文渊阁四库全书·子部》第1031册，"凡例"，台北：台湾商务印书馆，1983年，第2页。

③ 见山田庆儿：《本草と夢と錬金術と——物質の想像力の現象学》，東京：朝日新聞社，1997年，第27—101页。

④ 同时，在近代英国也是如此，动植物的分类以及其结构被视为"不仅再现在假定的自然或人工秩序中的自然世界，而且再现所有认知世界"。Harriet Ritvo, *The Platypus and the Mermaid and Other Figments of the Classifying Imagination*, Cambridge, Mass.: Harvard University Press, 1998, p. 44.

⑤ 在这一点上值得注意的是，类书的形成和兴盛与科举的关联性。至于各种形式的私纂类书的兴旺繁荣，有的研究者认为其中最为发达的三大类是文学类书、科举类书、日用类书。见郑炳林、刘全波：《类书与中国文化》，《北京理工大学学报》（社会科学版）2011年第5期，第122—126页；夏南强：《论"应试类书"》，《图书情报工作》2004年第5期，第45—52页。

(1666)和《和汉三才图会》(1712)等类书都被广泛阅读、传播,来自
中国和朝鲜的类书也受到极大欢迎。[1] 同时期的朝鲜也是如此,
各种各样的类书被编纂和抄写。

(四) 东亚的知识流转语境中的"地方"与"中心"

这里应该提到一点:几个世纪以来,中国、韩国、日本和越南
的文化精英和学人一直拥有共同的书面语言,直到 19 世纪仍保有
共享文本的传统——正如欧洲的拉丁语文本传统一样。这意味
着,活跃的书籍流通在东亚形成了一个书面的学术互动渠道,东亚
学者们的研究和讨论都将在这种"松散的束缚"中进行,这显然对
东亚的学术文化产生了重要影响——中国在每个东亚社会世界观
中都处于较为"中心"的位置,东亚学者们看待中国知识也多取一
种"仰望"的态度,而在欧洲则完全没有此类现象,可以说东亚世界
的知识流通与中西或东西交流有着重大的不同。

因此,中国知识与著作在东亚地区的地位和权威是一个值得
关注的问题。[2] 在大多数情况下,日本和朝鲜从中国吸收了许多
知识和文化元素,然后根据当地的需求将其融入各个领域的写作
中。在东亚,如何承认、接受和定义中国学术文化具有的权威和强
势,是近代以前各个领域知识活动的中心问题。也就是说,周边国

---

[1] 见大庭脩:《江戸時代における唐船持渡書の研究》,關西大学出版部,1995
年。Marcia Yonemoto, *Mapping Early Modern Japan: Space, Place, and Culture in
the Tokugawa Period, 1603—1868*, University of California Press, 2003, pp. 105—
107; Brett L. Walker, *The Lost Wolves of Japan*, University of Washington Press,
2009, pp. 35—36.

[2] 见葛兆光:《宅兹中国:重建有关"中国"的历史论述》,北京:中华书局,2011
年,尤其是第 151—168 页。葛在这本书里,通过举"主体性"与"空间性"这两个概念来
讨论"无一没有内与外、中心与边缘、自我与他者的区别"的问题。关于与中国学术和东
亚文化流通对朝鲜后期实学派以及学术和艺术等文化方面的影响和含义,见김영진:
《한국 한문학 연구의 새지평:조선 후기 실학파의 총서 편찬과 그 의미》,소명출판,
2005 년。

家的学人面对如此强大的文明，不得不在强调与它的共同性和差异性之间作出抉择，而这往往需要瞻前顾后、熟思审处。换言之，对"地方性"的认识是贯穿东亚各国知识、学术、文化、历史全局的主题。

　　药材知识也不例外。地方性这一问题在本草知识的领域中更为突出。[①] 正如我上面所讨论的，对药物知识来说，本地化是最关键的因素。由此，日本和朝鲜的学者很明确地认识到他们所接触的自然环境和物质范围不同于中国，这使得本草领域的文本流通呈现出复杂的情况。[②] 在实践中他们常常发现已有文献，尤其是中国文献有很明显的"水土不服"之处，而对权威文化共同性的追逐又使得他们"必须"依赖中国书籍，因此在面对本草文本时，日朝学者不得不想出各种办法来应对这种外来信息造成的巨大不确定性。[③]

　　因此，日本或朝鲜的本草学学术实践往往着力于简化中国文献、消除与实际应用无关的信息上，而这个"减"的过程非常强调经

---

　　① 见 Soyoung Suh, "Herbs of Our Own Kingdom: Layers of the 'Local' in the Materia Medica of Early Choson Korea", *Asian Medicine* 4. 2 (2008), pp. 395—422.

　　② 见김형태：《조(朝)·중(中)·일(日) 유서류(類書類)의 특성 비교 연구》，《한민족어문학》제 73 卷，第 271—297 页。

　　③ 然而，我们也得理解，图书在东亚的流通量和密度彼此不同。比如，许多来自中国和朝鲜的书籍流入到日本，因此在 18 世纪一些有关韩国药材的书籍得以在日本流通。在本草方面，小野兰山编写了一部《本草纲目启蒙》(1803—1806)（全书共 48 卷）。在这一著作中，这位学者似乎查阅了大量的朝鲜书籍，其中引用文献包括《鸡林类事》《芝峰类说》《训蒙字会》《东医宝鉴》《村家救急方》《乡药采集月令》《乡药集成方》《鹰鹘方》等。见上野益三：《日本博物学史》，东京：講談社，1989 年；홍문화：《우리의 이두 향약명이 일본의 본초학에 미친 영향》，《생약학회지》第 3 卷，1972 年，第 1—10 页；신동원：《동의보감과 동아시아 의학사》第 1 卷，파주：도서출판 들녘，2015 年，第 342—347 页。相反，即使 18、19 世纪的朝鲜对日本书籍的态度和评价出现了一些变化，对日本文献的关注仍然相对较少。因此，虽然 19 世纪在朝鲜的一位学者（如本论文第四章考察的徐有榘）查阅了日本书籍，并将其视为获取某些动植物信息的重要参考资料，但他只提到一本《和汉三才图会》。参见안대회：《18, 19 세기 조선의 백과전서파와 和漢三才圖會》，《大东文化研究》第 69 集，2010 年 3 月，第 419—445 页。

验知识和观察的重要性。① 就像很多领域都重视对中国文本进行彻底的词汇史研究和辞书编纂一样,建立一个可靠的语言和分类体系,是本草知识从中国转移到东亚其他国家的关键步骤。我们可以看到,日本和朝鲜学者在对本草书籍的学术实践里,主要精力往往都放在汉字名称的翻译上,以使之与自然界的实际事物相匹配。②

三、药材知识的普遍性和特殊性

(一) 普遍性: 命名和分类

在同一时期,欧洲和东亚的药材知识实践既有明显的差异,也有一些相似之处,至少有一点是明显的: 这些学人研究的虽然是他们目力可及的自然事物,却都致力于拟定策略、处理大量新信息,而这些新信息正是种种陌生事物(书籍或物品)所带来的。③

---

① 上野益三:《博物学者列伝》,東京: 八坂書房,1991 年;上野益三:《日本博物学史》,東京: 講談社,1989 年;井上忠:《貝原益軒》(人物叢書),東京: 吉川弘文館,1984 年;杉本つとむ:《江戸の博物学者たち》,東京: 講談社,2006 年;木村陽二郎:《江戸期のナチュラリスト》,東京: 朝日新聞社,2005 年。

② Federico Marcon, *The Knowledge of Nature and the Nature of Knowledge in Early Modern Japan*, Chicago: University of Chicago Press, 2015, pp. 77—78.

③ 见 Richard R. Yeo, "A Solution to the Multitude of Books: Ephraim Chambers's Cyclopaedia (1728) as "the Best Book in the Universe", *Journal of the History of Ideas*. 64.1 (2003), pp. 61—72; Ann Blair, "Reading Strategies for Coping with Information Overload ca. 1550—1700", *Journal of the History of Ideas*. 64.1 (2003), pp. 11—28; Brian W. Ogilvie, "The Many Books of Nature: Renaissance Naturalists and Information Overload", *Journal of the History of Ideas*. 64.1 (2003), pp. 29—40; Rosenberg, "Early Modern Information Overload".

这种策略总是涉及建立有效的分类体系。[①] 同时，欧洲博物学家与日本、韩国、中国的学者一样，认为澄清名称与分类的密切关系是理解自然的核心部分。总的来说，两者都最注重自然事物的命名和分类。在欧洲，正如迪尔（Peter Dear）所评论的，对于 18 世纪的自然哲学家来说，"知道如何正确地分类或命名某物是理解它的一种方式，分类本身就是一种知识形式"。[②] 在中国，尤其在清代以后，本草学与小学、名物考证等学术具有互补、交错关系。李时珍在他的杰作中提出一种新的分类方法，把本草事物排列整齐，并强调了正确命名的重要性（"正名"），正如他所说："药有数名，今古不同。但标正名为纲，余皆附于释名之下，正始也。仍注各本草名目，纪原也。诸品首以释名，正名也。"[③]在中国儒家思想中，"正名"一直占据重要地位，它对本草学的研究产生了广

① 欧美文化史学有一很明显的趋势，即许多人在研究近代早期学术文化中，更多地关注"分类"和分类学的问题。见 Donald R. Kelley and Richard Henry Popkin, *The Shapes of Knowledge from the Renaissance to the Enlightenment* 124, Springer Science & Business Media, 2012; Lorraine J. Daston, "'Classifications of Knowledge in the Age of Louis XIV", *Sun King: The Ascendancy of French Culture During the Reign of Louis XIV*, ed. by Rubin David, Folger Shakespeare Library and Associated University Presses, 1992, pp. 207—220; Sachiko Kusukawa, "Bacon's Classification of Knowledge", *The Cambridge Companion to Bacon*, Cambridge: Cambridge University Press Cambridge, 1996, pp. 47—74.

② Peter Dear, *The Intelligibility of Nature: How Science Makes Sense of the World*, Chicago: University of Chicago Press, 2008, p. 45.

③ 李时珍：《本草纲目》（金陵版排印本），王育杰整理，上册，第 2 版，北京：人民卫生出版社，2004 年，第 1 页。见 Benjamin A. Elman, *On Their Own Terms*, Cambridge, MA: Harvard University Press, 2009; Nappi, *The Monkey and the Inkpot*, p. 5; Joseph Needham, Gwei-Djen Lu, and Hsing-Tsung Huang, *Science and Civilisation in China*, Volume 6: Biology and Biological Technology, Part 1: Botany, Cambridge: Cambridge University Press, 1986; Georges Métailié, *Science and Civilisation in China*, Volume 6: Biology and Biological Technology, Part 4: Traditional Botany: An Ethnobotanical Approach, Cambridge: Cambridge University Press, 2015.

泛的影响。[①] 朱熹根据其形而上学体系重新配置"正名"的概念：适应"物"的"名"是一种手段，以达到更深入地了解适当的秩序的事情。[②]

(二) 差异性：文本与实物

东西方之间最显著的差异在于学者们主要处理、命名和分类的是哪种对象———一种围绕着过多的"文本"，而另一种则面对的是"实物"的庞杂。两者都存在"信息过载"（information overload）的现象，都导致学者们反复尝试对自然的重新分类和排序，在欧洲，为了正确地排序，林奈体系这样的分类学和命名系统诞生了；在东亚，催生出了大量注疏、编辑、翻译、评论或摘要中国经典类书和本草书的著作或是"百科全书"。林奈系统和这些分类书籍都是"框架"，用来容纳、整理和排序自然事物有关的信息，包括来自事物的信息和来自文本的信息。[③]

那么，我们能不能以此为线索来说明两者在界定"关于自然事物的知识实践"时的不同之处？ 在笔者看来，东亚和欧洲之间的一个关键分歧在于，学者从哪里获取信息。欧洲博物学者选择的办法是与实物本身的直接接触，对它进行观察、感知、处理，并将它组织成一个统一的结构，从而理解混乱的自然世界。一直到 18 世纪，传统的东亚学者都以处理文本（收集、积累、分类、阅读、翻译和

---

① Georges Métailié, "Concepts of Nature in Traditional Chinese Materia Medica and Botany (Sixteenth to Seventeenth Century)", in *Concepts of Nature*, ed. by Vogel and Dux, pp. 363—364.

② 见葛兆光：《中国思想史》第 1 卷，第 188—207 页。

③ 在第 16、17 世纪的欧洲，许多自然和植物学知识也是基于对文本的处理，此后对视觉描述的关注越来越强烈。可见，当时的药材知识分类实践仍然稳固地建立在采集目录与词汇表的百科全书传统中。参见 Ogilvie, "The Many Books of Nature", p. 39; Findlen, *Possessing Nature: Museums, Collecting, and Scientific Culture in Early Modern Italy*.

注疏）为认识自然事物的主要途径——除了那些 18 世纪以后在日本发生的有意义的变化。[①]

事实上，16 世纪到 19 世纪的欧洲学者们最显著的特点是，关注实物以进行知识创造实践。一些历史学家已证明，实际的事物（实物）一直是欧洲博物学的关键——它决定了学者的具体实践、材料和工具。[②] 在博物学的实践中，许多收集者都积极收集标本等实物，以促进对自然事物的研究。"拥抱自然"（possessing nature）是认识自然的重要组成部分。[③]

正如福柯（Michel Foucault）所定义的那样，欧洲历史中的博物学是一部"命名可观察事物的著作"，"具有上帝般的全能视野"是 17 世纪博物学最重要的特征。[④] 因此，以文字或图画精确地描绘事物，理所当然成为典范做法，还催生了一套在观察、阅读和交

[①]　葛兆光对此解释道："正是因为知识的正统和主流越来越文本化、道德化和义理化"，"在主流知识世界中，更把这种博物传统变成天理的'形而下'基础，只是天理的'附庸'，并不具有一个独立领域，只是在医药、风水、赞礼等特别的知识人中间，它才可能成为'专业'"。葛对此评论，"博物之学虽然被文化人所艳羡，但却不能成为分化的职业领域，在主流知识世界成了'被压抑的传统'"，"虽然在清代，由于考据学兴起，'博学'风气有所抬头，……但遗憾的是，一方面它附庸着于经典诠释之学，仍然没有形成独立领域"。见葛兆光：《中古的科学史、社会史、文化史，抑或是博物学史？——读余欣博士〈中古异相〉》，《中华读书报》，2010 年 12 月 1 日，10 版。另外，艾尔曼对于晚明时期的丛书和类书讨论过，称之为体现出"书籍导向（book-oriented）的氛围"的"文本博物馆"。见 Benjamin A. Elman, "Collecting and Classifying: Ming Dynasty Compendia and Encyclopedias (Leishu)".

[②]　见 Katharine Park, "Natural Particulars: Medical Epistemology, Practice, and the Literature of healing springs", in *Natural Particulars: Nature and the Disciplines in Renaissance Europe*, ed. by Anthony Grafton and Nancy Siraisi, MASS: MIT Press, 1999, pp. 347—367; Paula Findlen, "The Formation of a Scientific Community: Natural History in Sixteenth-Century Italy", in *Natural Particulars: Nature and the Disciplines in Renaissance Europe*, pp. 369—400.

[③]　见 Findlen, *Possessing Nature*; Pamela H. Smith, *The Body of the Artisan: Art and Experience in the Scientific Revolution*, Chicago: University of Chicago Press, 2018.

[④]　Michel Foucault, *The Order of Things*, pp. 144, 175—176.

流方面的学术规范。① 因此,近代欧洲科学的基本素质之一——"客观性"(Objectivity)指的本就是与"物"(Object)本身有关的、通过身体感官来体验的知识。② 传统草药知识的改变与这种对自然事物认识的变化不可分割。③

(三) 差异性:普遍与地方

客观性可以说是构成一套普遍知识的主要规范。事实上,不断扩张的商业帝国只有通过建立一个标准化的信息和商品交换体系,才能持续地发现、传播和销售大量未知事物。换句话说,为了顺畅地进行商业贸易,客观和普遍的辨别系统是不可缺少的。因此,林奈命名系统是众多试图使世界产品易于理解和识别的尝试之一,结果它推动欧洲的植物学成为一门全球性的科学。④ 因此,我们应该认识到,在近代早期,欧洲对自然知识的态度所发生的变化,很大程度上源于其将自然视为可在全球范围内进行交易的商品的态度。在这一场景中,事物、文本、实践、技术和知识都随着商品四处传递,而人员和物质的流动往往早于不可见的知识或书面文字的流转。

---

① Brian W. Ogilvie, *The Science of Describing: Natural History in Renaissance Europe*, Chicago: University of Chicago Press, 2008; Gianna Pomata, *Historia: Empiricism and Erudition in Early Modern Europe*, MASS: MIT Press, 2005; Ann Blair, *The Theater of Nature: Jean Bodin and Renaissance Science*, Princeton: Princeton University Press, 2017.

② Daston, Lorraine, and Peter Galison, *Objectivity*, Princeton: Princeton University Press, 2021.

③ Deborah E. Harkness, *The Jewel House: Elizabethan London and the Scientific Revolution*, New Haven: Yale University Press, 2007, chap. 1; Sachiko Kusukawa, *Picturing the Book of Nature: Image, Text, and Argument in Sixteenth-Century Human Anatomy and Medical Botany*, Chicago: University of Chicago Press, 2012, chaps. 5—8.

④ Koerner, *Linnaeus: Nature and Nation*.

　　在欧洲，19世纪的自然知识充斥着实用主义的理想，而这些理想与远距离商业活动息息相关。在朝鲜、日本的药材著作以及学术活动中，也可以看到这种"为实用而编撰"的实用主义倾向。尤其19世纪以前的朝鲜和日本看待天然材料的方式有着一种与欧洲截然不同的"内向性"，因为如前所述，他们的处境与开放经济无关，反而处在一种自给自足的背景下。例如，从19世纪初朝鲜学者的角度来看，实用知识指在一个有限的自然环境中，有利于"利用"资源而促进"厚生"的东西。不用说海上贸易，就连商业活动也不是理所当然的——对于像徐有榘（1764—1845）这样生活在"林园"的学者来说尤其如此。

　　如果将林奈提出的统一的分类体系理解成一个引入外来"事物"的普遍化框架，那么我们可以把这个框架转换到"文本"的维度。请想象这样一种百科全书式的文本：它包含各种引文、花样百出的异名和四处搜集来的论述，而这就是19世纪初朝鲜的类书和学术实践。换言之，特定地点的学者会通过提出"本地化"的框架来编排和理解外来文本，从而获得关于自然的知识。

　　同时，既然我们已经认识到林奈体系的背后有着欧洲海上贸易等现实原因的驱动，也就不必将它的"普遍性"视为"优越性"。实际上，目前科学史研究者一致认为，虽然林奈的出发点是正确地识别植物，却在许多问题上囿于现实，而缺失了逻辑上的准确性。[1]在比较《本草纲目》的分类结构和林奈系统时，我们能够观察到一个现象——日本的本草学者对林奈系统一直缺乏兴趣。尽管1775年抵达日本的植物学家卡尔·图恩伯格（Carl Peter Thunberg，1743—1828）曾向日本人介绍过林奈系统，却并未引起

---

　　① Ernst Mayr, *The Growth of Biological Thought: Diversity, Evolution, and Inheritance*, Harvard University Press, 1982, p. 172.

一丝波澜。这是因为日本的本草学者已经拥有了一套完善的命名体系———一套源于《本草纲目》、通过名物考证搭建的框架。从认识论的角度看，本草学的分类体系建立在儒学的基础上，更"自然"，显然优于"人为"的林奈体系。因此，尽管日本本草学者的认知方式发生了巨大变化——重视真实的视觉表现——但这并没有推翻《本草纲目》的分类体系。[1] 同样在中国，尽管新词新物纷至沓来，但《本草纲目》并没有成为过时的遗物；相反，它为新事物的合并和集成提供了一个坚定的框架，继续被修改和补充。[2]

总之，虽然亚洲和欧洲学者拥有对命名和分类的共同兴趣，但其具体实践是不同的：一方保有连续的、长盛不衰的命名分类习惯；而另一方经过一种切断，重新建立了一个命名分类体系。1735年林奈在《自然系统》提出的是一个全新的植物分类系统，使得追踪某种草药的源植物，进而确定药材种类成为可能，因而被认为是革命性的。林奈命名法最大的价值在于它能够接纳并命名所有新的事物，兼具开放性和普遍性。

后来，西方的科学和学科框架相当"普遍"地为世界各地所采用，考虑到这一点，偏重于西方自然知识的近代科学史是可以理解的。然而，如果我们转换角度，回到 18 和 19 世纪，科学本身还远远没有建立起来，欧洲人还在努力建设普遍的知识，以解释自然并利用其产品。在这一点上，我认为这种普遍主义的设想可以说是人类知识历史上发生的一个特殊现象，即使普遍性就是它取得突破的核心。因此，更有益的是，我们应该关注究竟是哪些社会、政治、经济因素迫切需要如此彻底的客观性以及普遍性。

---

① Marcon, *The Knowledge of Nature and the Nature of Knowledge in Early Modern Japan*, pp. 7—8.

② Nappi, *The Monkey and the Inkpot: Natural History and Its Transformations in Early Modern China*, p. 142.

第四节　如何探究中国药材知识的
　　　　　　全球传播与科学互动

一、学术史回顾

范发迪《清代在华的英国博物学家：科学、帝国与文化遭遇》是第一部"从当代历史学家的角度"阐述 19 世纪在华英国博物学家的研究，从广泛的历史和文化背景探讨科学帝国主义和中英关系的交织。作者认为，科学史学家在研究科学和殖民主义时普遍使用的范式，并不适合于 19 世纪中后期的中国，因而建议从"非正式帝国"的概念入手。① 与此类似的是穆格勒（Erik Mueggler）关于 20 世纪上半叶在中国西南部进行植物勘探工作的书。它生动地展示了英国博物学家是如何将当地人关于生物起源和产地的知识融入自身的探索过程中的。② 从史学趋势来看，范和穆格勒的研究都属于一个不断发展的领域，涉及外行人进行科学观察的方式、本国博物学家与当地合作者之间的关系、专业博物学家与业余人士之间存在的区别等。

---

① Fa-ti Fan, *British Naturalists in Qing China: Science, Empire, and Cultural Encounter*, Harvard University Press, 2004. 这本书也有中文翻译本，范发迪：《清代在华的英国博物学家：科学、帝国与文化遭遇》，北京：中国人民大学出版社，2011 年。另见 Fa-ti Fan, "Science in Cultural Borderlands"；Fa-ti Fan, "Hybrid Discourse and Textual Practice: Sinology and Natural History in the Nineteenth Century", *History of Science* 38. 1 (2000), pp. 25—56；Fa-ti Fan, "Victorian Naturalists in China: Science and Informal Empire", *The British Journal for the History of Science* 36. 1 (2003), pp. 1—26.

② Erik Mueggler, *The Paper Road: Archive and Experience in the Botanical Exploration of West China and Tibet*, University of California Press, 2011.

到目前为止,包括上述研究在内的大多数研究关注谁参与了交流、他们在中国的活动以及他们收集的信息。然而,在这些合作过程中以及在更广泛的知识网络中,这些收集到的东西是如何被处理成正式的"科学知识"的,我们还不清楚。因此,知识如何在不同的个体手中被转移和挪用,仍然是一个难以厘清的问题。许多研究揭示了整个网络的一端——在中国的收集活动,却没有注意到另一端——聚合、组织、解释信息、事物和信件,而正是另一端拥有产生"科学知识"的全过程。因此,我们有必要把注意力转移到中国以外的其他节点和空间,比如更广阔的亚洲,乃至欧洲,从而恢复知识在各地互动、生产的整体脉络和多元全景,丰富中西科学文化交流的图像。

一些研究者,如希尔曼(Ulrike Hillemann)就受到上述"知识流转""全球视角""科学网络"等新的科学史研究框架的启发,探索大英帝国所覆盖的东南亚和南亚等地区内的知识流转,以深化我们对中英知识互动的理解。① 同样,最近的一本书直接命名为《英国、印度和中国之间的知识流转》,展示出研究中英科学交流史的另一种可能性。②

二、研究思路: 寻找联系、尝试比较

梅泰理(Georges Métailié)、艾尔曼(Benjamin A. Elman)关于药材的研究值得我们注意。梅泰理回答了为什么中国的"实用医药分类学"在 1596 年《本草纲目》一书中达到顶峰后再没有取得

---

① Ulrike Hillemann, *Asian Empire and British Knowledge: China and the Networks of British Imperial Expansion*, Springer, 2009.

② Lightman, McOuat, and Stewart, *The Circulation of Knowledge Between Britain, India and China*.

实质性的进展。① 艾尔曼从中国独特的文化知识语境中分辨出格物、格致、博物、考证等与自然知识有关的概念，从其脉络中阐释类书和《本草纲目》的逻辑和结构。② 两篇文章都谙熟其研究对象所属的学术传统，充分发掘了比较视角的意义。

从药材知识史角度切入的研究则体现出新的关注点，即一边比较中国和欧洲的知识，一边追踪知识的流动和接受。一些历史学家通过追踪一类特定的文本体裁，阐明其作为知识互动的渠道在跨文化知识传播中发挥的作用。例如，散见于世界各地、各文化中的医药处方（方书或制方），实际上承担着欧洲和中国、阿拉伯和中国之间"对话"的功能，开辟了一条知识交流、对话的通道。同时，在近代早期的药材贸易的脉络中，音译（transcription；transliteration）而非意译（translation）广泛应用于药材相关实物的文本中，起到了极为关键的作用。③

最近，芦笛在他的著作《一虫一草游世界：从微观史看中国本草的全球流通（1700—1949）》中以"虫草"为中心追踪了医学知识从中国传播到法国、英国、俄罗斯和日本的完整路径。通过关注这种药材知识在 18、19 世纪的欧洲被如何接纳、使用，并最终流转回日本和中国的过程，芦笛揭示了中国本草知识与现代欧洲自然史之间的互动关系。④

----

① Métailié，"Concepts of Nature in Traditional Chinese Materia Medica and Botany（Sixteenth to Seventeenth Century）".

② Elman，"The Investigation of Things（Gewu 格物），Natural Studies（Gezhixue 格致学），and Evidental Studies（Kaozhengxue 考证学）in Late Imperial China，1600—1800".

③ Hanson Marta and Gianna Pomata. "Medicinal Formulas and Experiential Knowledge in the Seventeenth-Century Epistemic Exchange Between China and Europe"，*Isis* 108. 1（2017）. pp. 1—25；Carla Nappi，"Bolatu's Pharmacy Theriac in Early Modern China"，*Early Science and Medicine* 14. 6（2009），pp. 737—764.

④ Di Lu，*The Global Circulation of Chinese Materia Medica*，*1700—1949：A Microhistory of the Caterpillar Fungus*，Palgrave Macmillan，2023.

这些尝试具有非凡的意义,开辟了新的研究方法和框架,它们注意联系和比较不同地区、能够模糊和跨越包括区域和全球在内的各种边界。正如梅吉尔所言,"世界历史如果能将具有差异却相互关联的国家或地区编织到一起,而非以单一方式展开叙述,或许会更好",分析不同的地区范围内联系、互动的建构过程,并进行比较,才能呈现出一种有效、平衡的全球视角。[①] 通过观察和比较多层次的关系,我们能够从新的角度来思考每个地方的动植物研究如何形成自己的特点和性质,以及它们背后的历史因素。虽然在结构上或许会显得庞大而零散,但我真诚地希望这本书不限于描绘某一个特定地区或国家的历史,以继承并发展那些科学史研究中在"全球史"的命题下所进行的多年的努力。

三、本文框架

本书可分为四部分:第一部分即本书第一章,详细介绍本文所要讨论的对象、问题、概念以及使用的研究方法;第二部分为本书的第二至四章,此三章探讨以英国为代表的西方国家对中国药材的研究;第三部分为本书的第五至六章,此两章重点叙说朝鲜与日本的情况;第四部分为本书结论。

在 19 世纪,英国已建立起一个横跨伦敦与中国的巨大流通网络,使博物学标本、信息和人员不断向伦敦流动、积累,并被加工成所谓的科学知识。英国药材学家丹尼尔·汉璧礼便是这样一位端坐在标本网络中心俯瞰全球信息流通的科学家。我将通过他和他

---

① 阿兰·梅吉尔:《区域历史与历史撰写的未来》,《学术研究》2009 年第 8 期,第99 页。全球史研究中类似的视角,见于多数著作,比如:Christopher A. Bayly, *The Birth of the Modern World*, *1780—1914: Global Connections and Comparisons*, Oxford: Wiley-Blackwell, 2004.

的工作，回答英国科学家是如何将散落在世界各地的知识处理成"科学知识"的。伦敦威康图书馆所藏的16册汉璧礼笔记本中就有他亲笔信的抄本。① 他的信件被送到世界各地的通讯员手中，其中也有移居中国的人。通讯员的回信则散见于许多档案中，我所引用的主要来自伦敦皇家药学会档案。② 这些书信和笔记体现出汉璧礼作为一名19世纪英国科学家，是如何通过知识、书籍、实物等形式与中国相联系的，同时也体现出他们对世界、现代性和科学的设想是如何与全球性的网络同步发展的。

第二章将以"标本"和"信息"为中心，探讨汉璧礼如何通过指导"网络"联系通讯员收集标本或植物图，并将之保存、运输到伦敦以供自己整理、研究。第三章的重点是"名称"，我将考察汉璧礼对药材名称的翻译、识别和排列。林奈命名法的问世要求药材学家将世界上所有的药物名和植物名整合进单一的科学命名体系，因此汉璧礼不得不收集来自多种语言的植物名——汉字、音译、方言、欧洲语言乃至林奈名，并进行对应、整合。在此过程中，他既依靠了在华通讯员、汉学家，也利用了前代欧洲著述。第四章的核心是"文本"。围绕这一主题，我将介绍汉璧礼如何阅读、翻译、解释、编辑、选择中国文献，并将之融入自己的研究中。通过考察博物学家们的阅读细节，我希望展示文本实践这种研究方法是如何起作用的。

在本书的第三部分，我将把重点从欧洲转入东亚，介绍朝鲜与日本的药材调查情况。第五章介绍与汉璧礼同时期的朝鲜学者徐有榘所著的《林园经济志》(1806—1842)。这本书的价值在于以自

---

① 威康图书馆(Wellcome Library)所收藏的汉璧礼笔记的详情见于本书参考文献。在下文中我将这些笔记均简称为Wellcome。

② 伦敦皇家药学会图书馆(Royal Pharmaceutical Society Library)所收藏的文献详情见于本书参考文献。下文简称RPS。

己的方式吸取并改编《本草纲目》，从而兼容本地情况。我将以此书对《本草纲目》的征引方式为中心，介绍徐有榘与英国科学家汉璧礼的学术模式存在怎样的差异。本书的第六章则以《对马宗家文书》为基础，通过 18 世纪初日本人的朝鲜药材调查信件和报告，重温这一时代日本药材知识发展的特点。在这场持续四十多年的药材调查活动中，日本人采取了与上述欧洲人类似的工作方式——收集和运输标本，让当地工作人员准备标本或描述动植物，以及依赖于书信网络来传递指令。我希望通过这种考察，为日本科学史乃至全球科学史提供全新的视角。

第二章 科学书信的全球化网络 与中国标本、信息 的收集问题

　　若放眼 19 世纪英国的药材学史,丹尼尔·汉璧礼(Daniel Hanbury,1825—1875)不可谓不引人注目。他专注于药学,在植物学方面也颇有建树,然而他的研究很难划分到当代的某个学科中去。他很少关注药物的化学成分或生理效应,因此他的研究或不能算作当代"药理学",①而应当称为"药材学"。具体来说,汉璧礼广泛考察各种用于医药或具有其他经济用途的天然材料(主要是植物),并关注其历史、贸易和使用。可见,汉璧礼的学术活动是跨学科的,可以用不同的方式来定义——如"本草学""生药学(Pharmacognosy)""医学植物学"或"经济植物学"。②

　　汉璧礼的学术生涯很短暂,仅有二十年,但仍然是辉煌的。汉

---

　　① 就像贝勒曾经对他作出的评价——"博学的药理学家和能干的植物学家",许多作者(包括他本人)都把汉璧礼的学术领域定义为"药理学"。其中最明显的是汉璧礼论文汇编的标题,约瑟夫·因斯称之为"主要以药理学和植物学为主题"。见 Emil Bretschneider, *History of European Botanical Discoveries in China*, Vol. 2, London: Sampson Low, Marston and Company, 1898, p. 815. 另见 Fa-ti Fan, *British Naturalists in Qing China*, p. 102.

　　② 事实上,这反映了 19 世纪中叶英国和欧洲的药材知识尚未定型的状态。这方面将在本书的第三章中进一步讨论。

璧礼最具代表性的著作是与弗里德里希·弗吕奇格(Friedrich Flückiger，1828—1894)合作撰写的《药理学》(*Pharmacographia*，1874)，两位作者在书中将自己的主要研究对象概括为"药剂师经常购买或卖出的，或在伦敦的香料、药材市场上知名的药物"。此外，他在《药学杂志》和《林奈学会学报》等著名期刊上发表了大量的论文。这些论文后来在丹尼尔的弟弟托马斯·汉璧礼(Thomas Hanbury)的主持下，由约瑟夫·因斯(Joseph Ince)收集和编辑。这部论文集取名《科学论文——药理学和植物学》(*Science Papers*，*Chiefly Pharmacological and Botanical*)，于 1876 年出版。[1]

　　汉璧礼对各种外来草药的研究取得了卓越的成就，并且在同时代科学家中享有极高的地位和影响力，却极少为目前的科学史研究所关注。[2] 实际上，汉璧礼通信交流及标本交换的范围极其广阔，他的研究素材取自世界的各个角落。例如，在 1852 年到 1855 年的三年间，他曾与二十多人交流并交换豆蔻的标本。[3] 最重要的是，他的这种研究兴趣很好地体现了大英帝国的商业影响力是如何在 19 世纪缓慢扩展到美洲、非洲和亚洲

---

　　[1]　Daniel Hanbury, *Science Papers*, *Chiefly Pharmacological and Botanical*, ed. by Joseph Ince, London: Macmillan, 1876.

　　[2]　他于 1855 年成为林奈学会的成员，并于 1857 年成为伦敦皇家药学会的成员。Karen Horn, "Daniel Hanbury: family, the RPS, and beyond", *Royal Pharmaceutical Society blog. http://blog.rpharms.com/uncategorized/2018/03/09/daniel-hanbury-family-the-rps-and-beyond/*，2018，3 月 9 日，2019 年 6 月 6 日读取。汉璧礼的家族企业主要涉及医药制造和贸易行业：见"Allen&Hanburys LTD" in *The Pharmaceutical Industry: A Guide to Historical Records*, eds. by Lesley Richmond, Julie Stevenson and Alison Turton, London: Ashgate, 2003, pp. 77—79. 关于汉璧礼的概括性的介绍，见于 Edward Joseph Shellard, "A history of British Pharmacognosy. Part 6. The Life and Work of Daniel Hanbury (1825—1875)", *Pharmaceutical Journal* 227 (1981), pp. 774—777.

　　[3]　见 Wellcome，MS 8355.

等地的。①

　　令人瞩目的是，他的植物标本室还收藏着一堆中药标本，证明了汉璧礼对中国药物及植物的极大兴趣。在 1851 年后的二十五年间，他还陆续收藏了一批中药标本。截至去世，他很可能已经建立了那个时代英国最为丰富的中国药材标本库。红枣、四川胡椒树、肉桂、白虫蜡、高良姜、两种绿色植物染料以及几种豆蔻，这些都是汉璧礼的植物标本。②

　　如此令人印象深刻的收藏品立即引发一个重要问题，即这些巨大的标本收藏是如何以及通过谁获得的？这个问题让我们把注意力集中在汉璧礼植物学研究背后的庞大书信网络及标本流动上，该网络使他能够在从未离开伦敦的情况下，从中国以及其他更广阔的地理范围内收集标本、种子和其他药材样本。近来的科学史研究显示，书信网络在植物的运输和收集以及知识的交流中起着至关重要的作用，它对欧洲近代科学的形成具有广泛的影响。欧洲各国的各种博物学网络，从近代早期便已成为知识创造的中枢部分，对欧洲作为知识生产的中心地位的形成起到了巨大的作用。随着博物学网络传递各种以前未知的植物标本和奇异事物，帝国在异域获取的大量藏品以植物标本的形式流入而累积在欧洲中心。该网络在 19 世纪一直发挥着重要作用，塑造和影响着现代科学各个领域内的具体方法论和规范。因此在重新审视 19 世纪英国植物学家的科学实践时，我们应该关注科学网络是如何为当

---

　　① 汉璧礼对印度药材研究的贡献最为突出，也是编写印度药典的六名委员会成员之一。E. J. Waring, *Pharmacopoeia of India*, London：W. H. Allen, 1868. 他广泛的研究兴趣在有关档案资料中也有明显体现。见 RPS, P260MS, 尤其参见 fols. 13, 53, 59.

　　② 见 Edward Morell Holmes, *Catalogue of the Hanbury Herbarium*, *in the Museum of the Pharmaceutical Society of Great Britain*, London：Pharmaceutical Society of Great Britain, 1892, pp. 25—27, 17, 99, 109.

代药材研究做出贡献的。

信函往来和标本交换网络连接了世界各地的许多植物学家和收藏家,它是汉璧礼研究国外各种药物的重要基础。[①] 可以说,他作为一名药材专家、科学家,在同时代人中所享有的极高声誉和巨大影响力,主要是通过充分利用自己的科学网络来实现的。在接下来的两节中,我将考察汉璧礼学术活动中的各个阶段及其面貌,这些阶段都围绕着植物标本和样本如何沿着科学网络循环而展开。

第一节　来华英国人的植物收集
活动及其背景

一、19 世纪的中英关系及其对中国植物探索的影响

毫无疑问,因为"来自东方的神秘草药"受到欧洲人的高度追捧,草药贸易会带来丰厚的利润,早在 18 世纪初,中国植物就已经成为英国博物学家的研究对象。[②] 汉斯·斯隆(Hans Sloane, 1660—1753)和他的通讯人詹姆斯·坎宁安(James Cuninghame, ca. 1665—1709)在中国进行的标本收集活动是最早的尝试之一。英国人坎宁安是目前所知最早认识到广州外销画的研究价值并加以收集的人,他终其一生共收集了八百多幅以中国自然史为主题

---

① 见 Spary, *Utopia's Garden*, pp. 61—98. 作者对 18 世纪博物学家之间的通信网络做了探讨,认为书信往来在整个欧洲和世界博物学共同体中发挥了非常重要的作用。

② 见 Mackay, "Agents of Empire: The Banksian Collectors and Evaluation of New Lands", pp. 50—54. Lisbet Koerner, "Purposes of Linnaean Travel: A Preliminary Research Report", in *Visions of Empire: Voyages, Botany and Representations of Nature*, pp. 131—133.

的外销画作品。①

　　紧随其后的是著名的博物学家约瑟夫·班克斯（Joseph Banks，1743—1820）。班克斯对引进多种中国植物发挥了直接或间接的作用：他接收的植物大约有五十种，包括观赏植物及其他经济植物，占那个时期引进到邱园的植物的一半以上。他作为一位"中心科学家"发挥的作用备受科学史研究者的关注。② 在 1780 年至 1817 年期间，班克斯与许多在华人员——如威廉·克尔（William Kerr，？—1814）、乔治·斯当东（George Thomas Staunton，1781—1859）和约翰·里夫斯（John Reeves，1774—1856）进行书信往来。③ 这些人既是收集者又是科学家，但此前他们大都是官员或商人，比如里夫斯曾是东印度公司的茶叶督察员，

---

　　① 常修铭：《认识中国——马戛尔尼使节团的"科学调查"》，《中华文史论丛》第 94 期，2009 年 2 月，第 345—379 页；Bretschneider, *History of European Botanical Discoveries in China*, Vol. 1, pp. 31—44；Métailié, *Science and Civilisation in China*, Vol. 6, Part 4, p. 632；Euan Hillhouse Methven Cox, *Plant-Hunting in China: A History of Botanical Exploration in China and the Tibetan Marches*, London: Collins, 1945, pp. 39—42. 大英图书馆藏有坎宁安寄给詹姆斯·佩蒂弗（James Petiver）的手稿，这些手稿随后被转移到斯隆（Sloane）的手中："James Cuninghame［Cunningham］: Notes on Botany and Zoology in East Asia and the Canary Islands, plus Correspondence with Juan Baptista Poggio and Isidorus Arteaga de La Guerra," 1706, British Library, Sloane MS 2376. 作为皇家学会会员，他曾以英国船队医生的身份被派到舟山，其时跟皇家学会的秘书斯隆保持着许多往来。而后者精于植物学和医学，跟许多其他博物学家还进行了通讯交往——包括耶稣会士。见韩琦：《17、18 世纪欧洲和中国的科学关系——以英国皇家学会和在华耶稣会士的交流为例》，《自然辩证法通讯》1997 年第 3 期，第 47—55 页。

　　② 见 Métailié, *Science and Civilisation in China: Volume 6, Part 4*, pp. 163—183. 191—200；Miller, "Joseph Banks, Empire, and 'Centers of Calculation' in Late Hanoverian London".

　　③ 班克斯跟他的通讯员交换的信件可以在伦敦自然史博物馆里查阅，包括：Joseph Banks, "Sir Joseph Banks (1743—1820): Correspondence Transcribed by Dawson Turner", Botany Manuscripts, MSS BANKS COLL DAW［Banks, Joseph, and Turner, Dawson. Copies of the Correspondence of the Rt. Hon. Sir J. Banks, 1766］, Natural History Museum Library, London（下文简称 NHM/DTC）；Joseph Banks, "The Letters of Sir Joseph Banks: A Selection, 1768—1820", NHM/DTC.

于 1812 至 1831 年间在广州工作时趁便为班克斯及园艺学会采集植物。里夫斯曾向英国输送过数以千计的植物，但他更大的贡献还是托广州画工绘制的上千幅植物和动物图画。他甚至成功地获得了许多中国动植物标本以及《本草纲目》中一些插图的图版，并运送到伦敦。①

　　汉璧礼研究本草，带有一种与众不同的商业眼光。此前的博物学家大多更注重纯粹的植物学，主要关注经济作物和观赏植物，而汉璧礼主要关注香料和药材，探索和开发具有商业潜力的天然材料——动物、植物和矿物。为了充分理解汉璧礼本草研究的基本性质，以及它在 19 世纪英国药学史中的意义，我们还须回顾他的家庭背景和人生轨迹。他的父亲丹尼尔·贝尔·汉璧礼（Daniel Bell Hanbury）和叔叔科内利斯·汉璧礼（Cornelius Hanbury）都是英国药学协会的创始成员。1841 年，汉璧礼加入一家久负盛名的制药公司（Allen，Hanburys and Barry）并成为合伙人。这家公司正是他父亲和叔叔开创的家族企业，经营范围涉及医药品贸易、零售、配药和制造业。② 换言之，汉璧礼的职业生涯是从经营药材、香料贸易开始的。19 世纪 50 年代，他的信件显示他对某些特殊药品产生了兴趣——例如来自印度的苦苏（Kousso）。他成功地将这些植物卖给了上海的传教士兼医生雒

---

　　① 参见 John Reeves, "Account of Some of the Articles of the Materia Medica Employed by the Chinese", *Transactions of the Medico-Botanical Society of London* 1 (1828), pp. 24—27; "J-Reeves: Letters to Sir J. Banks" 24 March 1820, British Library, Add. MS 33982, fols. 213—216; NHM/DTC, Vol. 18, fol. 195. 另见: Fa-ti Fan, *British Naturalists in Qing China*, pp. 21—25, 43—57; Linda Barnes, *Needles, Herbs, Gods, and Ghosts: China, Healing, and the West to 1848*, Cambridge, Mass.: Harvard University Press, 2005, pp. 264—265; 李军:《19 世纪西人在华博物馆的两种类型——兼论中国最早的博物馆》,《东南文化》2015 年第 4 期, 第 98—106, 127—128 页。

　　② 见 Richmond, Stevenson, and Turton (eds.), *The Pharmaceutical Industry: A Guide to Historical Records*, pp. 76—78。

魏林（William Lockhart，1811—1896）。[1] 19世纪60年代末，他开始专注于学术事业，并在45岁时完全退出了商业活动。[2]

因此，汉璧礼的学术兴趣多随那些"涌入伦敦市场的药材"及相关信息而动。[3] 这位科学家兼商人利用其广泛的人脉关系，获取了丰富的材料和信息。19世纪中期，处在欧洲核心城市的许多科学家都和汉璧礼类似，扮演了科学家与商人的双重角色。英国蓬勃发展的海上贸易、不断变化的制药行业（当时仍依赖于天然材料）与科学家对外国本草的研究活动存在密切联系，这一点可以由汉璧礼的信件和附件中的天然材料得到印证。

19世纪中叶，借胞弟托马斯·汉璧礼（Thomas Hanbury，1832—1907）之手，汉璧礼在不断变化的中国沿海政治和经济条件中把握住了机遇，考察了中国出产的多种药物。托马斯于1853年来到上海，此后的18年间一直活跃在标本收集和商业经营之间，向英国传送了大量信息和标本，以各种方式为兄长的研究作出了重大贡献。托马斯自己并不专门从事植物学或药物研究，却是植物学和外来植物的狂热爱好者。1871年，托马斯离开上海并移居意大利，随后兴建了著名的意大利花园La Mortola。[4]

鸦片战争以后英帝国在中国及更广阔的东亚地区的殖民扩张，使欧洲与动植物相关的部分博物学研究取得了巨大的进展，而此前的情形则完全不同——多呈现为零星的、短期的冒险或分散的植物调查。虽然中国并没有受到英国或其他欧洲列强的直接殖民支配，但这一时期政治经济局势的变化，无疑为热衷于中国自然

---

① 见 Wellcome, MS. 8354, p. 28; Wellcome, MS. 8355, p. 270.

② Wellcome. RPS, P313MS, fol. 18; Wellcome, MS. 8362, p. 53.

③ Wellcome, MS. 8356, pp. 158—159.

④ 见 MS. 8355, p. 269, Wellcome; MS. 8356, p. 244, Wellcome; Alasdair Moore, *La Mortola: In the Footsteps of Thomas Hanbury*, London: Cadogan Guides, 2004.

奇观的英国博物学家提供了重要的机遇。随着港口和租借地在中国内地的迅速开放,博物学家收集标本和信息的网络不再由少数旅行者组成。[1] 那些来华的博物学家包括受雇于各种由英国主导的政府机构的工作人员、传教士或商人,他们被允许从中国沿海越来越多的条约港口入境,进而展开活跃的科学活动。随着标本、信件等各类信息的传播和流通,这一独特的网络连接了各地的科学家,在 19 世纪的英国植物学和药学知识中持续发挥着核心作用,并使得欧洲对中国"植物奇观"的探索得以全面展开,迅速地对未知的中国自然界进行了祛魅。

二、业余植物学家以及他们对科学社群的影响

随着越来越多的中国产物进入汉璧礼的研究视野,更多的来华西方人参与到他的植物学通信网络中,发挥着愈加重要的作用。通过这样的植物学通信网络,汉璧礼结合文献和实地采集之所长,为该领域做出了实质性贡献。他在《林奈学会会报》及《皇家药学会会报》上发表了一系列文章,讨论了产自中国或在中国被广泛运用的药材与植物。这些文章日后被集结成册,定名为《论中国草药》(*Notes on Chinese Materia Medica*)。[2] 他的笔记本和书信生动地展现出这一"植物学通信网络"是如何被建立起来,并成为 19 世纪英国博物学家、植物学家和收藏家活动的坚实基础的。

---

① 以往的科学史研究者关于中心与边缘之间信息交流的讨论,大多数集中在欧洲在海外探索期间旅行者在反复的旅行中收集科学数据的案例上,例如 Bruno Latour, *Science in action: How to Follow Scientists and Engineers through Society*, Harvard university press, 1987, chap. 6.

② Daniel Hanbury, *Notes on Chinese Materia Medica*, London: John E. Taylor, 1862.

在 19 世纪 40 年代后的 30 年间，随着英帝国的不断扩张，那些被派遣到偏远殖民地的英国人逐渐加入汉璧礼的通信网络，使得这张网络迅速扩张，涵盖了中国大部分沿海地区及东亚海域的邻国。被派往各殖民地的英国人多有政府职务在身，因此汉璧礼的植物收集网络主要由大量的业余植物学家组成。[①] 他们不是职业科学家，只是以植物学为爱好，[②] 其中有相当一部分人员都在东印度公司工作。例如，奥克斯利（Oxley）是东印度公司在新加坡的外科医生，麦克莱兰德（Mac-Clelland）博士是其委员会的地质测量师。[③] 还有部分人员来自和帝国扩张相关的机构，包括中国海关、英国领事馆等外交机构、军事组织等。一些政府机关人员也卷入了这一科学通信网络。[④] 亨利·汉斯（Henry Hance，1827—1886）是政府官员，他在黄埔（Whampoa）担任英国驻黄埔副领事，在此

① Drayton, *Nature's Government*, p. 138. 到 19 世纪，欧洲植物学的特点是大量业余爱好者兼鉴赏家的参与。林奈学会（建于 1788 年）和皇家园艺学会（建于 1804 年）在 19 世纪的英国科学中占有显赫地位，这些学会的成员构成代表当时植物学的这样的"非专业"性质。关于业余爱好者在帝国主义背景下的植物学发展所扮演的重要角色，见 John McAleer, "'A Young Slip of Botany': Botanical Networks, the South Atlantic, and Britain's Maritime Worlds, c. 1790—1810", *Journal of Global History* 11. 01 (2016), pp. 24—43; Drayton, *Nature's Government*, chap. 5. 至于 18 世纪法国所流行的同样的趋势，见 Sarah Easterby-Smith, "Selling Beautiful Knowledge: Amateurship, Botany and the Market-Place in Late Eighteenth-Century France", *Journal for Eighteenth-Century Studies* 36. 4 (2013), pp. 531—543.

② 参见 Spary, *Utopia's Garden*, p. 69.

③ 关于东印度公司在印度植物学研究中的作用，见 Adrian P. Thomas, "The Establishment of Calcutta Botanic Garden: Plant Transfer, Science and the East India Company, 1786—1806", *Journal of the Royal Asiatic Society* 16. 2 (2006), pp. 165—177; Vinita Damodaran, Anna Winterbottom, and Alan Lester, *The East India Company and the Natural World*, Springer, 2014.

④ 许多在中国以外地区工作的政府官员与汉璧礼保持联系，例如：Walter Plowden（1820—1860）是英国外交官，担任马萨瓦，阿比西尼亚（现在的埃塞俄比亚）的领事（Wellcome, MS. 5304, p. 175）；Robert Hermann Schomburgk 是驻曼谷领事（Wellcome, MS. 5304, p. 116）；William Freeman Daniell（1818—1865）是塞拉利昂的英国军医（Wellcome, MS. 8356, p. 78）；W. J. Seaton 曾在英属缅甸仰光担任"森林管理员"（Wellcome, MS. 8363, pp. 129—130）。

之前曾在香港担任贸易总监。汉斯把业余时间都花在植物学研究上，经常与汉璧礼和许多其他伦敦植物学家联络。汉斯与汉璧礼保持非常频繁的来往，在汉璧礼的通讯员中最为突出。[①] 同时，汉璧礼还与商人，尤其是药商保持联系——他的胞弟托马斯就是一名商人，[②] 而其中最具代表性的人物是罗伯特·亨特（Robert Hunter，1792—1848），他是一位居住在曼谷的著名英国商人。[③]

此外，传教士为汉璧礼提供的助力也不可小觑。比如在汉璧礼中药研究的早期阶段发挥重要作用的雒魏林（William Lockhart，1811—1896）是传教士兼医生，[④] 久居上海的伟烈亚力（Alexander Wylie，1815—1887）也是一名英国伦敦传道会传教士。伟烈亚力于 1846 年来华，在中国（主要在上海）生活近 30 年，

---

① 英国皇家药学会的档案馆收藏汉斯写给汉璧礼的大量信件，共计 32 封。此外，汉斯向约瑟夫·道尔顿·胡克——从 1865 到 1883 年间担任邱园主管助理的一位著名的英国植物学家和探险家——也写过几封书信，见 "Letter from H. F. Hance to Sir Joseph Dalton Hooker," 28 Jan 1868, Directors' Correspondence, Royal Botanical Garden, Kew, London（下文简称 RBGK/DC）, Kew DC/150/498; "Letter from H. F. Hance to Sir Joseph Dalton Hooker," 11 Oct. 1870, RBGK/DC, Kew DC/150/521; "Letter from H. F. Hance to William Jackson Hooker," 1 July 1873, RBGK/DC, Kew DC/150/532. 他与汉璧礼交换的书信见于 RPS, P313MS; Wellcome, MS. 8356, p. 111. 参见 Fa-ti Fan, *British Naturalists in Qing China*, pp. 69—80.

② 他是汉璧礼的弟弟，作为商人来到上海，见 Wellcome, MS. 8356, p. 244.

③ 亨特是一位英国商人，在暹罗担任非官方外交官期间也发挥了重要政治作用。他于 1824 年在曼谷定居，并在西方人和暹罗王室之间充当中间人，直到 1844 年因与国王的贸易纠纷而离开泰国，见 Wellcome, MS. 8355, p. 343. 此外，J. S. Stutchbury 也是一个商人，在乔治敦（在圭亚那）的沃特街开了一家药房，见 Wellcome, MS. 8355, p. 306.

④ 雒魏林是伦敦传教会派遣到中国的一位传教士，于 1843 年到达上海，并于 1846 年夏建立了"仁济医院"。他在伦敦出版过一本著作：William Lockhart, *The Medical Missionary in China: A Narrative of Twenty Years' Experience*, London: Hurst and Blackett, 1861. 书中表现出他对中国本土医学实践的怀疑和批评态度，特别是在解剖学和医学理论方面。见 William Lockhart, *The Medical Missionary in China*, p. 155. 关于雒魏林在上海的医疗活动，见韩清波：《传教医生雒魏林在华活动研究》，博士学位论文，浙江大学，2008 年。他曾向汉璧礼传递了中国医药有关的信息。

致力传道、传播西学，并向西方介绍中国文化，贡献颇多。[①] 例如，他向西方学界介绍中国古代的算筹，指出筹数乃是十进位制，比欧洲和阿拉伯早几个世纪。1897年，伟烈亚力在上海墨海书馆出版文集《中国研究》。[②] 伟烈亚力最为西方学者推崇的著作，是他1852年在《北华捷报》发表的《中国科学札记》。[③] 除此之外，宁波的玛高温（Daniel Macgowan，1814—1893）[④]和镇江的约翰·施敦力（John Stronach，1810—1888）[⑤]都是来华的传教士，都曾向汉璧礼提供重要援助。

汉璧礼的协助者中专业科学家是非常罕见的。贝勒（Emile Vasilíevitch Bretschneider，1833—1901）作为俄国驻北京公使馆的医生兼汉学家，进行过一些植物学研究，并在北京近郊的山上设

①　见韩琦：《传教士伟烈亚力在华的科学活动》，《自然辩证法通讯》1998年第2期，第57—70页；汪晓勤：《伟烈亚力的学术生涯》，《中国科技史杂志》1999年第1期，第17—34页。

②　Alexander Wylie, Henri Cordier, and James Thomas, *Chinese Researches*, Shanghai, 1897.

③　Alexander Wylie, "Jottings on the Science of the Chinese Arithmetic", *North China Herald*, nos. 108—113 (1852), p. 116. 参见 Elman, *On Their Own Terms*, p. 4.

④　1842年11月，在美国浸礼会的指令下，玛高温从英国启程前往中国，在宁波担任医学传教士。见 Alexander Wylie, *Memorials of Protestant Missionaries to the Chinese: Giving a List of Their Publications, and Obituary Notices of the Deceased*, Shanghai：American Presbyterian Mission Press, 1867, pp. 132—134. 1854年，他从宁波写信给日本的 Morrow 博士和美国海军总司令 M. C. Perry，表示愿意在中国协助收集植物和种子：见 George C. Baxley Stamps 网站（*http://www.baxleystamps.com/litho/perry_correspond/ten_letters.shtml*）。1855年，玛高温成为美国驻宁波副领事。他1865年从美国回到中国以后一直在上海生活，直到1893年7月去世。参见："Obituary", New York Times, Aug. 30, 1893；American Seamen's Friend Society, *The Sailor's Magazine* Vol. 16, 1843 June, p. 301；Vol. 15, No. 4, 1842 December, p. 122. 见 Wellcome, MS. 8356, p. 99.

⑤　见 RPS, P307MS, fol. 34；RPS, P300MS, fol. 39；Wellcome, MS. 8362, p. 274. 施敦力是一位英国入华传教士，1837年他在伦敦会的资助下到中国传教，他在厦门从事传教工作的期间与汉璧礼进行交往。参见 Wylie, *Memorials of Protestant Missionaries to the Chinese*, pp. 104—106.

有自己的植物标本室。同时，从 1880 年开始，他还协助英国皇家植物园收集并运输了一些植物标本。贝勒以植物学家的身份闻名于世，这在汉璧礼的通信人员中是极少见的案例。[①]

　　虽然汉璧礼在很大程度上依赖那些业余植物学家来传递中国植物的样本和标本，但与在其他地区的通信网络一样，他仍然强调作为科学家所应具有的专业性和集体性，努力制造特殊的认同意识。值得注意的是，网络的有效运作依赖于科学共同体所共有的相互归属感和具有互惠意识的言辞。汉璧礼信中充满了此类表达，这使得标本收集和交换成为一种为了帝国的繁荣而进行的智力活动。[②] 他们之间的信件多遵照以下模式：1) 对以前收到的东西表示感谢；2) 提到自己寄送的东西；3) 对自己下次想要的东西提出要求。[③] 例如，一封信的开头会写："向您送上一些果实，可能是孟加拉豆蔻（*Amomum aromaticum* Roxb.）。"随后接着写道："您能为我找到……九翅豆蔻（*A. maximum*）的干燥的、成熟的果实吗？我想看看它们有什么不同。"[④]汉斯和汉璧礼之间书信往来非常频繁，他们的工作模式呈现出一种规范化的倾向——通常围绕比较相似的物种来进行互助，从中识别出新物种，然后命名。例如，关于枫香属（Liquidambar）植物的问题，汉斯写信给汉璧礼：

　　① Various，"［In Memoriam for］Dr. Emil Bretschneider". *Bulletin of Miscellaneous Information*（*Royal Botanic Gardens*，*Kew*）1901（178/180）（1901），pp. 201—202. 他在植物学领域出版的著作包括：*On the Study and Value of Chinese Botanical Works*（1870）；*Early European Researches into the Flora of China*（1881）；*Botanicum Sinicum*（1882）；*History of European Botanical Studies in China*（1898）.

　　贝勒通过利用俄国东正教的图书馆所藏的大量中文书籍，做了对中国古代文学，特别是植物学和地理学方面的第一手研究。

　　② 参见 RPS，P307MS，fol. 33；Wellcome，MS. 8362，p. 131；RPS，P313MS，fol. 7；Wellcome，MS. 5304，p. 255；Wellcome，MS. 8355，p. 340.

　　③ 参见 Wellcome，MS. 8360，p. 3.

　　④ 参见 Wellcome，MS. 8362，p. 131.

> ……我设法拿到了三个果实。我很高兴能给您寄上一个其中还带有小树枝的。可能的话,还想请您帮我一个忙,给我寄一个苏合香树(*L. orientalis*)的果实——如您所知,我对这个问题很感兴趣。您之前给我的是完全不育的——在我的标本馆里基本不会保存这种标本。①

另一封写给汉璧礼的信写道:

> 非常感谢您送来一个漂亮的苏合香树果实,我将它和您以前送来的叶子样本放在一起了……这棵树似乎与我所藏的山枫香树(*L. formosana*)不同……②

频繁使用"互惠的辞令"(rhetoric of reciprocity)和"互相尽责的言说"(language of mutual obligation),是使整个网络成功运作的重要因素。③ 这种对合作的重视,似乎在中国格外有效用,因为在华协助者主要由业余植物学家组成,他们把参与以伦敦为中心的科学信息网络建设视为展示他们爱国精神的机会。换言之,他们的参与和贡献更多是具有政治、社会含义的——为帝国花园的繁茂和财富作出贡献,而不仅仅是出于对植物学的兴趣。④ 汉璧礼的植物标本室被这些派遣到偏远地区工作的人视作中心对全球影响力的投射。终于,在往返于中心与边缘的信息以及边缘之间或不同级别的中心之间的许多联系中,一种特殊的科研共同体出现了。

---

① RPS, P313MS, fol. 7.
② RPS, P313MS, fol. 10.
③ Spary, *Utopia's Garden*, pp. 62—65.
④ Spary, *Utopia's Garden*, p. 65.

第二节　植物的收集和运输

一、中英之间地理上的距离及科学活动的方法

　　尽管一些源自"东方"的"灵丹妙药"长期在欧洲市场上享有盛誉，但直到 19 世纪初，其中一些草药成分的来源仍不为欧洲人所知，具体的产地更是一个谜。其中，最具代表性的是土茯苓（China root）、大黄（Rhubarb）、高良姜（Galangal），这些药材无疑是具有巨大商业价值的产品。[①]

　　1842 年《南京条约》签订，"五口通商"的格局形成后，中国这片未知的禁地逐渐向欧洲博物学家敞开。此后的数十年间，不断扩大的海上贸易连接起英国市场和中国物产。许多英国人在通商口岸定居，其中也少不了汉学家和在华博物学家。然而，中国港口的开放并不意味着整片中国土地旋即变成了向西方人开放的地区。事实上，直至 19 世纪后期，很少有西方科学家敢深入中国腹地。19世纪中叶的大部分时间，清朝对在华外国人活动进行了严格控制，英国人在系统考察中国土地的进程中面临着巨大障碍。到 19 世纪末，旅行限制有所放松，但仍有许多人从未离开过城市。大部分来华英国人仅仅活动于沿海口岸以及长江沿岸的一些城市。[②]

---

　　① 关于土茯苓，见 Wellcome，MS. 8363，p. 119；Wellcome，MS. 8362，p. 293. 关于高良姜，见 Daniel Hanbury，"Historical Notes on the Radix Galangæ of Pharmacy"，*Journal of the Linnean Society of London*，Botany 13，65（1871），pp. 20—25.

　　② 范发迪：《清代在华的英国博物学家：科学、帝国与文化遭遇》，第 101—102 页。另参见向玉成：《鸦片战争后"口岸界址"的议定及其原因》，《清史研究》2010 年第 4 期，第 141—146 页。

不过，这种局限性也与在华博物学家的人员构成有关。汉璧礼的大多数在华协助者都不是专业科学家，而是业余植物学家，因此他们很少有机会离开他们所住的城市，如广州或上海。因此在19世纪中期的中国，按具体的指示取得某物种并不是一件简单的事。也就是说，对于一个在当地工作的收集者来说，在成千上万的植物中寻找汉璧礼需要的特定物种十分困难——虽然汉璧礼在信件中表示希望对方能前往中国内地，在更广泛的地理范围内采集尽可能多的标本。① 很多情况下他们很难满足汉璧礼的要求。有一次，汉斯对汉璧礼的要求颇感为难，他写信说：

> 您指定的许多植物或药材是如此稀有，以至于我无法保证我能够找到它们。除非偶然，寻找它们注定要大费一番周折。近期，这边的气温在阴凉处也高达 88 华氏度，整天爬山是件可怕的事。我从未见过活的枇杷（*Eriobotrya fragrans*）。即使我出价 100 英镑也买不到它。②

因此，样本收集通常局限于港口城市中容易进入的地方——如当地的市场、药店或街头集市。③ 例如，从雒魏林那里收到"一件中国绿色染料的样本、一块用它染色的棉花和一个装有从南京获得的水的固体残留物的小瓶"后，汉璧礼继续写道："几周前，伦敦这边的商人给我看了这种染料的样本，想得到一些有关它的信息。"④他又写道："我还想请您为我购买价值 3 或 4 美元的绿色染

---

　　① 见 Wellcome, MS. 8354, p. 117.

　　② RPS, P313MS, fol. 17.

　　③ 参见 Daniel Hanbury, "Some Rare Kinds of Cardamom", *Pharmaceutical Journal* 14（1855），pp. 352—355, 410—422; represented in Daniel Hanbury, *Science Papers: Chiefly Pharmacological and Botanical*, London: Macmillan, 1876, pp. 98—99.

　　④ Wellcome, MS. 8356, p. 182.

料,那笔钱我弟弟会代我付给您。我想用它做一些化学分析。"①

由于标本大多是在中药店采购的,汉璧礼在让他的协助者获取有关植物本身的有用信息方面遇到了很大的困难。汉璧礼得到的草药商品是一堆已经加工过的种子、果实、干根、茎叶,或是已经提取的树脂或油瓶,无法确定这些物品的植物来源。由于当时许多药物仍是以植物原料的形式入药的,而且在19世纪伦敦的药材市场,药物掺假的现象非常普遍,植物鉴定就自然而然地成了一项实际而必要的工作。同样的问题也出现在"中国根"、大黄和高良姜等来自东方的神奇药材之上。直到19世纪初,这些著名药材的基源植物以及具体产地仍然模糊不清,这引起了汉璧礼等药材学者和博物学者极大的关注。例如,汉斯在上海黄浦哀叹道,自己难以进入满洲、蒙古、中国北方其他地区和日本,那里的种种植物因着地理条件上的限制而"尚未发现"。②

此外,另一个问题是如何保存那些标本,以便从"偏远"地区运输到伦敦——科研活动的中心。在漫长的运输时间中,哪怕是标本也很难保持完美的状态,因此汉璧礼常常提及"在前往欧洲的途中,任何一种植物源物质都很容易变质",对此他"感到非常担忧"。③ 标本保存等一些后续问题在汉璧礼的研究中成为一个实质性的挑战,这导致他认为先对来源于矿物的药材进行研究可能是比较现实的选择。④ 他没有轻易言弃,花费了更多的精力来指导他的协助者:他一边请求雒魏林对日本胡椒进行一番调查,另一边请求玛高温亲自用当地的蜡树来制作标本。⑤

---

①　Wellcome, MS. 8356, p. 183.

②　Henry Hance, "On Liquidambar Formosana", *The Journal of Botany, British and Foreign* 5 (1867), p. 114.

③　Wellcome, MS. 8354, p. 114.

④　Wellcome, MS. 8354, p. 117.

⑤　Wellcome, MS. 8354, p. 144;Wellcome, MS. 8356, p. 177.

　　最理想的方法无疑是把能够成活的种子或根从中国运送到伦敦。只要它们到汉璧礼家时还存在一丝活力，就能够在汉璧礼的温室内生长。在汉璧礼 1855 年 8 月 31 日写给香港的罗存德（Lobschied）的信中，他表达了想把香港的"高良姜根"栽培在他的温室里的意愿。① 如何在运输中成功地保存种子成为植物交换网络正常运行的关键问题。汉璧礼多次提及，关键是把整个熟透的果实邮寄到英国，然后尽快将果实里的种子播种，这样一来就可以在植物开花时确定其物种。②

　　然而，尽管他偶尔会从伦敦港直接发现的种子中成功地培育出一种植物，但就中国植物而言，这种成功是罕见的。③ 在大多数情况下，毫无疑问，"它们的生命力"在漫长的旅程中幸存下来的可能性很小，在到达"中心"之前就会变质或蔫死。④ 尽管如此，汉璧礼还是继续尝试，要求把"最新采集的种子"送来，期待尚有生命力的种子在花园里发芽。⑤ 为使种子存活下来，在华收集者往往会构思一些富有新意的手段——例如，为了保护种子不受昆虫的损害而在果实中下毒。⑥ 有时这样的尝试确实取得了成功，例如1871 年夏秋季节，汉璧礼成功地将"真正的中国大黄的源植物（*Rheum officinale*）"移植到了住宅的花园里。⑦

　　有时汉璧礼会将准备标本的任务交托给中国当地的协助者，要求他"一旦看到任何一个中国朋友的花园里生长着这种植物"，

---

①　见 Wellcome，MS. 8356，pp. 28—29.

②　Wellcome，MS. 8357，pp. 23—24.

③　豆蔻就是这样的一个例外。见 Wellcome，MS. 8362，p. 257.

④　Wellcome，MS. 8356，p. 220.

⑤　Wellcome，MS. 8306，p. 3.

⑥　"Letter from H. F. Hance to Sir Joseph Dalton Hooker"，1 July 1873，RBGK/DC，Kew DC/150/532.

⑦　见 Wellcome，MS. 8362，p. 90；Wellcome，MS 8365，p. 135.

就将其制为标本，尤其是正在开花或结果的植物。① 汉璧礼关于制作标本的要求非常详细。他特别要求"将完全长成的植物压扁并使其干燥，然后寄往伦敦"，强调标本的"完全干燥"正是出于保存的考量。② 他还会要求协助者自己种植该植物，直到它开花。汉璧礼解释道："一旦它开花了，……就将其制成标本送到欧洲进行检查。最好是送一些花、（如果有的话）果实和装在一瓶酒或者醋里的根：除此之外，最好还有一份晾干的（有叶子的）标本，夹在几张纸之间。"③

英国植物学家在中国的收集活动还受到一些其他限制。最明显的就是缺乏固定的植物园——其他英属殖民地当地都会建立皇家植物园，并以英国的邱园为中心发展出一个植物园网络，在英国博物学家的科研活动中扮演了必不可少的角色。④ 这一缺失使汉璧礼不得不求助于以邱园为中心的和中国较近地区——包括印度加尔各答（Kolkata）、斯里兰卡佩拉德尼亚（Peradeniya）、缅甸毛淡棉（Moulmein）、中国香港和新加坡——的植物园，以寻求资源和帮助。⑤ 其中，印度及斯里兰卡的植物园作为植物运输的中转站经常会被用来协调邱园和中国之间的样本运输，这也是确保植物

---

① Wellcome，MS. 8356，pp. 28—29.

② Wellcome，MS. 8354，p. 114.

③ Wellcome，MS. 8354，pp. 143—144.

④ 以英国植物园为中心的英国植物园网络是 19 世纪英国科学活动（包括植物移植和实验）的支柱之一。皇家植物园在经济效用（包括药用植物）方面的积极参与，在一些出版物中有很好的反映，如 William Curtis, *A Catalogue of the British*, *Medicinal*, *Culinary*, *and Agricultural Plants*, *Cultivated in the London Botanic Garden*, London：B. White；Sewel；Robinson；Payne；and Debrett，1783. 关于国内外建立的三十多个植物园以及由其组成的英国非正式殖民网络，见 Brockway，"Science and Colonial Expansion：The Role of the British Royal Botanic Gardens"，pp. 449—465.

⑤ 参见 Wellcome，MS. 8362，p. 132；Wellcome，MS. 8363，pp. 135—136；Wellcome，MS. 8356，p. 39，70. 此外，由于英属缅甸和印度的气候相似和地理位置相近，这些地区的皇家植物园之间有着密切的交流，为了某些植物的种植和移植经常合作，参见 Wellcome，MS. 8363，p. 129.

存活率的有效方案。

英属印度加尔各答的植物园经常参与植物学家们对中国植物的调查，这是因为印度可以作为储存中国植物的仓库，从而带来更大的经济效益。在英国官员的直接监督和控制下，这些来自中国的植物将在印度的种植园中被大规模栽培和实验。威廉·罗克斯堡(William Roxburgh，1751—1815)是在这方面做出最大贡献的人物。[①] 在1793至1813年间，罗克斯堡担任东印度公司加尔各答植物园的监管人。他于1820年撰写的《印度植物志》(*Flora Indica*)，是英国人在印度植物研究领域的第一部重要著作。[②] 罗克斯堡在任职于加尔各答植物园期间，接收了大量中国植物，并对它们进行了详细的调查。[③] 其中一个典型的例子是甘蔗。在《印度植物志》中，他写了一篇关于甘蔗"新种"(*Saccharum sinense* Roxb.)的报告，长达五页。罗克斯堡表示"在某些方面中国甘蔗比印度种植的普通甘蔗更好"，接着总结"它肯定有相当多的优点"，并宣称"这种甘蔗的栽培者可能会受益"。同时，他还附上了"孟加拉国东印度公司的朗姆酒和糖厂负责人"理查德·加登(Richard Garden)的一封信。理查德写道，在引进中国甘蔗后不久，他就亲自确认采用中国的甘蔗后，"(蔗糖)未来的产量将比以前孟加拉国甘蔗的翻一倍"。罗克斯堡又引用了一封来自广东的

---

① 参见 SEN，"Dr. William Roxburgh：The Father of Indian Botany"；Khyati Nagar，"Between Calcutta and Kew：The Divergent Circulation and Production of Hortus Bengalensis and Flora Indica"，in *The Circulation of Knowledge Between Britain，India and China*，pp. 170—174；Chakrabarti，*Materials and Medicine*，pp. 113—122.

② William Roxburgh，*Flora Indica，or Descriptions of Indian Plants*，3 vols.，ed. by William Carey，Printed for W. Thacker，1832.

③ 在从中国南方进口植物和种子的方面，罗克斯堡以及沃利奇等的人都做出了贡献。关于《印度植物志》中提到的中国植物，有一概述见于 Bretschneider，*History of European Botanical Discoveries in China*，Vol. 1，pp. 238—247.

邓肯(A. Duncan)的信,详细解释了中国人种植和制造糖的方式。① 实际上,有一些来自中国的物种后来被加尔各答植物园广泛种植——比如一种豆蔻属植物(*Amomum Calcarata*,Rosc.)。罗克斯堡写道:"它于 1799 年自中国而来,现在繁茂地生长在加尔各答植物园的普通土壤中,并且开花了。"②

　　由于印度等地已经是正式的殖民地,汉璧礼从伦敦寄来"真正的中国大黄"的种子,希望它的基源植物能在更接近其原生长环境的加尔各答植物园里成功生长。③ 与"中国大黄"的"旅途"相反,在一盆活着的高良姜从中国安全地运到汉璧礼手中之前,旅途的一个重要阶段是佩拉德尼亚花园——在那里高良姜将成长到足够的阶段,然后被做成标本运送到邱园和汉璧礼手中。④ 然而,无论他多么努力,这一尝试仍然失败了——汉璧礼终于收到这一标本时发现它的根茎已经蔫了。⑤

二、汉璧礼的学术指导:如何绘制植物图

　　由于将原来的植物从中国转移出去仍然是一项棘手的任务,汉璧礼将绘制植物画视为替代手段。这种方法很管用,这些植物画也被赋予了与真正的标本等同的价值。⑥ 在某些情况下,在汉璧礼植物标本室里一份非常忠实于真实植物的图画抄本,可以取代真实的标本。有时,标本仍然会附上图画作为补充。例如,在汉

　　① Roxburgh, *Flora Indica*, Vol. 1, pp. 239—243.

　　② Roxburgh, *Flora Indica*, Vol. 1, p. 69.

　　③ Wellcome, MS. 8363, p. 134.

　　④ 见"Letter from H. F. Hance to Sir Joseph Dalton Hooker," 11 Oct. 1870, RBGK/DC, Kew DC/150/521; RPS, P313MS, fol. 14.

　　⑤ 见 Wellcome, MS. 8363, p. 120.

　　⑥ 见"Letter from H. F. Hance to Sir Joseph Dalton Hooker", 28 Jan. 1868, RBGK/DC, Kew DC/150/498.

璧礼的植物标本室里，一对雌雄昆虫的图画附在一种中国白蜡树（*Fraxinus Chinensis*，Roxb.）的植物标本上。① 这也许是因为运输昆虫实物的途中并不容易保持标本良好的状态。②

在林奈之后的欧洲植物学实践中，对博物学家及整个科学共同体进行彻底的规训受到了极大的重视。就绘制博物图画来说，重点在于制订一套严格的"科学性的制图规范"。③ 汉璧礼要求在仔细观察植物的基础上绘制植物图。对一种植物的"准确描述"包括描绘出该植物在不同季节和不同生长阶段的变化。此外，每种植物样品都以不同的方式被切割或分离，以便绘画者能够作出更科学的观察。④ 在植物研究作为近代科学日益专业化的背景下，不仅意味着要另用一套专门的拉丁语术语来描述动植物，也意味着任何一幅博物学图画想要得到科学界的认可，就要按照越来越复杂的制图规则来绘制。

在这种背景下，那些本就是业余爱好者的来华西方人往往会感到难以达到由专业科学家提出的一套"严格的、不变的、普遍认可的"描述的要求。当一个任务需要艺术技能时，尤其如此。⑤ 汉璧礼发现关于高良姜的文章里没有附加插图时，他向作者汉斯表达了失望。汉斯则辩称自己只是一名业余植物学家，"我已经尽了

---

① Holmes, *Catalogue of the Hanbury Herbarium*, *in the Museum of the Pharmaceutical Society of Great Britain*, p. 76.

② 然而汉璧礼努力获得活昆虫，雒魏林和玛高温参与了其工作：见 Wellcome, MS. 8356, pp. 100—101；Wellcome, MS. 8356, p. 102；RPS, P273MS, fol. 44；Daniel Hanbury, "Notice of a Specimen of Insect-wax from China", *Journal of the Proceedings of the Linnean Society of London. Zoology* 1. 3 (1856), pp. 103—104.

③ Simon Schaffer, "Visions of Empire: Afterword", in *Visions of Empire*, pp. 343—344.

④ Ogilvie, The Science of Describing, p. 385. 见 Pratt, *Imperial Eyes: Travel Writing and Transculturation*, p. 29.

⑤ Spary, *Utopia's Garden*, pp. 83—84.

最大的努力,但很不幸,我还未成为一名画师"。① 在华博物学家中大多是政府人员或传教士——他们既没能在当地民众中找到合适的画师,也缺乏绘制植物图谱的技艺。因此,当地合作者的能力无法满足汉璧礼的精益求精成了实质性的问题。

查尔斯·帕里什(Charles Parish,1838—1928)则是一个例外。他是一位英国植物学家,跟汉璧礼取得联系时正停留在毛淡棉。作为具有绘制植物图谱能力的植物收集者,查尔斯在汉璧礼的网络中显得十分突出。② 1869 年,他为汉璧礼画了两张某种豆蔻(*Amomum xanthioides*)"较忠实的植物图",描绘了各个部位——包括茎、叶、果实和种子的剖面。查尔斯特别关注豆蔻的果实,不仅画出其原来完整的样子,还将它切割成不同的部分,再仔细摹画出果实中各部分的细节。两张图画上都附加了简短注释,阐述他的观察结果和一些值得特别注意的细节,此外还标明了采集样本的具体日期。③

另外,查尔斯为了传达正确的尺寸信息做出了特别的努力——他把第一张图按照该植物的实际大小绘制出来(图 1)。在第二张图里,植物的花朵受到充分的关注,被仔细地着色以反映真实的形状(图 2),这可能是因为在林奈命名法里花是最受重视和关注的部分。然而,花朵同时也是整个植物中最难以处理的一部分——不仅很难画出优质的图像,也很难制作出优质的标本,因为

---

① Wellcome, MS. 8361, p. 233; RPS, P313MS, fol. 16.

② 他还曾与威廉·杰克逊·胡克(William Jackson Hooker)保持书信往来。见 "Letter from C. Parish to Sir Joseph Dalton Hooker, from Moulmein", 23 Jan 1863, RBGK/DC, DC/153/116 Burma.

③ RPS, P303MS, fol. 32. 关于"通过感官来感知世界上的物质特征"在新科学知识中的首要地位及基础性作用,见 Cook, *Matters of Exchange*, p. 41. 参见 Smith and Findlen(eds.), *Merchants and Marvels: Commerce, Science and Art in Early Modern Europe*. 其书中,每个章节将艺术敏感性以及早期现代商业跟准确描述和观察的价值联系起来,其作者们总结出后者对现代科学知识的形成具有重要意义。

很难保留其鲜嫩而细腻的原形。因此，汉璧礼多次写信指导如何保存这些花的细节，诸如"在花朵还新鲜的时候用酒精保存它"或"在酒精或弱醋酸中浸泡"等。但"小心地在一小本软纸里把一片片花朵压干"似乎仍是最简单的方法。[①] 另外，像汉斯解释的那样，

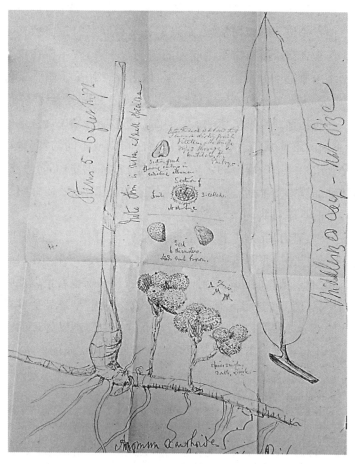

图 1   RPS，P303MS，fol. 33

---

① Wellcome，MS. 8354，p. 143；Wellcome，MS. 8354 p. 141.

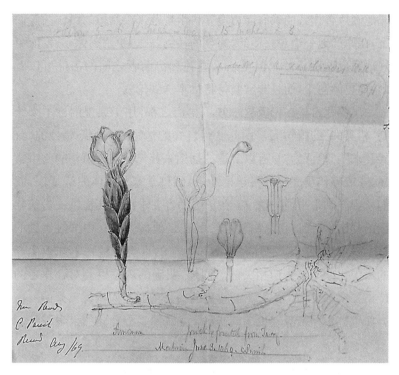

图 2　RPS，P303MS，fol. 33

"找到任何一个能画出花并给花上色的中国人"是一件困难的事。①

　　除了上述的例子外，汉璧礼很少接受当地绘制的植物图，②除

---

① Wellcome，MS. 5304，pp. 116—117；Wellcome，MS. 8356 p. 111.

② 从 18 世纪后期起，在英国东印度公司雇员的指导下，部分广州画匠学习绘制符合欧洲人要求的动植物画。当时，广州已经有大批画匠从事各种外销工艺品的制作，东印度公司的雇员要找愿意为外国人画画，且具备基本的使用西洋颜料和纸张绘画知识的中国画匠并非难事。19 世纪初英国皇家植物园的园丁威廉·克尔来到广州，还延聘了一些中国画匠画了大批植物画。关于 18 至 19 世纪这类来自英国的博物学家在中国的活动，见 Fan, *British Naturalists in Qing China*, chap. 2. 参见《图版》"植物鸟　昆虫"，刘明倩、刘志伟编：《18—19 世纪羊城风物：英国维多利亚阿伯特博物院藏广州外销画》，上海：上海古籍出版社，2003 年，第 220—257 页；陈滢：《兼采中西的植物画》，刘明倩、刘志伟编：《18—19 世纪羊城风物》，第 60—63 页。

非他确认合作者的确有能力遵守科学规范来绘制植物图。一般而言，在原产地一边观察活的、完整的植物，一边绘制图像，一定能更好地完成这项任务。但是从汉璧礼和协助者之间的信件可以看出，他更倾向于，而且非常坚持将标本送到伦敦。

　　汉璧礼希望在伦敦这一知识生产之都，用干或湿的标本来绘制"精美的"的植物图，[①]因此获得良好的植物标本始终是他的"首要要求"。他认为，只有以合适的插图来补充关于该植物的文字描述，才能够作出完整的科学论断，得到科学家共同体的认可。[②] 我们便会看到很吊诡的情况：在华协助者要求汉璧礼提供一份植物图的复制件，而这份复制件描绘的正是他们自己在中国收集到的标本。[③] 这种情况表明，对标本和运输的重视与植物学知识生产的集中化倾向是密切相关的。同样，明确的规范以及对合作者的严格要求都是为了控制不断扩展的"科学网络"而构思出来的。这方便了整个网络吸纳更多的非科学家为日益专业化的科学服务。

三、汉璧礼的学术指导：如何收集、保存植物标本

　　无论是从地理还是世界局势的角度来看，中国都是当时远离伦敦的国家之一，因此协调两地的科研合作尤其棘手。首先，由于汉璧礼的在华协助者大多数是业余植物学家，对科学知识或规范并不熟悉，合作不易。尽管政府机构提供了一批可靠的收集者，其中一些以后还成了著名的植物学家，汉璧礼在中国招募合作者的工作仍然遇到不少困难。[④] 他不断地从政府官员那里寻找一个合

---

① Wellcome, MS. 8361, p. 233.
② Wellcome, MS. 5304, pp. 175—176.
③ RPS, P313MS, fol. 31.
④ 见 Wellcome, MS. 8355, p. 340.

适且"聪明的人"——对植物学工作既具有热情又有能力。这种人力动员工作往往会通过他现有的官员人脉来进行。[1] 由于这种努力没有足够的成效,标本收集和运输上的障碍仍然难以克服。

从汉璧礼与协助者交换的书信中我们发现,他经常创作一些关于收集、制作和运输方法的指南。他完全依赖于欧洲以外的协助者获取外来物种,因此必须花费大量的精力和时间来经营植物通信网络,从而保证它按照中心植物学家的意志来运转。换句话说,作为一位中心科学家,汉璧礼的成功取决于如何控制那些能够接触外来植物的收集者——将自己变成支配许多遥远地方的"中心",而为了规训边缘的工作模式,他发出了大量指示。[2] 事实证明,许多关于如何收集样本的清单和笔记由中心发送到世界各处。通过"培训"每位协助者"要寻找哪些植物,以及如何标记、制造、包装和保护其标本",中心能够远程控制各处的科学实践。[3]

汉璧礼经常在信中写道,收集植物时应该对每个标本都用标签标明"完全并准确的信息"。[4] 他极为重视这一点,特别是对于重要的研究对象。例如,关于豆蔻属(Amomum)植物,他在笔记本里特意列出了十个主要咨询的问题——当地名称、采集日期、是否栽培、是否出口、是否有用以及本地人所说的用途等。[5] 他承

---

[1]　Wellcome, MS. 8355, p. 340. 见 Wellcome, MS. 5304, p. 255.

[2]　这一段落的内容大致基于布鲁诺·拉托提出的概念和论述。Latour, *Science in Action*, chap. 6. 关于在天文学发展过程中约束和规训"科学观察者的视角"的重要性,见 Simon Schaffer, "Astronomers Mark Time: Discipline and the Personal Equation", *Science in Context* 2. 1 (1988), pp. 115—145. 关于一系列详细指示在使一个旅行植物学家成为一个"科学观察者"中的重要性,见 Neil Safier, "Spies, Dyes and Leaves: Agro-Intermediaries, Luso-Brazilian Couriers, and the Worlds They Sowed", in *The Brokered World: Go-betweens and Global Intelligence*, 1770—1820, ed. by Simon Schaffer et al., Sagamore Beach, MA: Science History Publications, 2009, pp. 246—251.

[3]　Spary, *Utopia's Garden*, pp. 69, 79.

[4]　Wellcome, MS. 8357, p. 24.

[5]　Wellcome, MS. 8355, p. 26.

认,对于那些"科学新手"来说,为这些问题提供令人满意的答案是一项艰巨的任务,"只能逐步进展"。①

实际上,汉璧礼的研究实践很多都是围绕编写指南展开的。值得关注的是,他在期刊上发表的几篇文章,主要是针对越来越广大的英国科学家群体,告知他们应该寻找哪些标本以及如何为标本贴上适当的标签。②汉璧礼通过在有影响力的期刊上发表文章来寻求植物学研究上的合作和标本收集方面的协助。1871年,汉璧礼在《药学杂志》上发表了一篇论文,总结了当时尚未解决的一些植物学问题。他将全世界分为六个主要地区,每个地区都有不同的问题。他或许是想要将论文分发到他的众多协助者手中,一次性让所有人知道他对标本收集的具体要求。例如,汉璧礼在笔记本中抄写了一份自己写的"关于在西非收集芭蕉目植物标本的备忘录"(*Memoranda Respecting the Collection of Specimens of Scitamineous Plants in Western Africa*)③,其中列出了关于如何收集、准备和运输豆蔻(*Amomum*)标本的10个要点。例如:

　　七、(已收集到的)果实以两种形式寄送——湿的,装在乙酸中(这相当合适,而且很便宜);干的,即简单地暴露在阳光和空气中干燥形成的。

　　八、若能得到某种豆蔻的成熟果实,最好邮寄其中两三个到英国,以便播种。如果植物开花,则可以确定物种并将其与果实对应起来。

---

① Wellcome, MS. 8356, p. 247.

② 见RPS, P232MS, fol. 1,这是从1871年9月9号、23号的《药学杂志》期刊上再版的抽印——《有关药理学和经济植物学的探究》("Inquiries Relating to Pharmacology and Economic Botany, by Daniel Hanbury, f. r. s. and Professor Oliver f. r. s.: From the Admiralty Manual of Scientific Inquiry")。

③ Wellcome, MS. 8357, pp. 22—28.

此后，汉璧礼列出并描述了他想要的 7 种豆蔻。[1] 他经常将此类说明打印出来，分发给每位协助者。考虑到他每次下达给各协助者的指示内容都大同小异，这的确是最有效、最省事的手段。

第三节　信息的收集和传递

一、港口、市场及它们在植物学实践中的角色

汉璧礼通过协助者收集的信息，有个极为突出的特点——它们大都与该药物的市场潜力和贸易趋势有关。也就是说，他指导协助者收集的信息包括每种药物的使用情况、市场价值、是否出口以及生产地区。[2] 在探讨这种情况时，我们应该考虑到一个重要的因素，即经济利益是这些博物学家研究活动的主要动机。事实上，汉璧礼也是一位商人，一边从事制药行业一边对各种药材进行研究。汉璧礼经常直接参与各种天然材料的贸易。从 19 世纪 50 年代的信件中可以看到他在医药材料和香料贸易中的活跃身影。他为了开拓印度植物苦苏（Kousso）的相关交易而进行商洽，然后将这些植物产品卖给了上海的雒魏林。[3] 身处全球化中的伦敦，他最关注的是顺着不断扩大的海上贸易网络进入伦敦市场的各种外来药材。如此，19 世纪的英国科学家对药材及动植物的研究，随着英国的长途贸易线路的扩展同步发展，与其繁荣的市场经济紧密相连。我们看到，汉璧礼一直关注着由伦敦众多贸易商出版

---

① Wellcome，MS. 8357，pp. 23—24.

② 见 Wellcome，MS. 8356，pp. 158—159.

③ 见 Wellcome，MS. 8354，p. 28；Wellcome，MS. 8355，p. 270.

的贸易目录或商品小册子，甚至收藏了一些副本。① 汉璧礼参考的《贸易存货目录》(*Catalogue of Stock in Trade*)列出了 1836 年伦敦公开拍卖的一长串来自世界各地的药材或工业材料。②

到了 19 世纪中叶，随着通商口岸的正式开放，上海和广州等中国港口成为重要的转口港，来自不同地区的商品聚集在这些港口并被出售。于是，中国的主要港口迅速成为博物学家众多新信息和资源的宝贵来源地。广州因为在地理上靠近相当活跃的南洋贸易圈，也因为在中国只有它的港口一直对外开放，所以是一个重要的跨区域物流中心，在那里很容易找到从交趾支那(Cochinchina)等地运来的药材和香料。比如，汉斯从黄埔报告说，通过任职于海关的包腊先生(Edward Charles Bowra，1841—1874)介绍，他认识了一位中国商人，从这位商人那里得知，桂皮这一香料"的确是来自安南(Anam，即越南)的"。③ 另一方面，上海作为《南京条约》规定的几个通商港口之一，于 1844 年开放，其港口和繁荣的市场迅速地把中国内陆的商业路线和亚洲内外的海上贸易网络联系起来。④

有趣的是，汉璧礼还要求在华协助者收集与他在伦敦参考的贸易目录相类似的资料。汉璧礼经常查阅各种类型的报告、商业指南、商品清单等，从中寻找一些有用的信息。这些册子大部分都

---

① 对于小豆蔻、肉桂和蜡等物品，汉璧礼参考了贸易目录。见 Wellcome，MS. 8354，pp. 28—29；Wellcome，MS. 8354，p. 172；Wellcome，MS. 8354，p. 131.

② "Catalogue of Stock in Trade"，Balkwill & sons/Plymouth，5th April 1836. 这一份小册子插在汉璧礼的文件夹中：RPS，P263.

③ RPS，P313MS，fol. 21. 关于包腊，见潘一宁：《海关洋员包腊与晚清中国外交》，《学术研究》2014 年第 9 期，第 121—128，160 页。

④ 19 世纪转型时期，上海和中国条约港口网络通过连接区域和全球贸易路线所占的中心地位，已被许多人阐明。参见 Takeshi Hamashita，*China，East Asia and the Global Economy：Regional and Historical Perspectives*，New York：Routledge，2013，pp. 83—113.

是为当地商人提供参考而在当地市场发售，由于用中文写成，汉璧礼自然看不懂里面的内容，但他仍相信这些可以为他提供一些信息——如"中国人正在消费哪些药材"或"哪些药材在当地市场上被高价出售"——这些都能反映出该产品的市场需求。例如，有一次雏魏林从上海寄来一份《中国药材的发货单及价格表》(The Chinese Drug Price Current and Invoice)，汉璧礼立刻对此表现出极大的兴趣，称之为"难得的珍品"。① 另外，汉璧礼还查阅了一份标题为《苏地药材坐盘总目》的小册子，在封面的中文题目旁边写下英文翻译：Trade list of drugs: Rules of trade - habitat - and general characteristics, Shanghai 1852。这本小册子由几个部分组成，包括"苏地各处银皮规例便览"（即每种药品的销售标准）和"各省药材出处总目"（即各地区生产的药品）。② 这本小册子概述了上海及周边江南地区的药材贸易的全部状况，并根据生产地区的类别列出了冗长的信息——如每种药物的价格、贸易规则、制备标准、产地以及其他一般特征。

　　随着越来越多的英国机构入驻中国港口和租界，植物学家借由他们之手获得的参考资料也越来越多。其中最令人瞩目的是中国海关：其主要由英国人管理，定期发布贸易报告和相关数据，记录条约港口各种进出口贸易品的更多信息。因此，海关贸易报告不仅可以提供当地交易品的概况，还系统地记录了中国沿海地区的国内外贸易趋势，其中很多信息对英国人而言都不甚熟悉。③

---

① Wellcome, MS. 8354, p. 141.

② RPS, P265.

③ 早在 1859 年，在中国条约港口设立海关之后，中国海关每年都定期公布每一港口的贸易统计和相关报告。中国旧海关史料编辑委员会编：《中国旧海关史料（1859—1948）》，北京：京华出版社，2001 年；The Maritime Customs, Documents Illustrative of the Origin, Development, and Activities of the Chinese Customs Service, Vol. 7, IV. Service Series; No. 69, Shanghai: Statistical Dept., Inspectorate General of Customs, 1940.

因此,任何有兴趣的博物学家都会经常参考诸如进出口数量、商业路线或新草药等相关信息。①

　　另一方面,一些人还对当地药商或药房的定价进行了调查,其结果往往令人惊讶,因为某类产品之间会因为质量或品种的不同而显示出巨大价格差异。② 在华博物学家也会注意到中国人为医药和其他用途而种植或采集的植物,从中寻找"值得栽植"的新植物。③ 罗伯特·福钧(Robert Fortune,1812—1880)在"印度农业园艺学会"上发表了一篇关于"中国人对'白菜油'种子和蓝色染料植物种子的使用情况"(Seeds of the "cabbage oil" and blue dye plants of the Chinese)的文章。④ 福琼在这份报告中写道:

　　　　这种"白菜油"是浙江和江苏地区冬春季节的主要作物之一,中国人非常重视它。我相信中国的"白菜油"比我们欧洲

---

　　① 例如,关于朝鲜人参的陆路贸易,在海关报告书详细介绍了这种利润丰厚的药材的贸易方式、交易路线和相关政策。见 China Imperial Maritime Customs Series, *Report on Trade for the Year of 1873*, Shanghai: Inspector General of Customs, 1874, p. 8; British Foreign Office, *Trade Report*, 1878, p. 48. 汉璧礼经常参考一些由海关出版的刊物,包括《中国条约港口贸易报告》(*Reports on Trade at the Treaty Ports on China*),从中他可以获取有关鸦片、人参、木油和樟脑等物品的信息。见 Wellcome, MS. 8361, pp. 183—184.

　　② RPS, P313MS, fol. 21.

　　③ Henry Hance, "Florae Hongkongensis Supplementum. A Compendious Supplement to Mr. Bentham's Description of the Plants of the Island of Hongkong", *The Journal of the Linnean Society. Botany* 13 (1873), p. 126.

　　④ Robert Fortune, *Three Years' Wanderings in the Northern Provinces of China*, John Murray, 1847, pp. 309—310; Robert Hunter, "Communications Respecting Various Seeds and Plants, Useful and Ornamental, Collected in the Central and Eastern Provinces of China, and Forwarded to the Society, by R. Fortune, Esq. ", *Journal of Agricultural and Horticultural Society* 9 (1857), pp. 91—101; Robert Fortune, *Two Visits to the Tea Countries of China and the British Tea Plantations in the Himalaya*, Vol. 1, 3rd edition, London: John Murray, 1853, pp. 257—258. 笔者推测福琼所提到和描述的"cabbage oil"实际上是用菘菜子榨取的油。见李时珍:《本草纲目》(金陵版排印本)中册,第 1306—1307 页,其中对"菘"的子写道:"【主治】作油,涂头长发,涂刀剑不锈(弘景)。【附方】酒醉不醒:菘菜子二合细研,井华水一盏调,为二服。《圣惠方》。"

的任何品种都要高产，而且可能比目前在印度种植的"白菜油"更好。①

中国港口的药房及商人无疑为汉璧礼的研究提供了重要的资源。例如，汉璧礼对一些有商业价值的日本产品很感兴趣——如山椒(Japanese pepper；*Zanthoxylum piperitum*)、日本蜡、青木(*Aucuba japonica*，Thunberg)等，但他只能依靠中国商人从广州获取这些东西，因为当时日本仍然实行"锁国"政策，不允许包括英国人在内的大部分西方人进入。② 他写信给上海协助者说，目前访问日本的"限制太大"，无法随心所欲地收集日本产品。他还写道：

> 不过，我想了一个办法，就是通过一个中国人来收集这些东西。那些经常坐贸易帆船往返于日本的商人，我想大概二到三银圆(这我会给你的)就足够诱使他们代办这件事了。③

二、汉璧礼的关注点之一：中国人使用哪些植物材料

在同时代的人中，汉璧礼因对几乎所有具有潜在市场价值的药物抱有广泛兴趣而闻名。用汉斯的话说，汉璧礼对任何一种中国草药都给予了认真的关注，不管"我们(欧洲人)是否承认它们所具有的药效"。④ 汉璧礼总是愿意收到"关于本土人如何使用药材的任何书面报告，无论是真实的还是虚构的"。⑤ 他认为，"无论如何，我们必须注意避免草率地忽视"那些外国作者对植物药效及其

---

① Wellcome, MS. 8356, pp. 36—37.

② Wellcome, MS. 8356, p. 83.

③ Wellcome, MS. 8356, p. 130.

④ RPS, P313MS, fol. 18.

⑤ Wellcome, MS. 8356, pp. 35—36；Wellcome, MS. 8354, p. 116.

他用途的描述。① 虽然他认为任何有关本地草药的笔记都值得科学家注意，但其实像汉璧礼这种持专注而开放态度的学者在其同时代人中并不常见。

当汉斯送给汉璧礼几块品种不明的树皮时，两人相左的意见也反映出这一点。汉斯曾寄给汉璧礼一份树皮标本，并附信写道"据中国人说，它和人参具有相同的药性"，并报告其在一般的中国药店价格非凡。但汉斯对当地民众的说法表示怀疑，"不相信树皮有任何药效"。② 与此相反，汉璧礼收到树皮之后，称之为"我所知道的最有趣和最神奇的树皮之一"。③

英国人和中国人之间存在着巨大的认知障碍。在英国博物学家看来，中国人似乎对提供"科学的"信息毫无帮助。直接与中国人接触而在市场上收集到的知识值得怀疑。关于这个问题，汉斯对从当地人那里"很难获得可靠的信息"很不满，他直白地表示"（中国人）完全无法理解对于解决一个可疑的科学问题的热情，也无法为那些在他们看来那只不过是漫无目的的、幼稚的好奇心而烦恼"。④ 他经常指责中国人"很不科学"，"喜欢钱"，而且很容易"被非常显然的谎言欺骗，就像基督徒一样"。⑤ 中国人被视为不愿分享知识、常常违背承诺的人，指望他们提供任何有效的信息、种植标本或其他任何帮助都似乎是有很大风险的。⑥

因此，以一些不需要依靠采访中国民众的方式从中国人那里

---

① 　Wellcome, MS. 8356, pp. 35—36.

② 　RPS, P313MS, fol. 18. 参见 RPS, P313MS, fol. 20.

③ 　Wellcome, MS. 8362, p. 53.

④ 　Henry Fletcher Hance, "On the Source of the Radix Galangæ minoris of Pharmacologists", *Journal of the Linnean Society of London*, Botany 13. 65 (1871), p. 2.

⑤ 　RPS, P313MS, fol. 7.

⑥ 　见 Henry Hance to Sir William Hooker, 24 Jul. 1849, RBGK, Directors' Correspondence, 54/240, fol. 240.

收集信息才是在华协助者们的上乘之选。一般来说，英国博物学家过度关注当地协助者是否亲眼目睹当地人使用药材的习惯，是否忠实地进行实地调查，是否是从当地人口中得知相关信息——能做到前两点的协助者当然会被认为更可靠。① 协助者观察到的如某种材料或药材实际上被中国消费者广泛使用等信息仅会作为补充根据，重点始终在于其通过实地观察提取到的客观的事实信息。

汉斯曾写过一篇长达 50 页的文章（"Florae Hongkongensis Supplementum"），详细描述他在中国南方采集、观察并命名的 75 个新物种。其中，汉斯很少提及是否是从当地人那里获得信息。然而，当时植物学对于每种植物的潜在药用或商业价值相当重视，我们很难不怀疑他参考了当地的医药习惯。例如，对于一种他自认首次发现的植物，他给出了如下"全面的描述"：

> 这株有趣的植物是我于 1857 年 6 月收集到的（估计是在欢乐谷森林里）。目前在我的植物标本室中藏有两个开花的标本和一个结果的标本……其种子味道非常好，像豆蔻，但多了一种柠檬皮的味道，它肯定值得栽培、入药。事实上，它们很有可能是为此收集的……②

尽管当地人不能被视为可靠的信息来源，中国众多的药店仍然可以提供大量的知识。③ 购买那里出售的各种药材并把它们送到伦敦，本身就是一项实地考察工作。④ 举一个最具代表性的例

① Wellcome, MS. 8356, pp. 183—184.

② Henry Hance, "Florae Hongkongensis Supplementum", p. 126.

③ 见 Wellcome, MS. 8355, pp. 356—357. 从当地市场上采购药材而进行调查的做法，在印度药材研究中也很常见。见 Forbes Royle and Francisco Alvarez Alcalá, *A Manual of Materia Medica and Therapeutics*, ed. by John Churchill, London: John Churchill, 1847, p. vii.

④ 见 Wellcome, MS. 8354, p. 116.

子,雒魏林是一位定居在上海的传教士医生,也是汉璧礼在华协助者中最重要的人物之一。1851 年 10 月,他向汉璧礼寄了一个"中药箱子",装满了他亲自在上海的药房购买的五十种植物及矿物药材。[1] 汉璧礼常常要求在华协助者进行简短的市场调查——例如当地药房对每种药品设定的价格以及不同种类、品质之间存在的价格差异。[2]

三、汉璧礼的关注点之二：中国人如何利用植物材料

总之,除有形的样品之外,当地市场还提供了许多无形的资料。汉璧礼的协助者搜集这样的非书面的知识所涉及的范围特别宽泛。例如,他对于豆蔻"一直渴望更多信息",不仅会询问产地、销售品种及当地名称,还会询问中国人的使用情况——"中国人是如何使用它的蒴果的?"[3]也就是说,汉璧礼总是让他的协助者进行直接的观察,不仅观察哪些材料被广泛使用,还要观察在中国习俗中某一种药材是如何被使用的。所以,广泛深入的实地考察是必不可少的。

尽管汉璧礼对中国人采用矿物原料做药持怀疑态度,但雒魏林在上海药店收集的一些矿物材料——如赤铁矿或萤石——以及当地人的使用方法引起了汉璧礼的极大关注。[4] 他还认为其中一些(如汞)显然是"由化学操作制成的,这显然是以相当高的技巧进

---

①　Wellcome, MS. 8354, p. 114.

②　RPS, P313MS, fol. 21.

③　Wellcome, MS. 8355, pp. 356—357.

④　这一趋向在汉璧礼对中国矿物药材的生产和使用的研究兴趣上最为突出。见 Wellcome, MS. 8354, p. 116; RPS, P273MS, fol. 28; Hanbury, *Notes on Chinese Materia Medica*, p. 216. 见 Hanbury, *Notes on Chinese Materia Medica*, p. 29; Wellcome, MS. 8355, p. 50; Wellcome, MS. 8362, p. 139; RPS, P232MS, fol. 1; Wellcome, MS. 8354, p. 207.

行的"。① 另外，汉璧礼很兴奋地发现了"一个精心水磨而制成的好标本"，还说"它非常纯净，在纯度和白度方面远远优于英国的（以石灰而成的）同类产品"。他认真记录了观察的结果和雒魏林的报告内容，写道：它在当地药店里以"矿粉"（Kwong-fun）的名字出售。② 在他看来，在中国药房中发现精密而先进的生产技术并不意外。

就生产和制造技术而言，汉璧礼并没有将他的兴趣局限于药材。他经常寻找并仔细记录有关中国各种物质材料的制造方法——包括中国制瓦、制砖、烧石灰和榨油的方法。③ 汉璧礼感兴趣的内容还包括广东的薄荷油蒸馏法和南方地区的八角茴香生产技术，而这些关于工业或医药材料制造法的知识只能通过观察中国人的实践来收集。④ 值得关注的是，汉璧礼在他的著述中一贯表现出他明显偏向于"看"，而不是"听"或"读"来获取信息。

19 世纪的药材研究者正逐渐从依赖阅读文本和听取异国知识的学术模式中脱离，并开辟了以观察和实验为主的科学方法，从而确保其论断的科学性和可靠性。上述几则案例都体现出这一转变过程并不顺畅，需经历一系列复杂的协调才得以实现。换言之，19 世纪的欧洲科学家正在设想和建立他们所认为的"科学"惯例，而那些从中国传递过来的材料和信息，只有按照西方科学界的惯例处理，才能作为有效的知识被重视、采纳和流转。因此，我们可以尝试从他们判断什么与新兴的"科学"概念相符合的过程中理解19 世纪的药材研究，并在 19 世纪形成"科学知识"的背景下理解跨文化知识传播的历史及其成功和失败之处。

---

① Hanbury, *Notes on Chinese Materia Medica*, p. 216.
② RPS, P273MS, fol. 28.
③ Wellcome, MS. 8355, p. 50.
④ Wellcome, MS. 8362, p. 139.

小　结

至于中国植物和药材如何融入英国植物学，除却19世纪中英之间特殊的政治、经济关系外，我们应该从更广泛的全球联结背景来看待汉璧礼对中国植物的研究——充分考虑19世纪欧洲正与中国建立新的贸易联系这一历史背景。19世纪中叶起，汉璧礼等英国博物学家开始了解这片从未涉足的土地，组织联系人，建立科学网络，并利用这种"网络"指导协助者们收集、运输信息和标本。从汉璧礼寄往世界各地的信件以及他的手稿和著作来看，英国等欧洲各国的商业扩张是19世纪西方科学发展中的关键因素，它不仅决定了科学家们积累知识的方法和收集素材的范围，还决定了他们在重构药材学知识时的基本动机、目标和框架。

我们看到，19世纪英国海外扩张事业涉及中国主要港口，其政治、物质条件决定了汉璧礼收集各种材料的手段和范围，而地理距离是决定现代植物学学术实践的一个重要因素。如何使扩大中的科学网络有效地运作，如何连接遥远地区以建构科学家之间的默契，以及选择哪些工具和规范，都受到政治和地理上的制约。在中英之间政治、地理联系相对有限的情况下，英国博物学者往往难以在中国掌握多种调动资源的工具或代理机构，探索和发现中国植物的博物学活动最终发展为一项涉及更广泛的亚洲海域的任务了。这将在下一章中进一步讨论。

汉璧礼和他的同事们索取相关信息和资料的实践也揭示了他们在对待中国本土知识时，一直摇摆在怀疑和信赖、排斥和借鉴之间，其中相互认识和文化偏见也产生了影响。这与当时英国植物学家提出的"科学"的定义、研究方法及具体规范的形成密切相关。

总之,尽管英国科学家已经尽力收集、研究各种异国材料,他们设想的所谓"科学知识"范式却仍然与不得不依赖当地知识的现状形成了显著的对立关系。

然而,药材的收集不仅涉及带回材料样品,还着重于将其他相关信息附着在每个样品上。其中值得我们注意的是,汉璧礼最强调对"产地"和"名称"给予特别关心。从汉璧礼的笔记和信件中我们可以看出,汉璧礼不断寻求关于生产、加工和制药等的信息,并要求协助者同时收集某种植物或药材的中文名称,不仅要用罗马字母标注读音,还要写出汉字——虽然汉璧礼自己读不懂中文。

为了理解汉璧礼对标本来源和名称的重视,我们应该考察标本收集的下一阶段和那些标本在整个学术实践过程中扮演的角色。这些植物样本在到达汉璧礼的工作室后,就向植物学家抛出了一个关键的问题——如何收纳、排列这些快速累积的植物。这种整理工作只有在植物学家弄清楚某种植物的确切身份之后才能实现。这意味着他必须追踪和判定每种源植物,从而进行正确的鉴定和命名。我将在下一章中详细讨论这个实践的特点和意义。

第三章　欧洲植物命名法的普遍化与中国药材的译名问题

——药材市场的全球化及草药知识的转变

前一章已揭示，大英帝国的商业扩张为19世纪的药材研究者提供了具体的材料、工具和充分的物质资源。在此之外，新开拓的全球贸易网络还向药材学家提出了一系列具体的研究问题，这正是本章即将论述的主要内容。

关于某一种药材的研究，往往从在港口堆积的货物中找出某种有趣的材料开始，药材学家们所遇到的不仅是小小的药材本身，还有其背后的整个贸易网络。比如，汉璧礼在伦敦港发现了从亚洲不同地区进口的多种肉桂，并对"中国蜡"和"日本蜡"等不同产地的蜡原料进行了比较。[①] 毫无疑问，科学和市场之间的紧密联系决定了科学家的基本身份，科学活动很大程度上也是为了满足商业的实际需要而展开的，并期望着从不断扩大的贸易网络中获益。

随着贸易网络的发展，药材的具体流通渠道也在发展、消亡和

---

① Wellcome, MS. 8354, pp. 28—29; Wellcome, MS. 8354, p. 172; Wellcome, MS. 8354, p. 131.

更新,新形成的贸易航线横贯中西——从伦敦到上海,从欧洲到亚洲,最终跨越地缘阻隔,连成一片广袤的贸易市场。各种植物的不同部分被分别加工成药材或其他商品进入流通渠道,这无疑扩大了药材的流通渠道,但也导致一种植物发展出多种名称,为了识别与日俱增的域外药材,使草药贸易正常运行,药材学家们开始考虑建立一个统一的命名系统,从而将大量跨越文化边界的自然事物,特别是异域药材纳入其中。

因此,英国药材学家的学术实践大部分是围绕草药名称的收集和翻译进行的,他们工作的具体面貌与意义便是本章所要关注的。我将首先阐明英国药材学家的研究课题是如何在 19 世纪中叶繁忙的海上贸易背景下形成的,接下来将阐述各种药物名称引起的问题是如何使他们热衷于收集并澄清名称的。这些科学家的工作不仅包括现代科学所要求的实验和观察,还涉及大量的"文本实践"——从诸种文献中考证草药的当地名称和拉丁语名等。① 在这一过程中,近现代"药材学"(Materia Medica)逐渐转变为现代植物学,前者主要通过各种方法来叙述"药"的信息,是无定形的;而后者则以独立的植物学命名法和普遍、统一的结构为特征。

在汉璧礼的时代,现代西方科学中药材知识的基础、惯例和结构还处在变动、形成的过程中,与现代的"科学"概念不相吻合。笔者将考察汉璧礼的研究,尝试一窥 19 世纪英国科学家研究世界药材的独特模式,并揭示其历史意义。

---

① "文本实践"(textual practice)是范发迪提出的概念,用来阐明英国的博物学家在研究中国动植物的时候所涉及的汉学素材。Fa-ti Fan, *British naturalists in Qing China*, pp. 93, 111—112.

第一节　市场中众多异国药材及
其名称上的混乱

一、国际化港口中的药材识别难题

19 世纪初的全球海上贸易为欧洲市场提供了一系列异国产品，包括草药在内的各种植物充斥着欧洲的港口。由于药品种类繁多，英国药材学家被"如何鉴定不明草药的源植物"这一问题所困扰。[①] 实际上，这个问题正出自全球化市场的迫切需要——医药贸易的激增把来自世界各地的药材带到了伦敦，而这些药材往往在外形上非常相似，有的还具有多种名称，给确定药材来源造成了一定的困难。一方面，运到伦敦的药材一般都是经过加工的状态，只留有源植物的某一特定部分，药材学家根本无法据此复原植物的完整样貌；另一方面，当时的药材市场上原料掺假非常盛行，药材学家将此视为一个非常严重的问题。[②] 同样，在汉璧礼的研究中，鉴定著名外来药材的植物品种，始终是他首先需要解决的问题，毕竟他从堆积在港口的商品中只能找到植物的干果、干的根、干种子、已加工的茎叶、植物油或树脂。

这样的问题不只存在于伦敦。活跃的海上贸易将中国与外国联系在一起，在中国的港口城市总能发现丰富多彩的舶来品，在这里收集药材标本也相对容易——只要购买即可。然而真正的问题

---

① Bretschneider, *History of European Botanical Discoveries in China*, Vol. 1, p. 815.

② Briony Hudson and Maureen Boylan, *The School of Pharmacy*, *University of London: Medicines*, *Science and Society*, *1842—2012*, London: Academic Press, 2013, pp. 20—21. 另见 Karen Horn, "Drugs according to Daniel Hanbury".

是,这些药材也是作为成熟的商品被运往中国的,因此它们也不包含任何有关其源植物的信息。于是,在华植物学家也经常感到难以确定某种药材的来源。①

汉璧礼笔记本里常常会写某种药材"在交易中十分常见",他十分关注药材的贸易情况。② 这一点在他对中国豆蔻的研究中得到了充分的体现。具体而言,亚洲海上贸易的兴旺无疑是汉璧礼获得豆蔻标本和对所有豆蔻属物种进行编目的一个主要助力;但这个贸易网络也让整个研究过程变得更复杂:不同地区流通出售的各种豆蔻产品都是经过不同程度加工的成品或半成品,难以一一辨明其源植物。

汉璧礼清楚地意识到贸易网络连接整个亚洲海域所导致的必然结果——某种药物很可能会出现在远离其原产地的某个贸易中心。例如,在"所有在曼谷出售的商品"中应当有产自印度、中国及东南亚的豆蔻。③ 他在笔记中反复提及曼谷,可见它是当时亚洲的贸易中心之一,那里经常销售来自印尼或印度的产品。汉璧礼与一位居住在曼谷的苏格兰商人罗伯特·亨特(Robert Hunter,1792—1848)保持频繁的联系。④ 新加坡是另一个重要的转运口岸,很容易收集信息和标本。那里的药店有大量的豆蔻,其中一些产自中国南方。⑤ 托马斯·奥克斯利(Thomas Oxley,1805—

---

① RPS,P313MS,fol. 1.

② Wellcome,MS. 8355,pp. 335—336.

③ Wellcome,MS. 8356,p. 245.

④ 见 Wellcome,MS. 8356,p. 245;Wellcome 8356 p. 179.

⑤ Daniel Hanbury,"Some Rare Kinds of Cardamom"(Previously Published in *Pharmaceutical Journal* 14,1855:352—355,410—422),represented in *Science Papers: Chiefly Pharmacological and Botanical*,London:Macmillan,1876,p. 106. 这里写道:"蛋形豆蔻是中国南方的豆蔻产品之一。新加坡的药店和中国的药房里可以找到大量的这种豆蔻。"

1886)是一名英国医生，受雇于东印度公司，被遣至新加坡工作。[①]
有趣的是，汉璧礼反过来又把各种豆蔻标本寄到奥克斯利那里，并
要求他从新加坡的印度人商店(Kling shops)购买更多的同类豆蔻
的标本。[②] 此外，为了追查其源头，汉璧礼在谈到"有两种豆蔻，似
乎也在暹罗出售"时，还询问了有关其贸易路线的信息。[③] 同时，
在写给一位驻新加坡的商人兼博物学家——詹姆斯·莫特利
(James Motley，1822—1859)的信中，汉璧礼要求其明确植物的
栽培区域、收集方式和出口目的地等问题。[④]

二、中国和东亚港口中的植物鉴定问题

早在 17 世纪末，欧洲市场上就出现了名为"豆蔻"(Cardamom)
的植物种子。在短暂的一个世纪中，豆蔻的药用价值迅速获得了
欧洲市场的认可——它既能"暖和、滋补、健胃和祛风，增加血管的
张力和体液的活力(motion)，促进体液的分泌"，又能用于制作酊
剂，还能榨油。[⑤] 因此，欧洲各国对豆蔻的需求量大幅上升。18 世

---

①　Teo，Cuthbert．"A Glimpse into the Past-Medicine in Singapore (Part 1)"，
SMA News．Singapore，2014，p. 26.

②　Kling 是一个贬义的当地术语，意思是印度人。

③　Wellcome，MS. 8355，pp. 338—340.

④　Wellcome，MS. 8355，pp. 335—336. 关于莫特利，见 *Annals and Magazine
of Natural History: Including Zoology，Botany and Geology* 4，1859，London，
pp. 313—317；A. R. Walker，"James Motley (1822—1859)：The life story of a
collector and naturalist"，*Minerva Transactions of the Royal Institution of South
Wales* 13 (2005)，pp. 20—37.

⑤　见 William Lewis，*The Edinburgh New Dispensatory*，3rd American edition，
ed. by Joseph Black，New Hampshire，1796，pp. 469，480，482，492，493；Donald
Monro，*A Treatise on Medical and Pharmaceutical Chymistry，and the Materia
Medica*，Vol. 3，London：Printed for T. Cadell，1788，pp. 45—46；George Motherby，
"CARDAMOMUM"，*A New Medical Dictionary；or，General Repository of Physic*，
London：J. Johnson，1775.

纪末英国东印度公司公布的物品清单中,豆蔻被列为从东印度群岛"迫切需要得到之物"(Desiderata)之一。① 但欧洲各国并没能成功地在本土种植豆蔻,仍不得不依赖海上贸易来获取这种重要的药、食两用植物。

汉璧礼十分关注豆蔻的各种品种、产地及其商业价值,这反映在他标本室里成串的姜黄科标本目录中。就对豆蔻的了解程度而言,同时代的其他植物学家很难与他匹敌。② 为了收集豆蔻果实、种子甚至蒴果,汉璧礼与遍及亚洲的联系人进行了通信往来,最多时他曾同时与二十多人通信并交换各种豆蔻的标本。其人数之众,由他的某一笔记本可见一斑:在 1852 年末至 1855 年末的三年间,参与他的豆蔻(Amomum)标本和种子交换网络的人包括且不限于:宁波的玛高温;上海的雒魏林;锡兰的思韦茨(George H. K. Thwaites,1812—1882);广州的罗存德(Wilhelm Lobscheid,1822—1893);在新加坡、婆罗洲、巴塔维亚的莫特利(James Motley,1822—1859);新加坡的帕迪(Reginald Salmond Sheriss Padday,1834—1904)和奥克斯利(Thomas Oxley,1805—1886);香港的波林(John Charles Bowring,1821—1893);曼谷的罗伯特·亨特(Robert Hunter,1792—1848);乌普萨拉和瑞典的汉贝格;加尔各答植物园的汤玛斯·托姆森(Thomas Thomson,1817—1878);仰光和伯马的麦克利兰(John McClelland,1800—

① Joseph James and Daniel Moore, *A System of Exchange with Almost All Parts of the World*, Published for the editors, New York: Printed by John Furman, 1800, pp. 119, 138. 事实上,在 16 世纪到 18 世纪期间,当胡椒和生姜是马拉巴海岸主要感兴趣的产品时,豆蔻被认为是次要的。从自然生长植物中收集豆蔻的管惯例一直持续到 1803 年,对它的国内需求在这一年左右上升。

② 约瑟夫·因斯表达汉璧礼对豆蔻的浓厚兴趣说,"他对姜科植物进行了研究,仿佛他深爱着它们"。Hanbury, *Science Papers*, *Chiefly Pharmacological and Botanical*, p. 9.

1883)。① 由于姜科的大多数植物原产于南亚和东南亚，汉璧礼在采集豆蔻标本时自然以亚洲为中心。全球贸易下的物质流通导致伦敦市场出现了大量似是而非的品种，它们都被笼统地称为"豆蔻"，给市场带来了不少混乱。汉璧礼积极鉴定市场上的未知品种，确定它们的源植物，为辨识这些似是而非的"豆蔻"品种作出了重大贡献。

在汉璧礼对"中国豆蔻"进行开拓性研究时，欧洲对这种植物仍很陌生。1855 年，汉璧礼在《药学杂志》发表的文章《一些罕见的豆蔻》中总结了他对每一种"中国豆蔻"的观察和鉴定结果。② 但直到 19 世纪，才有少数的欧洲学者发现中国还存在其他豆蔻品种。当然，汉璧礼之前还有一些药材学家研究过"中国豆蔻"，如法国药剂师、药材学专家吉布尔（Nicolas-Jean-Baptiste-Gaston Guibourt，1790—1867）和英国药剂师兼药理学家乔纳森·佩雷拉（Jonathan Pereira，1804—1853）。吉布尔的研究基本上还停留在初步阶段；佩雷拉则是这个领域内对汉璧礼启发最大的研究者，他对豆蔻的非洲品种的描述和研究取得了很大的进展。汉璧礼对整个豆蔻的亚洲品种进行解释（主要是印度以外的品种），尤其首次将几种"稀罕的中国豆蔻"的实物带回欧洲并进行观察，取得了关键性的突破。

进一步探讨汉璧礼对中国豆蔻的研究可以让我们回答一些问题，例如 19 世纪的英国药材学家用什么方法来解决药物鉴定的难题？他们期望从如此艰苦的调查中得到什么？从近代西方植物学的形成脉络上看，这种特殊的研究方式又带来了哪些影响？

在雒魏林从上海寄来的一个盒子里，汉璧礼首次看到了"中

---

① Wellcome 8355，pp. 306，335—336，338，344—345，348，356，362—363.

② Hanbury，"Some Rare Kinds of Cardamom".

国豆蔻"的种子和果实。他认为,雒魏林和后来其他协助者送来的"中国豆蔻"都"非常有趣,在欧洲药物收藏中极为罕见"。然而,与其他药材一样,这些中国豆蔻的源植物仍然未知,关于它们来源地的信息也很少。但汉璧礼很快就发现,有些豆蔻看起来"确实是出自南方(the South),有可能是出自越南",并对此感到兴奋。[1]

根据汉璧礼的调查,有些"中国豆蔻"是从东南亚诸国进口的,确实不是中国本土的物种,尽管他们被冠以"中国"之名。部分豆蔻其实产自老挝和柬埔寨,途经暹罗、毛淡棉和槟榔屿等转口港,再被运到伦敦、新加坡和中国的港口城市等消费市场。[2] 豆蔻对中国人来说更像是一种外来的物产,正如6世纪陶弘景所著的《名医别录》里提到的"生南海",10世纪李珣在《海药本草》里提及的"豆蔻生交趾"。[3] 关于和豆蔻类似的"缩砂密",李氏则写道:"生西海及西戎等地、波斯诸国,多从安东道来。"

根据被使用的部分,"缩砂密"又被冠以许多不同的名称,如《本草纲目》中就出现了"缩砂壳""缩砂仁"或者"砂仁"等,由此也能看出中国传统医药一般使用缩砂密壳和仁这两个部分。[4] 汉璧礼曾调查过贴着汉字"砂仁壳"标签的蒴果,在此介绍一二。中国市场上流行的"砂仁壳",通常就是缩砂密的蒴果,但由于脱壳过程不彻底,汉璧礼仍能获得少量的种子。进行观察后,他怀疑这与出

---

　① Wellcome, MS. 8354, p. 107.

　② 见 Hanbury, "Some Rare Kinds of Cardamom", pp. 95, 98, 102, 109.

　③ 李时珍:《本草纲目》(金陵本排印本),中册,第709—710页。许多从南亚和东南亚运来的豆蔻,大多数在广州开放时已经获得了各自的中文名称,在19世纪40年代后期,它们仍然以同样的名字出现在开埠不久的上海。因此,汉璧礼从上海收到几个豆蔻标本后说:"在东南亚、中国南部及邻近国家,这些药用果实已经成为相当重要的贸易品。"见 Wellcome, MS. 8355, p. 274.

　④ 李时珍:《本草纲目》(金陵版排印本)中册,第710页。

售到伦敦药材市场的是同一种豆蔻种子。[1] 1852 年 12 月，汉璧礼曾从伦敦港获取了一批豆蔻种子，伦敦的市场销售目录上写着它们来自缅甸的毛淡棉。[2] 与来自中国的砂仁壳相反，这些通常被称为"Bastard Cardamoms"的商品只有种子，没有蒴果也没有外壳。随后，他在住在亚洲的几位熟人的帮助下，成功地从曼谷获得了更多相同的药材标本。他收到帕迪在暹罗寻获的"保留外壳的果实"，同时从格雷博士那里收到了一粒来自槟榔屿的种子。进行对比观察后，汉璧礼确定两种种子源于同一种植物。[3]

至于中国人所说的砂仁壳，他直到晚些时候才确定了品种。1855 年 4 月，当他关于"中国豆蔻"的文章发表在《医药杂志》上时，他给在宁波的协助者写信，并附上了已发表的这篇文章。信中大部分内容都在问询豆蔻，包括在宁波的药店里还出售什么样的豆蔻，以及在宁波出售的各种豆蔻的中文名。六个问题中有两个是关于砂仁壳的——"是否从暹罗进口"和"中国人如何使用这一空的蒴果"。[4] 一直到 1859 年，汉璧礼的疑惑都还没有解决，他又一次向曼谷写信，因为"这种豆蔻出口到英国的部分不带外壳"，他推测"已被剜出的外壳是否被送到中国，并在那里用于医药"。[5]

他的假设被证明是正确的。汉璧礼对"中国豆蔻"蒴果、外壳和种子标本的观察和比较，将各个地区——即上海、新加坡、曼谷、槟榔屿及毛淡棉联系了起来，并确认在伦敦进口的药材应当是"*Amomum xanthioides*"——这是豆蔻在林奈命名法中的专

---

① Hanbury, "Some Rare Kinds of Cardamom", p. 102.
② Wellcome, MS. 8355, p. 46.
③ Hanbury, "Some Rare Kinds of Cardamom", pp. 100—102.
④ Wellcome, MS. 8355, pp. 356—357.
⑤ Wellcome, MS. 5304, p. 117.

有名称。① 汉璧礼是如何得出这一最终结论的呢？事实上，他不得不应对标本或图片极度缺乏的情况。他从林奈学会和大英博物馆的植物标本室里发现了三种可供他利用的资源。值得注意的是，其中两种仅是文字性的描述。"1827 年戈麦斯（W. Gomez）在马塔班湾的塔维（Tavoy）采集了（一个豆蔻样本）"，这是当时欧洲唯一能找到的豆蔻标本——至少汉璧礼认为是这样。汉璧礼又在"沃利奇（Wallich）博士的缅甸植物目录"和"林奈学会东印度植物标本室目录"中发现了两种关于同一种豆蔻的书面描述。② 汉璧礼将从中国带过来的砂仁壳与它的一个"近亲"的标本比较，然后将其与那个"唯一"的标本比较，最后是与前人留下的两段文字描述进行比较，③通过细致地对比研究，他成功在林奈命法系统中为市面上流行的"中国豆蔻"寻得了一个"科学又通行"的名称。

　　这一案例阐明了汉璧礼研究药材的学术模式，鲜明地展现 19 世纪博物学发展的物质条件——标本收集的全球化脉络与围绕伦敦的标本室而展开的信息积累，而这一切的研究活动仅是为了确定药材的科学名称（在这里就是"*Amomum xanthioides*"），并进一步支援世界自然资源的贸易活动。

　　西方对豆蔻的认识随着全球贸易的波动而不断深入，一直持续至 19 世纪，这也在豆蔻名称的变动过程中得到了明确地反映。从 18 世纪 50 年代到 19 世纪 50 年代英国出版的药材学著作中可以明显看出，市场上的所谓"豆蔻"实际上包含了多种药用种子。不同种类的豆蔻彼此相像，名称本身的不确定性又进一步加剧了

---

　　① Hanbury, "Some Rare Kinds of Cardamom", pp. 100—103. 事实上，缩砂蜜后来被认为是另一个物种（*Amomum villosum*）的变种，其名称被相应的名称（*Amomum villosum var. xanthioides* Wall.）所取代。

　　② Hanbury, "Some Rare Kinds of Cardamom", pp. 100—101.

　　③ 该物种是 *Amomum aculeatum*。其标本当时保存在大英博物馆的植物标本室里。

分类和研究的混乱。尤其是在 18 世纪后半叶这种混乱变得更明显。① 两种称呼——"Cardamom"与"Amomum"之间的区别尚不确定，各种豆蔻起源的地理区域，哪些品种可被认定为药材……对许多问题的认识也在不断变化。

例如 1751 年，药材学作者约翰·希尔（John Hill，1714—1775）对当时人所认识的"Cardamom"和迪奥斯柯里德斯（Pedanius Dioscorides，c. 40—c. 90）等古希腊作家所说的"Amomum"进行了区分。② 但他也承认，他并不知道"真正的Amomum"出自哪种植物。关于什么才是真正的 Amomum，从文艺复兴时期开始就一直存在争论，而且争论多得"几乎数不清"。当时人们普遍认为，欧洲市场上所看得到的几种豆蔻都不是古希腊人所谈及的"真正的 Amomum"。这一时期的豆蔻被粗略地分为"大豆蔻"（Cardamomum Majus）和"小豆蔻"（Cardamomum Minus）两大类。有趣的是，虽然约翰·希尔认为市场上常见的三种小豆蔻都应该是土生土长的印度植物，尤其其中两种在东印度群岛也多有分布，但他补充说，其中一种从中国带来的豆蔻可能属于另外两个印度品种中的其中一种。在他看来很明显"这与（真正的）Amomum 有很大的不同"，出于对这种"神奇的"果实和种子的兴趣，希尔在论文中还音译了它的本地名称——"Tsaokeon"。③因此，对于 18 世纪的作家来说，虽然古希腊人留下了对这一珍

---

① 参见 William Lewis, *An Experimental History of the Materia Medica*, *or of the Natural and Artificial Substances Made Use of in Medicine*, Vol. 1, 4th edition, London：J. Johnson & R. Baldwin, 1791; Lewis, *The Edinburgh New Dispensatory*, pp. 128，166; John Hill, *A History of the Materia Medica*, London：printed for T. Longman, C. Hitch and L. Hawes…（et al.），1751, pp. 467—472; William Cullen, *A treatise of the materia medica*, Philadelphia：M. Carey, 1808, p. 118.

② Hill, *A History of the Materia Medica*, pp. 467—472.

③ 应为汉字"草果"的音译，"草果"是豆蔻的另一名。Hill, *A History of the Materia Medica*, p. 470.

贵的异国药材的描述，但他们所指的真实身份仍然是难以捉摸的。

　　除此之外，还出现了一个引人注目的名字——"天堂谷粒"（Grains of Paradise），但其指称的物产并不固定，有人认为它应属于大豆蔻。[①] 到 18 世纪末，"大豆蔻"仍然被列在诸如《爱丁堡药典》一类的官方药材学出版物中，但逐渐被忽视，因为它跟真正的豆蔻种子大有不同，且只用于"与胡椒相同的用途"，"很少药用"。[②] 很快，"大豆蔻"就被从《伦敦药典》（1809）中删除了。[③] 相比之下，"小豆蔻"和"天堂谷粒"因其公认的药效而被保留在名单中。后者相对而言不太被重视；前者则获得了一个新的名字"马拉巴尔豆蔻"——很显然是以产地命名的，后来被广泛使用。

　　这一定是 19 世纪 20 年代英国在印度建立豆蔻种植园的结果。在 1810 年代，东印度公司通过一些间接方式控制了豆蔻贸易——由公司主管以私人身份控制贸易课税，最终英国成功地独占了马拉巴豆蔻农场产品的进口权。英国主动在印度和锡兰（今斯里兰卡）建立了一批大规模种植园主，[④]并于 19 世纪初在那里建立了豆蔻种植园，此后豆蔻的种植迅速蔓延，甚至到了人们将当地称为"豆蔻山"的地步。[⑤] 豆蔻农场迅速发展，获得了令人满意的

---

　　① James and Moore, *A System of Exchange with Almost All Parts of the World*, pp. 119，138.

　　② Lewis, *An Experimental History of the Materia Medica*, Vol. 1, pp. 279—281.

　　③ Royal College of Physicians of London and George Frederick Collier, *The Pharmacopoeia of the Royal College of Physicians, of London, 1809*, London: Highley, 1821, pp. 24—25.

　　④ 见 Henry Nicholas Ridley, *Spices*, London: Macmillan and Company, limited, 1912.

　　⑤ K. P. Prabhakaran Nair, "The Agronomy and Economy of Cardamom, Elettaria cardamomum M.: the 'queen of spices'", *Advances in Agronomy* 91 (2006), p. 184.

收入。① 这种对印度豆蔻来源进行经济控制的竞争,应该是欧洲的药物需求增加所致。

各种名称与植物品种对应上的变化,与商业扩张导致的物质条件变动密切相关。市场在医药领域的各种术语和某种药物的命名上扮演着重要角色,这也反映在另一种来自西非的豆蔻上。这种陌生的豆蔻在18世纪末就已抵达伦敦市场,其出现最终导致了对"天堂谷粒"这一名称的重新定义。如上文所述,虽然该别称以前一般用来指代印度的产品,但它最终被转用于在几内亚生产并在塞拉利昂港口出口的另一种豆蔻——阿莫姆·梅勒盖塔(Amomum melegueta),又称阿莫姆·格拉纳帕拉迪西(Amomum grana paradisi)。② 虽然它也通常被认为等同于另一个被称为"真正的梅勒盖塔胡椒"(true Melegueta pepper)的品种——它很像"来自印度的真正的豆蔻",但质量较差,仍然与后者有所区别。③

三、"真正"的草药：带比较意涵的词汇的运用

在药物名称逐渐增多的过程中,一个显著的趋势是,定名主要

---

①   从大英图书馆的东印度公司档案资料中可见该事业情况。见"India Office Records and Private Papers", British Library, London (下文简称 IOR/BL), IOR/Z/E/4/40/C112; IOR/Z/E/4/42/M581; IOR/Z/E/4/46/C128; IOR/E/4/930, pp. 255—258, 490. 另见 David White, "A Botanical Description and Natural History of the Malabar Cardamom. By Mr. David White, Surgeon on the Bombay Establishment. Communicated by the Directors of the Hon. East India Company. With additional Remarks by William George Maton, M. D. ", *Transactions of Linnean society of London* 10 (1811), pp. 229—230.

②   Lindley, *Flora Medica: A Botanical Account of All the More Important Plants Used in Medicine*, in Different Parts of the World, London: Longman, Brown, Green, and Longmans, 1838, p. 566; Jonathan Pereira, *The Elements of Materia Medica and Therapeutics*, Vol. 2, 1842, p. 1023.

③   Wellcome, MS. 5304, p. 119.

是基于某种药材的经济价值,从而决定哪一种药材才是"真正"的药材,并将其与其他种类进行比较。因此,当汉璧礼观察和描述在橱柜里陆陆续续积累起来的豆蔻属标本时,他将每一个样本与马拉巴儿豆蔻进行了比较——当时马拉巴儿豆蔻因其药用价值而被称为"真正"的或"药用"的豆蔻。① 也就是说,"真正"的药物和其源植物提供了一个参照点——通常被视为比较的尺度。相应地,在不断扩大的豆蔻属(*Amomum*)和小豆蔻属(*Elettaria*)名单中,所有这些潜在的豆蔻都被理解和定位了——包括"真的""假的""相似的"以及"可替代的"。②

以"中国根"(China root)为例。尽管有几种菝葜属(*Smilax*)植物的根,以"Sarsaparilla"的名义从美洲进口并占领了欧洲市场,但它们并没有被认为是"真正的菝葜"或"真正的中国根"。③ 实际上,这种名称早在 1667 年就出现了,当时基歇尔(Athanasius Kircher, 1602—1680)报道说"真正的中国根只生长在四川(Suchuen)省"。④ 在 19 世纪如此繁荣的海上贸易的大环境下,赋予某一品种一套特殊的术语可以彰显它们的价值——如"真正"(true; genuine)或"药用"(officinal),这种惯例在市场里越来越普遍。⑤ 就人参而言,能在名称前加上"真正"来形容的都是昂贵的、

---

① Jonathan Pereira, *The Elements of Materia Medica and Therapeutics*, Vol. 2, Part 1, 1850, p. 1142.

② 见 Lindley, *Flora Medica*, pp. 564—567. 作者在本书中列举了五种豆蔻属植物,此外还添加了小豆蔻属的两种,其中一种是"真正的豆蔻"。

③ RPS, P313MS, fol. 20.

④ John Ogilby, *Atlas Chinensis: Being a Second Part of a Relation of Remarkable Passages in Two Embassies from the East-India Company of the United Provinces*, 2nd edition, London: Thomas Johnson, 1671, p. 678; Athanasius Kircher, *China Monumentis*, *Qua Sacris quà Profanis*, *Nec Non Variis Naturae & Artis Spectaculis*, Amsterdam: apud Jacobum à Meurs, 1667.

⑤ Wellcome, MS. 8362, p. 293. 见 Anna E. Winterbottom, "Of the China root: A Case Study of the Early Modern Circulation of Materia Medica", *Social History of Medicine* 28. 1 (2014), pp. 37—38.

中国人极为推崇的药材。① 汉璧礼在标本室清单中，将桑普森从广州购买的两片叶子记为"真正"的肉桂（*Cinnamomum Cassia*，Bl.）。② 汉斯在鉴定和描述自己发现的植物（*Alpinia officinarum*）时，就称之为"真正的高良姜"。③

"真"一词成了一个权威性的牌子，这也暗示了市场上普遍存在的"假"货。在某些情况下，"真正"的植物通常被理解为在欧洲市场上最受欢迎的药材，这也反映出大众消费者所期望的药物疗效真实存在，也意味着这种作用很可能得到了药理学实验的支持。尽管这种趋势直到 19 世纪后才变得明显，但在那以后很快成为主导。这种现象可以从"药理学家的高良姜"这样的用词中发现。④ 但在某些情况下，同一个词更多被用来指代古代作家所描述过的东西——或更确切地说，被假设为他们所描述的东西。⑤ 简言之，一种药材的真实性及其名称的模糊性，在其医药功效的大小和经典文献的权威性之间摇摆——前者本身是模棱两可的，不一定必须由市场或科学家证明。

在 18 世纪以及 19 世纪的前几十年，从大部分的药材学著作中可以发现，当时的命名标准很大程度上是随机的——既不明确，也不规范。19 世纪的作者还在广泛使用诸如"真正"或"药用"这样的词汇称呼来自中国的商品，实际上正是对这些外来物产尚无

---

① Jean-Baptiste Grosier, *A General Description of China*, Vol. 1, London: G. G. J. and J. Robinson, 1788, pp. 525—550.

② 见 Holmes, *Catalogue of the Hanbury Herbarium*, *in the Museum of the Pharmaceutical Society of Great Britain*, p. 99.

③ RPS, P313MS, fols. 12, 13.

④ Hance, "On the Source of the Radix Galangæ minoris of Pharmacologists".

⑤ Herman Boerhaave, *Herman Boerhaave's Materia Medica*, *Or the Druggist's Guide*, *and the Physician and Apothecary's Table-book. Being a Compleat Account of All Drugs ...*, London: Printed for the Author and sold by J. Hodges, 1755, pp. 21—22.

足够认识的表现。例如,当时的作者使用"真正"或"真正药用"这两个词形容某种高良姜的根,但没有明确的证据来判断它们是否是古代作者所说的"小高良姜根"(Radix Galanga minoris)。[1] 同样,虽然引起某种生理效应的大黄可以称为"真正的药用大黄",但没有一个连贯的体系来判断"真正的中国大黄"等其他称呼是否与之对应。[2] 有人将拥有这些名称的药物当作市场上最畅销的商品,然而这种消费市场里的偏好总是在变化,这就使得药物名称并不稳定。

同时,每当发现新的标本,植物学家们都会将其与某种"真正的植物"作比较,从而辨识这个标本。例如,汉璧礼在研究几种豆蔻时写道:"它们看起来极其相似,却可以通过它们独特的香味和气味容易区分开来。"[3]由此,"劣等""优等""更好"或"更有成效"等一系列比较和评价性术语经常出现。[4] 这反映了英国科学家对植物的商业价值、效用和质量的浓厚兴趣。科学研究中隐含的商业动机,在18世纪晚期约瑟夫·班克斯的植物交换网络中已经表现得非常明显。强大的实用主义是把遍布全球的英国博物学家聚集起来、与"中心"伦敦联系在一起的核心因素。[5] 因此,当一些新品种比以前已知的品种"更具生产力"或"更好"时,就会被认为"值得调查"。这样的惯例不局限于药材,普遍见于各种自然产品中。例如,一个来自缅甸的"新种"古巴香脂似乎比来自巴西的"通常"产品更具有"卓越"的品质,随之而来的是前者被视为后者的潜在

---

① 和其他许多情况一样,这个拉丁名是从古代文本中采用的,加上形容词来表示与其他物种相比的大小。

② 见 Wellcome, MS. 8363, p. 135("Rheum officinale,真正的中国大黄的母植物");Wellcome, MS. 8363, p. 111("真正的药用大黄")。

③ Hanbury, "Some Rare Kinds of Cardamom", p. 102.

④ RPS, P273MS, fol. 28.

⑤ Mackay, "Agents of Empire: The Banksian Collectors and Evaluation of New Lands", pp. 49—50.

替代品。①

　　总之，英国植物学家经常提及的比较术语，生动地反映了他们科研活动背后的商业动机，其目的是用一种可被轻松理解的语词来命名外来产品，从而赚取利益。但是指称某一种经济作物的随机性和模糊性，不仅给研究者带来了麻烦，也造成了市场的混乱，使得药材学家很难在许多类似的掺假品中辨认出"正品"。

四、命名法的更新与药材学知识的现代转型

　　毫无疑问，林奈命名法在解决市场上出现的这些问题时起到了重要作用。它提供了一个固定的植物分类系统，通过确定每一种药物的源植物来鉴定该药物的身份。最终，豆蔻那些数不清的市场名称都被药材研究者抛弃了，他们提出了基于林奈二项式命名法的新名称——属名"豆蔻属"（*Elettaria*）和种名"*Elettaria cardamomum*"。马顿（William George Maton，1774—1835）首次提出这一新属名并阐明了马拉巴豆蔻与豆蔻属的区别。这两个名称很快取代了"马拉巴尔豆蔻""小豆蔻""真正的豆蔻"等称呼。在马顿的发现之前，"豆蔻"这一总称所指的不同种类、名称和起源之间的混乱已经持续了一个多世纪，人们并不清楚古代作者究竟将哪一种植物命名为"Amomum"。②

　　随着种属名和豆蔻分类的确立，各种新的豆蔻品种如雨后春笋般不断被辨识出来，使得广义上的"豆蔻"目录得到了补充和修订。通过比较佩雷拉著作的两个版本，我们能够清楚地看到姜科（Zingiberaceae）植物所发生的变化。1842—1850 年间，豆蔻以及

---

① Wellcome，MS. 8356，p. 39.
② George W. Maton，*Transactions of the Linnean Society of London* 10 (1811)，pp. 250—254.

相关属——如 Alpinia、Elettaria 和 Amomum——的物种有了巨大的增长。[①] 1842 年,佩雷拉列出了 7 个豆蔻属物种和 2 个小豆蔻属物种,再加上 8 种"尚未被鉴定"的物种,构成了姜科植物。随后,植物学家们进一步观察这些未被鉴定的物种,刻画它们的细节,使得豆蔻属增加到了 9 种。同时,姜科中新增了 2 种高良姜属植物。于是该著作在篇幅上扩大了两倍多:1842 年版本里所描述的姜科植物共 15 页,而 1850 年版中姜科植物已占据了 33 页。[②]现在,姜科植物共有 50 个属,包括非洲豆蔻属(55)、山姜属(248)、豆蔻属(178)、姜黄属(92)、小豆蔻属(11)和姜属(146),包括种下分类群总共有 1594 个正式物种名称。

　　19 世纪初英国科学家辨识豆蔻不同类型的案例,让我们看到了欧洲药材学知识发生的转变。作为一个通用的命名系统,林奈双名法的建立对药材学知识传统产生了巨大的影响。林奈双名法被广泛应用于 18 世纪晚期,它被认为是解决无数名称泛滥以及由此导致的全球贸易活动上的混乱的一种实用办法,可以"摆脱混乱——既有自然的混沌,也有早期植物学的混乱,理出秩序"。[③]随着这一体系的普及,新的植物分类学不断发展,各种欧洲药典也随之改写。相应地,关于药的所谓"科学知识"也就被看作是符合

---

　　① 见 Pereira, *The Elements of Materia Medica and Therapeutics*, Vol. 2, 1842, pp. 1022—1037; Pereira, *The Elements of Materia Medica and Therapeutics*, Vol. 2, Part 1, 1850. pp. 1115—1147.

　　② 见"Zingiberaceae", *The Plant List*, Version 1. 1., 2013 年, *http://www.theplantlist.org/1.1/browse/A/Zingiberaceae/*, 2019 年 8 月 12 日读取; "Elettaria cardamomum (L.) Maton", *The Plant List*, Version 1. 1, 2013 年, *http://www.theplantlist.org/tpl1.1/record/kew-243056*, 2018 年 8 月 26 日读取。

　　③ Pratt, *Imperial Eyes: Travel Writing and Transculturation*, pp. 24—25; Patricia Fara, *Sex, Botany and Empire: The Story of Carl Linnaeus and Joseph Banks*, Cambridge: Icon Books, 2004, p. 21.

林奈双名法或现代科学标准化语言的知识。①

　　这一时期欧洲对每种药材的命名和理解完成了从随机命名到现代植物学命名法的转变。前者赖以命名的是看得见、摸得着的天然特征或市场偏好，后者则严格依据林奈命名法。这种变化要求药材学家从药材的两个维度着手——既要确定某种药材的源植物，又要对该植物进行分类。于是对天然本草的真伪、效用的甄别开始依赖于林奈分类法。由此可以发现，药材知识从"药材学"到现代植物学的转变，源于校正那个时代普遍存在的药品掺假问题。换言之，在新的框架里，为了在充斥市场的许多"假"药中挑选出"真"药，需要为它的源植物"验明正身"。

第二节　对早期文献的重新阅读及药材名称的收集

　　可见，药材知识发展的原动力是为了解决全球化商业活动中出现的新问题，而表现为将市场上出现的繁复名称转化为单一、清晰且科学的名称。在药材学家们适应并最终接受林奈分类法的过程中，他们突破了不同知识领域间的壁垒，目光遍及商船可抵达的所有地方，而一种特殊的"翻译"成为他们的首要任务——在不断变化的学科和不同的语言之间建立联系，欧洲现代科学的语言便随之成为这一过程中的核心纽带。这一过程并不仅仅是为某种植物的原名寻找一个译名，因此以"翻译"来概括恐怕不如"译校"来得恰当——既要在不同语言的概念之间建立对应关系，也

① David L. Cowen, *Pharmacopoeias and Related Literature in Britain and America*, *1618—1847*, Aldershot: Variorum, 2001, pp. 40—41.

要甄别具有多种名称的同一实物的属性,将之纳入西方的植物命名体系之中。因此,敬请读者从更广泛的意义上理解本文的"翻译"一词。

在19世纪,英国已建立起一个横跨伦敦与中国的巨大科学网络,使药材学标本、信息和人员不断向伦敦流动、积累资源。在这一网络不仅向伦敦运输物质材料,还输送了名称、文本等抽象材料,它们不仅存在于异域这一空间上的远处,而且存在于文献这一时间上的远处。文本的交换和名称的"翻译"同时发生。名称的"翻译"通常是通过重新发现前人留下的海量文本来进行的。正如下面的考察所显示,重新发现以前的文本,与重新书写植物的许多外文名称进而把它们换成易读的名称同步进行。相较于收集植物的本土名称,这一过程在某种意义上起到了更大的作用,往往优先于化学分析等科学手段。因此,在多个文本之间将名称进行一系列的对应,在把药材学转变为具有普遍化术语的全球性科学的过程中扮演了重要角色。此外,这一特殊的翻译工作表明,前林奈时代的博物学作家以及他们对于异域自然界研究的成果是如何被后林奈时代的学者们对待和接受的。新发现的从前写就的文本,在重新梳理植物神秘莫测又繁复的名目时往往更有用。

一、考异与重构:19世纪英国植物学家对早期文献药材名称的研究

至于中药和有关植物,汉璧礼参考了许多较早的文献,包括中国的古籍和早期欧洲博物学著作。他的兴趣集中在书中的各种药名和植物名称上,花费了大量时间对中文药名和植物名进行识别和翻译,以将中国植物群纳入西方科学知识体系。接下来,笔者将介绍在这一过程中他面临的二重挑战。

（一）"名"与"实"的断裂

第一重挑战，是植物名与实物之间始终稀薄的对应关系。19世纪以前关于中国植物的博物学著作大都基于两方面的理由被植物学家们束之高阁。其一是西方语言译名的缺失，其二是图像材料的匮乏。笔者将从这两方面入手，解释这种植物名称与实物之间的断裂现象。

在大多数著作中，植物名称大都采取以罗马字母模拟汉语发音的方式标记，没有对应的英文名或拉丁名。比如，汉璧礼在关注一种类似于姜黄、被叫做"郁金"的根时，把它音译成 Yue-kin 或 Yo-kin，却没能给它想出一个西方语言译名或者学名。① 这样的做法使读者难以判定作者观察和描述的到底是哪种植物。正如雷慕沙（Abel Rémusat，1788—1832）等提及的，引入仅有中文名称的未知植物是一项艰巨的任务。在缺乏关于中国植物的统一术语的情况下，许多叙述都因无法提取有效信息而黯然失色。②

因此，早期博物学留下的成果对于 19 世纪欧洲药材学知识的影响非常有限，而后者正按照林奈双名法重新建构知识体系。有类于此，当时英国科学家对中国、日本药材的博物学著作也缺乏兴趣，主要是因为他们无法按照本国的植物知识来识别书中的许多异国植物，但也有可能是因为英国和其他大多数欧洲国家实际上无法涉足与远东的贸易。直到 19 世纪中叶，西方科学家依然认为这些著作里的植物既无法辨认，又没有实际的经济价值。这两种情况使得早期博物学著作仅仅被当作一种异域知识，而对欧洲各

---

① Wellcome, MS. 8354, p. 207.

② Jean Pierre Abel Rémusat, *Mélanges Asiatiques, ou Choix de Morceaux Critiques et de Mémoires Relatifs aux Religions, aux Sciences, aux Coutumes, a l'Histoire et a la Géographie des Nations Orientales*, Paris: Dondey-Dupré, 1825, Tome 1, p. 250.

国国内的经济发展没有什么实际效用。①

于是在 19 世纪,除人参、茶叶、大黄等大名在外的植物,大量的中国植物或由其制作的草药仍然未被认识。它们没有欧洲语言的译名,自然也没有科学名称,只能以别扭的音译名的方式被提及,并被视为奇异的事物。② 例如,尽管英国人对作为染料的各种植物非常感兴趣,却只能以音译指称之——如"Waifa""Wai-hua"或"Wai-hwa"等。③

直到 19 世纪中英政治关系及经济条件发生重大变化后,这一形势才发生了改变。由于拥有潜在经济利益的药材不断增多,植物学家们开始着手解决这种混乱。针对陌生的药材,一方面,许多当时研究者提出了新名字;另一方面,它们失落的名字也从早期著作中被重新发现。因此早期著作受到了新的关注,音译名称也被转换成科学术语的名称。这项"翻译"工作使得早期的博物学著作与欧洲现状相连,创造出有效的知识,从而使中国物产成为可识别的商品,最终用于出售。

从 18 世纪中叶起,用拉丁语为每种仅有汉语音译名的植物或药材命名,正在逐渐成为植物学研究的重要部分。随着林奈双名法的广泛运用,新一代科学家在这方面作出了重大贡献。在 19 世纪科学家的眼里,18 世纪探险家和博物学家留下的手稿和图画似乎不适合作为直接参考,而需要大量的"翻译",因为它们大多数只标记了带有汉字和西文音译的名称。比如,汉璧礼在笔记本中的一张小纸条提到詹姆斯·坎宁安的标本收集工作——"一本关于

---

① 见 Parsons, "Plants and Peoples: French and Indigenous Botanical Knowledges in Colonial North America, 1600—1760", p. 153.

② Barnes, *Needles, Herbs, Gods, and Ghosts: China, Healing, and the West to 1848*, pp. 271—272.

③ Wellcome MS. 8354, p. 261; Wellcome, MS. 8356, pp. 36—37. 另见 Wellcome, MS. 8354, p. 239.

中国植物的小册子，各个植物有中国名字以及拉丁语解释——由 M. Cuningham 寄给 W. Petiver"。① 这个手稿本的一部——"植物目录，其图像在'中国描绘'中"（Catalogues Plantarum，quarum Icones in China delineate Sunt），就以罗马字母标记了每种植物的中文名称发音，并提供了简要描述。②

伦纳德·普卢肯特（Leonard Plukenet，1641—1706）的《植物大全》（*Amaltheum Botanicum*）是作为《植物图集》（*Phytographia*）的补充而出版的一本小册子。书中作者对坎宁安在中国收集的植物进行了详尽的描绘，但似乎更多是为了满足人们对异国自然的好奇心，而不是为了在现实中发挥作用。③ 尽管这本书有 104 幅图和对 400 份中国标本的描述，却没有得到应有的重视，因为读者们无法用可读的欧洲名字辨认每一种植物，一筹莫展。④ 在该书出版一个世纪之后，林奈对其进行了深入的研究，吉塞克（Giseke）在此基础上进行了彻底的编辑和校阅，并根据林奈双名法对书中的植物进行了重新编排。⑤ 虽然吉塞克已经描述并且确定了许多植

------

① Wellcome，MS. 8355，pp. 79—80. 参见 Raymond P. Stearns，"James Petiver，Promoter of Natural Science，c. 1663—1718"，*Proceedings of American Antiquarian Society* 62 (1952)，pp. 268—269.

② 关于汉璧礼提及的这份手稿（"Additional mss. 1782—1835：No. 5292—5294"），笔者在 2018 年曾访问大英图书馆并寻找过。但是手稿的参考代码有所变动，现在无法确定。根据汉璧礼的描述推测其应该是："James Cuninghame [Cunningham]：Notes on Botany and Zoology in East Asia and the Canary Islands，plus Correspondence with Juan Baptista Poggio and Isidorus Arteaga de La Guerra"，1706，British Library，Sloane MS 2376.

③ Leonard Plukenet，*Amaltheum Botanicum*，Londini：[s. n.]，1705.

④ Wellcome，MS. 8355，pp. 79—80. 见 Richard Pulteney，*Historical and Biographical Sketches of the Progress of Botany in England*，Vol. 2，London：Printed for T. Cadell，1790，pp. 18—29.

⑤ Paul Giseke，*Index Linnaeanus in Leonhardi Plukenetii Opera Botanica* (*etc.*)，Hamburgi：Prostat Apud Auctorem et Carolo E. Bohn Commissum，1779.

物，但仍然无法鉴定《植物图集》中的那些中国标本。[①]

　　与此类似，德国植物学家恩格柏特·坎普法（Engelbert Kaempfer，1651—1716)的研究也得到了重新关注。他是荷兰东印度公司的一名医生，驻扎日本出岛期间对当地的自然环境及各种植物进行了观察，结集出版为《异域采风记》（*Amoenitatum Exoticarum*）。其中第五卷长达 145 页，题名"日本植物"（Plantraum Japonicarum)，尤其值得关注——书中的许多植物是从中国出口到日本的，抑或是与中国品种相同。[②] 坎普法著作的最大优点在于，他描述各种植物忠实地遵循植物学家的态度和规范。[③] 这本书既包含一系列的植物插图，还流露出对植物形态的特殊兴趣，这与现代植物学的关注点相同。例如他对人参的描述是用"专门性的描述语言"写成的，这正是日后科学性权威的渊薮。[④]

　　然而坎普法的作品与坎宁安的相似，直到出版几十年后才最终在林奈以后的植物学系统中占据了一席之地。瑞典医生和博物学家图恩伯格是坎普法成果的伯乐。[⑤] 作为林奈的门徒，他在日

---

①　Emil Vasilievitch Bretschneider，*Early European Researches into the Flora of China*，Shanghai：American Presbyterian Mission Press，1881，p. 44.

②　Engelbert Kaempfer，*Amoenitatum Exoticarum Politico-physico-medicarum Fasciculi*，Lemgoviae：Typis & Impensis Henrici. Wilhelmi Meyeri，aulae Lippiacae typographi，1712. 由坎普法撰写的《日本历史》也是汉璧礼查阅的另一个信息来源：Engelbert Kaempfer，*The History of Japan: Giving an Account of the Ancient and Present State and Government of that Empire*，trans. by John Gaspar Scheuchzer，London：Printed for the translator，1727. 见 Wellcome，MS. 8354，p. 203；RPS，P273MS，fol. 28.

③　Wolfgang Muntschick，"The Plants that Carry His Name：Engelbert Kaempfer's Study of the Japanese Flora"，Bodart-Bailey，Beatrice M. und Derek Massarella（Hg.）：*The Furthest Goal*，*Engelbert Kaempfer's Encounter with Tokugawa Japan*. Folkstone：Japan Library（1995），p. 81.

④　Pratt，*Imperial Eyes: Travel Writing and Transculturation*，p. 29.

⑤　Marcon，*The Knowledge of Nature and the Nature of Knowledge in Early Modern Japan*，pp. 136—139. 另见 Carl Peter Thunberg，*Japan Extolled and Decried: Carl Peter Thunberg's Travels in Japan 1775—1776*，New York：Routledge，2012，Editor's introduction.

本呆了十六个月，首次尝试用林奈双名法对日本植物进行命名，这项工作对日后影响深远。他的著作《日本植物志》（*Flora Japonica*）记录了 530 种以上的植物。[①] 书中的植物标本主要由他本人调查收集，但也有许多发现是通过观察约瑟夫·班克斯所藏的坎普法标本得来的。[②] 图恩伯格作品值得关注之处在于，它同时使用了林奈双名法和日文名两种命名方式来描述和鉴定这些日本植物。

此处以菊花为例。菊花作为观赏植物，在中国和日本很受欢迎，但直到 19 世纪初，它还是欧洲人眼中的异域奇葩。坎普法、图恩伯格和卢雷罗（Juan de Loureiro, 1717—1791）属于少数亲眼见过菊花的欧洲人，他们的描述被认为是"提供了实质性帮助的"。[③] 在坎普法留下的只言片语中，他提到"当地人称之为'Kik'，'Kikf'或'Kikku'"，汉字写作"菊"。[④] 林奈和威德诺没能从这样的记载中辨认出这种植物，他们的《植物种志》（*Species Plantarum*, 1753）也没有反映坎普法著作中的信息。但图恩伯格将坎普法的观察与菊花的林奈名称（*Chrysanthemum Indicum*）联系起来，还补充了更多的日语名称——"Kikokf, Kiko no Fanna, Kik, Kikf 或 Kikku"。[⑤]

另外，由于缺乏可供查阅的样本或插图，19 世纪以前著作中

---

① Carl Peter Thunberg, *Flora Japonica*, Lipsiae: In Bibliopolio I. G. Mülleriano, 1784.

② Marcon, *The Knowledge of Nature and the Nature of Knowledge in Early Modern Japan*, pp. 135—137.

③ Joseph Sabine, "XXIV. Observations on the Chrysanthemum Indicum of Linnæus.", *Transactions of Linnean society of London* 13. 2, Wiley Online Library, 1822, pp. 561—578.

④ Kaempfer, *Amoenitatum Exoticarum Politico-Physico-Medicarum Fasciculi V*, pp. 875—877.

⑤ Thunberg, *Flora Japonica*, p. 320.

有关植物的许多描写被视为不够完整,不足以使读者得出明确的结论。在这方面,耶稣会士卢雷罗是最具代表性的作者之一。尽管他在他的著作《交趾植物志》(*Flora Cochinchinensis*)中提供了大量关于东亚植物的新信息和详细叙述,却没有被同时代的欧洲科学家列为参考书籍,因为里面的描述大多是文字性的,没有包含任何标本或植物图。此外,尽管花是林奈双名法中最为强调的部分,卢雷罗却并没有依据对"活植物的花朵"的观察来进行分类,这使得他的工作对汉璧礼和其他人来说缺乏说服力。[①]

对汉璧礼等 19 世纪中后期英国植物学家来说,卢雷罗的作品实际上是非常有价值的材料之一。[②] 在《交趾植物志》所描述的 1 257 种植物中,这位葡萄牙耶稣会传教士观察并命名的中国植物共有 539 种,其中 245 种仅在中国发现——大部分在南部。在 18 世纪,还未有任何其他科学家在中国植物研究这一领域取得如此非凡的成果。[③] 用贝勒的话说,卢雷罗"毫无疑问占有最突出的地位","至少与他那个时代的一般水平相比",他既是个认真的观察者,又拥有良好的植物学知识。虽然他的著作被认为"在现代意义上"缺乏"科学准确性",但卢雷罗在对植物的直接观察方面受到高度重视——他亲眼看到的不是干标本,而是新鲜的或活的植物。[④]

《交趾植物志》中描述的很多亚洲植物是卢雷罗首次发现、记

───────────────

① Hanbury, "Some Rare Kinds of Cardamom", pp. 105—106.

② Hanbury, *Notes on Chinese Materia Medica*, p. 4.

③ Juan de Loureiro, *Flora Cochinchinensis: Sistens Plantas in Regno Cochinchina Nascentes*, Ulyssipone: Typis, et expensis Academicis, 1790. 作为一名被派遣到印度果阿和中国澳门的葡萄牙耶稣会传教士,他于 1742 年来到交趾支那,在那里他作为数学家和博物学家工作了 35 年。从 1777 年起,卢雷罗在广州呆了三年。参见 Métailié, *Science and Civilisation in China*, Vol. 6, Part 4, pp. 538—539; Elmer Drew Merrill, "Loureiro and His Botanical Work", *Proceedings of the American Philosophical Society* 72. 4 (1933), pp. 229—239.

④ Bretschneider, *Early European Researches into the Flora of China*, pp. 132—184.

录并亲自用林奈法给它们命名的。[①] 因此这本书的意义之一即在于作者为许多中国本土植物提供了广东话或普通话名称的拼音以及科学名称，根据林奈双名法——"无论首发与否，无论正确与否"。[②] 尽管如此，《交趾植物志》的命名还是很难取信于下一代研究者。这是因为卢雷罗没有留下任何植物图或标本，下一代研究者无法完全确定他亲眼观察到的到底是什么植物。在 19 世纪的植物学家看来，如果不能检查真实的标本，仅仅依靠"卢雷罗提出的论断"似乎是不可信的。[③]

例如当卢雷罗将观察到的草果命名为 *Amomum medium* 时，他是唯一一个对其进行描述的人，却没有留下样本或插图等任何实质性证据。对此，一个世纪后的法国药材科学家吉布尔只能猜测，他观察到的"球卵形中国豆蔻"标本可能与卢雷罗所观察过的 *Amomum medium* 相同。关于这一点，汉璧礼也不敢断言。[④] 在他看来，显然卢雷罗也没有亲眼目睹这种植物的花朵，这使得他所留下的描述更加"不完整"，只能对 *Amomum medium* 的身份持保留态度。[⑤]

尽管卢雷罗是首先为许多中国植物进行科学命名的植物学

① 在现在的植物分类学中 971 种植物被认为是由于卢雷罗首次命名的。见"国际植物名称索引"：*International Plant Names Index*，2018 年，*http://www.ipni.org*，2018 年 10 月 8 日读取。另见 Bretschneider, *Early European Researches into the Flora of China*, pp. 134—135.

② Bretschneider, *Early European Researches into the Flora of China*, pp. 132—133; Elmer Drew Merrill, "A Commentary on Loureiro's 'Flora Cochinchinensis'", *Transactions of the American Philosophical Society* 24. 2 (1935), p. 44.

③ Hanbury, "Some Rare Kinds of Cardamom", pp. 98，105—106.

④ Hanbury, "Some Rare Kinds of Cardamom", pp. 105—106; Wellcome, MS. 8354, p. 207; Wellcome, MS. 8355, pp. 320—322. RPS, P273MS fols. 1, 9.

⑤ Hanbury, "Some Rare Kinds of Cardamom", pp. 106—107; Hanbury, *Notes on Chinese Materia Medica*, p. 26; Merrill, "A Commentary on Loureiro's 'Flora Cochinchinensis'", p. 118.

家,而且他的叙述本身就是一项罕见而有价值的成就,却难免落入植物"名"与"实"断裂的窠臼。这种断裂也导致他提出的林奈式名称与后代研究者所提出的名称往往不相吻合、舛错迭出。正是因此,美国植物学家埃尔默·梅里尔(Elmer Drew Merrill,1876—1956)认为,"目前,我们依然不能轻易地把卢雷罗编写的草药志引为参考"。①

(二) 以多种拼音方式而写的多样名称

从以前的作者留下的记录中寻找某一种特定药材的名称,对一位 19 世纪的植物学家而言既重要又困难重重。在大多数西方人眼中,汉字显得非常深奥,是最难处理的。不同的作者用不同的拼音法来转写汉字,大同小异的转写使得问题愈发复杂了。

例如,当汉璧礼与其他研究者交流并提到"白豆蔻"时,通常用翻译名称"圆形或簇状豆蔻"来指代它。② 它"生长在苏门答腊岛和印尼群岛的其他邻近地区",在中国处处有售,是常用药材。③然而,像这样一种物产具有不同名称的现象使汉璧礼困惑不已。暂且不论"Hang-kow"和"Seaon-kow",光是"Po-tow-kow"与"Tung-po-tou-kou"这两种音译,就足以使人困惑。实际上,前者应当是"白豆蔻",后者是其别称"东坡豆蔻"。④ 汉璧礼认为"Po-

---

① Elmer Drew Merrill, *Merrilleana: A Selection from the General Writings of Elmer Drew Merrill*, Waltham, Mass.：The Chronica Botanica Co.，1946，pp. 254—255；Métailié, *Science and Civilisation in China*, Vol. 6, Part 4, pp. 634—635.

② 见 Wellcome, MS. 8355, pp. 335—336；Wellcome MS. 8356, pp. 123, 245.

③ Lindley, *Flora Medica*, pp. 566—567.

④ 汉璧礼出版这篇文章后不久,以后代研究者们阐明了这一点。1871 年,师惟善(Frederick P. Smith, 1833—1888)写了一本书,其中提到了"白豆蔻"和"东坡豆蔻",这两个当地名称被确认为同一种物质。Frederick P. Smith, *Contributions Towards the Materia Medica and Natural History of China*, Shanghai：American Presbyterian Mission Press, 1871, pp. 36—37.

tow-kow"和卢雷罗所记录的"Pě-téu-keu"是同一物种，这是正确的。[①] 但他错误地听取了一位协助者的意见，认为"Tung-po-tou-kou"（东坡豆蔻）中的"Tung"（东）仅仅用来表示"东方"，普遍适用于东南海域的产品，以区别于西部地区的产品，因而将其省略了。[②] 结果，"po"和"bai"由于发音相似而被转写成了相似的罗马字，再配上"豆蔻"，可谓是令人疑惑了。[③]

19世纪上半叶，标准化的中文拼音系统还没有确立，大多数欧洲研究者对汉语一无所知。如果他们使用原来的汉字进行交流，就不会产生这样的麻烦，然而汉字在大多数欧洲人眼里是如此的"怪模怪样"，以至于把它当作一种普通的交流方式几乎是不可能的。此外，直到19世纪末，伦敦还没有适于印刷汉字的设备。在1877年，英国首次出版用全套中文活字印刷的书，这些活字是由一家印刷公司史蒂芬·奥斯汀（Stephen Austin）从上海引进的。[④] 在此之前，为了在出版物上印刷中文植物名称，伦敦的一位博物学家只能将所需的汉字在中国刻字以后再运回伦敦。[⑤]

不同的作者采用不同的拼音方式转写汉字，对交流极为不利。

---

① Loureiro, *Flora Cochinchinensis* 1 (1790)，p. 3. 此外，美国植物学家梅尔认为，卢雷罗的描述显然与"林奈物种"不符，这个建议是正确的，因为根据林奈分类法，"白豆蔻"果然不是豆蔻属植物的果实，而是小豆蔻属。Merrill, "Loureiro and His Botanical Work"，p. 118.

② RPS, P273MS, fol. 45 ("Catherine Lockhart to Daniel Hanbury", 30 January 1862).

③ Hanbury, "Some Rare Kinds of Cardamom", p. 109. 然而，这一错误在随后的出版物中得到了改正，汉璧礼用四个字正确地表示了整个名称。见 Hanbury, *Notes on Chinese Materia Medica*, p. 28.

④ 见 Robert Kennaway Douglas, *Catalogue of Chinese Printed Books, Manuscripts and Drawings in the Library of the British Museum*, Longmans&Company, 1877; Samuel Beal, "Catalogue of Chinese Printed Books, Manuscripts and Drawings in the Library of the British Museum by Robert Kennaway Douglas.", *The Indian Antiquary* 10 (1881), pp. 373—374.

⑤ Wellcome, MS. 8363, p. 111; Wellcome, MS. 8362, p. 44; RPS, P273MS, fol. 45.

在某种程度上,欧洲不同语言之间的差异加剧了这一问题。由于罗马字母中每一个元音的发音在不同语言,甚至不同地域使用的同一种语言中都不一致,对汉语名称来说用罗马字母注音是一种相当低效的交流方式。① 事实上,不同的语言和文字不仅会使阅读以前的著作变得复杂,也会使得同时代的不同民族之间交流变得困难。因此,汉璧礼收到吉布尔用法语转写的中国药房常用药材名抄本后,不得不重新拼写这些名字,使之符合英语的拼字法。② 反过来,为了和一些法国研究者共享信息和样本,汉璧礼必须为草药的汉语和越南语名称准备一份单独的法文名称列表。因此在"交趾支那有关药理学的需求清单"(*Desiderata pharmacologiques pour la cochin china*)中,他首先列出了越南名和中文名——后者包括法文拼音以及汉字两种写法。③

在这种情况下,最有效的解决方法就是采用标准化的汉字拼音系统。1815 年,马礼逊(Robert Morrison,1782—1834)在他的《华英字典》中提出了一种拼音系统,后来被公认为是"最适合英语读者的标准",④被相关学者广泛采用。1869 年,汉璧礼要求寻找"Yang Mae"的种子,却徒劳无功。镇江的斯托纳克(William Stronach,fl. 1850—1876)回信,怀疑这是"Yang-mei",并提及马

---

① 见 Samuel Wells Williams, *An English and Chinese Vocabulary*, *in the Court Dialect*, Canton：Office of the Chinese Repository, 1844, pp. v—vii. 这本词典的中文名为《英华韵府历阶》。

② RPS, P273MS, fol. 3 ("Catalogue Des Koan Yo, Ou Simples Generales Chez Les Apothicaizes, With the Names Spelled in Morrison's System").

③ RPS, P304MS, fol. 12.

④ Douglas, *Catalogue of Chinese Printed Books*, *Manuscripts and Drawings in the Library of the British Museum*, p. vi. 作为来华的第一位新教传教士,马礼逊不惜耗时十三载,编纂了第一部英汉—汉英字典：Robert Morrison, *A Dictionary of the Chinese Language: In Three Parts and Six Volumes*, Macao：East India Company's Press, by P. P. Thoms, 1815. 见谭树林：《马礼逊与中西文化交流》,杭州：中国美术学院出版社,2004 年；Huiling Yang, "The Making of the First Chinese-English Dictionary", *Historiographia Linguistica* 41 (2014), pp. 299—322.

礼逊的汉语拼音法。[①] 同样，一种产自中国和交趾一带的豆蔻，被吉布尔称作"圆形中国豆蔻"（*Amomum globosum*），这个别名为佩雷拉所沿用，却仍令人一头雾水。卢雷罗将之转写为"Tsao Keu"，却没有附加它的汉字"草蔻"。后来根据马礼逊拼音法，它被转写为"Tsaou-kow"。[②] 至于另一种吉布尔称之为"球卵形的中国豆蔻"（*Amomum medium*）的果实，其中文名"草果"被卢雷罗转写为"Tsao Quo"，吉布尔和佩雷拉却将它与旁边的一个越南语名字"Thao Qua"弄混了。[③] 汉璧礼纠正了这个错误，并按照马礼逊拼音法将卢雷罗转写的名字改为"Tsaou-kwo"。[④] 一个汉字在发音上会与另一个汉字相似，这就要求读者对中文足够熟悉，以便识别和区分不同作者用不同的拼字方式书写的汉语词汇。

（三）药材名称的纷繁演化

19 世纪英国植物学家面临的第二重挑战，是药材名称在广大时空中的纷繁演化。在广土众民、历史悠久的中国，同一药材在不同的历史时期可能有不同的名字，在同一时期的各地也可能有不同的名字；甚至即便是同一名字，也可能因各地的方言差异而听来不同。

无论中国人还是欧洲人，都会发现前人书中提及的名称与生活中普遍使用的名称之间如隔天堑，以致查阅古典文献并不像汉璧礼等所期望的那样富有成效。草药的分类、鉴别和评价方法随

① RPS, P307MS, fol. 34.

② Hanbury, "Some Rare Kinds of Cardamom", pp. 95—96.

③ Pereira, *The Elements of Materia Medica and Therapeutics*, Vol. 2, 1854, p. 1141.

④ Wellcome, MS. 8355, p. 57; Sir William J. Hooker and Daniel Hanbury, "Botanial and Pharmacological Inquiries and Desiderata" (Extracted from the Admiralty Manual of Scientific Inquiry, 3rd Edition, 1859), in *Science Papers: Chiefly Pharmacological and Botanical*, ed. Joseph Ince, London: Macmillan, 1876, p. 178.

着时间改变,使得用林奈命名法来识别任何一种药材都变得相当困难,很难将一个相对确定的名称与特定的实物联系起来。[1]

例如,《本草纲目》所列举的每种药材都有"释名"一条,在此条下列出了它的种种异名,汉璧礼等科学家自然乐于利用此书。但由于《本草纲目》成书于 16 世纪后期,文中的很多名字在 19 世纪的中国药店和市场已经踪迹全无。比如,汉璧礼通过他的协助者打听到了各种豆蔻的名字,却发现只有"益智子"一种出现在《本草纲目》中。[2] 前文曾提及,汉璧礼对"东坡豆蔻"这个名字感到困惑,事实上这是当时市场上常用的一个别称,而《本草纲目》中则称之为"白豆蔻"。[3] 同样,《本草纲目》将"草豆蔻"列为"豆蔻"的异名之一,而汉璧礼观察到的却是"草蔻"(Caokou)。[4]

在中国被称为"阳春砂"和"缩砂密"的豆蔻,也显示出实践和文本之间的差距。[5] 汉璧礼的协助者在上海、香港以及新加坡市场上收集到了一些以"Yang-chun-sha"命名的标本。经过观察,汉璧礼认为它与卢雷罗的 *Amomum villosum* 相同。[6] 然而,卢雷罗将该物种的中文名称记录为"So Xa Mi",而汉璧礼从未从中国收

---

① 关于药材名称在时间上的不断变化,见 Hanson and Pomata, "Medicinal Formulas and Experiential Knowledge in the Seventeenth-Century Epistemic Exchange between China and Europe"; Nappi, "Bolatu's Pharmacy Theriac in Early Modern China"; Carla Suzan Nappi, "Surface Tension: Objectifying Ginseng in Chinese Early modernity", in *Early Modern Things*, ed. by Paula Findlen, New York: Routledge, 2013, pp. 31—52.

② 李时珍:《本草纲目》(金陵版排印本)中册,第 711—713 页。

③ Hanbury, *Notes on Chinese Materia Medica*, p. 28;李时珍:《本草纲目》(金陵版排印本)中册,第 709—710 页。

④ Hanbury, *Notes on Chinese Materia Medica*, pp. 25—26;李时珍:《本草纲目》(金陵版排印本)中册,第 707—709 页。

⑤ Hanbury, "Some Rare Kinds of Cardamom", pp. 98—99.

⑥ Hanbury, "Some Rare Kinds of Cardamom", p. 109; Jonathan Pereira, *The Elements of Materia Medica and Therapeutics*, Vol. 2, 1854, p. 1140; Loureiro, *Flora Cochinchinensis*, Vol. 1, 1790, p. 4.

集到过被冠以这种名称的果实。后来，汉璧礼在《本草纲目》发现了一个与"So Xa Mi"发音对应的名字——"缩砂密"，他确认两者应是一物，又向汉学家求证，得知这个词现在通常音译为"Suh Sha Meih"。至于其书面上的名称，汉璧礼假设它是 *Amomum xanthioides*。在《本草纲目》中，李时珍提供了大量关于其产地的信息，但当他在征引前人时，对于"缩砂密"只提到"名义未详"。他写道，这些产品来自波斯等西域国家，自 10 世纪开始在中国南方种植。他还记录了缩砂密的不同名称，例如"缩砂""缩砂仁"及"砂仁"。[①] 可见，在中国本草著作中，直到现在普遍认为"砂仁"一词可以与"缩砂密"互换使用。事实上，汉璧礼从中国收到的只是缩砂密的蒴果部分，而这种蒴果又被称为"Sha-jin-ko"，即"砂仁壳"。"阳春砂"则是另一种中国植物，它的名字来源于产地阳春县。[②]

师惟善区分了阳春砂和缩砂密——前者被鉴定为 *Amomum Villosum* 的果实，后者被鉴定为 *Amomum Xanthioides* 的果实。[③] 随后的植物分类学又推翻了这一论证，认为阳春砂和缩砂密其实是同一个物种的不同变种——缩砂密是 *Amomum villosum* var. *xanthioides*(Wall. ex Baker) T. L. Wu & S. J. Chen，而阳春砂是 *Amomum villosum*，Lour.——这使得汉璧礼和大多数中国人很难将它们区别开来。不论"缩砂密"究竟是何种属，在 19 世纪的中国市场上常见的要么是进口的缩砂密蒴果"砂仁壳"，要么就是国产的"阳春沙"。换言之，"缩砂密"这个名字在当时的中国已经变得很罕见了。[④]

虽然英国博物学家经常参考《尔雅》《本草纲目》以及其他古

---

① 见李时珍：《本草纲目》（金陵版排印本）中册，第 710—711 页。

② 阳春县：今广东省阳江市阳春市。

③ Smith, *Contributions Towards the Materia Medica and Natural History of China*, pp. 15—16.

④ Hanbury, *Notes on Chinese Materia Medica*, pp. 26—27.

籍,但考证文本中的植物或药材名依然面临着许多困难。① 首先,在不同的文献中,一个物种有许多不同的名字。正如前述白豆蔻的案例,中国人使用了至少四种名称来称呼一种果实,而在市场上,常用的别称可能同时对应同一对象,并且这些别称还会不断地变化。

不仅如此,我们还需要考虑中国的种种不同方言。不同的方言中同一个汉字名称的发音差异极大。② 北京、上海、广州的方言是如此的不同,很难不使一个外国人感到困惑。更何况一种药材在不同的地方经常有着完全不同的名称。1862 年 3 月,帕里什在给汉璧礼的一封信中写道,他在中国北方发现了一种不熟悉的椒"在天津等各地被广泛买卖"。根据他亲眼所见,"这种椒的源植物在南京和芝罘等地非常茂盛"。一个叫班纳特的人告诉帕里什,这种椒出自 *Zanthoxylum piperitum*(山椒)和 *Zanthoxylum alatum*(竹叶花椒),而帕里什在满洲的市场上听到的名字是"Tche-whau"。③ 不过,那些对中国比较熟悉的欧洲博物学家大部分都清楚这种情况。除了那些因省而异的俗名,显然存在着一个"意义更为固定的、经典而学术性的名称"。④

二、考订文献中的高良姜和土茯苓

汉璧礼和汉斯在寻找高良姜的源植物时多有合作,这也显示

---

① E. C. Bridgman and S. W. Williams, "Notices of Natural History 1. the Peen Fuh or Flying Rat and 2. the Luy Shoo or Flying Squirrel Taken From Chinese Authors", *The Chinese Repository* 7 (1838), pp. 90—92.

② Williams, *An English and Chinese Vocabulary*, *in the Court Dialect*, p. vii.

③ RPS, P273MS, fol. 1.

④ Léon De Rosny, "Lettre à la SBF", *Bulletin de la Société Botanique de France* 3. 4 (1856), p. 238.

出 19 世纪药物科学家研究和鉴定药材的基源品种时需要大量阅读文献材料。汉璧礼在 1855 年的文章中提到，他从上海的雒魏林那里得到了一个种子标本，是一种新的、稀有的豆蔻。他给它起了一个新的名字"高良姜豆蔻"，并假设它可能来源于 *Alpinia Galanga*，Linn.，也就是人们普遍认为的"大高良姜"（拉丁名为 Radix galangae. Majoris）的基源植物。[①] 汉璧礼的假设主要是基于"仔细考查"几个前人音译的名称和他从中国收到的样本中的本地名字"Kaou-leang-keang-tsze"（即高良姜子）之间明显的相似性。[②]

汉璧礼首先参考了卢雷罗在《交趾植物志》中的记述，他认为这是对"高良姜"（Cao Leam Kiam）进行描述和鉴定的首篇文献。作者将高良姜列为豆蔻属的九个物种之一。除了中文名称外，他还提供了交趾名称的拼写——"Cay rieng；Cao Laoang Kaong"。尤其重要的是，卢雷罗自己给这个新物种起了一个林奈名称，叫 *Amomum Galanga*。[③] 因为汉璧礼认出了 Kaou-leang-keang-tsze 的最后一个音节——tsze（子），即果实或种子，他确信这个来自上海的名字应该与卢雷罗所说的 Cao Leam Kiam 一致。[④] 尽管如此，由于卢雷罗没有给他的论断附上标本，汉璧礼很难证实自己获得的豆蔻种子就是卢雷罗所提出的 *Amomum Galanga*。[⑤]

---

① 也叫作"爪哇高良姜"。

② Wellcome，MS. 8355，p. 283. 参见 Wellcome，MS. 8355，pp. 340，346.

③ Loureiro，*Flora Cochinchinensis*，Vol. 1 (1790)，pp. 5—7.

④ Wellcome，MS. 8355，pp. 321—322.

⑤ 汉璧礼后来通过参考一份卢雷罗的手稿来补充这段描述，该手稿已传达给约瑟夫·班克斯，但尚未出版。见 Hanbury，"Some Rare Kinds of Cardamom"，pp. 107—108. 其中汉璧礼引用了这份当时收藏在巴黎的手稿，称之为"交趾植物的新属"（*Nova Genera Plantarum in Cochinchina sponte nascentia，descripta juxta methodum clar. Linnaei；simulque cum veris plantis missa in Angliam a Botanophilo Joanne de Loureyro. An. 1773*）。关于这一手稿，详见 Georges Métailié，"Sir Joseph Banks-an Asian Policy"，in *Sir Joseph Banks: A Global Perspective*，ed. by Rex E. R. Banks et al.，Royal Botanic Gardens，Kew，1994，pp. 167—168；Métailié，*Science and Civilisation in China*，Vol. 6，Part 4，p. 634.

汉壁礼根据卢雷罗的一则提示,查阅了格奥尔格·郎弗安斯(Georg Eberhard Rumphius,1627—1702)的《安汶草药志》(*Herbarium amboinense*)——卢雷罗提到他的 *Amomum Galanga* 和郎弗安斯描述的 Galanga major 是同一物种。[1] 尽管郎弗安斯解释说它是一种原产于中国的植物 *Alpinia Galanga*,但他写下的中文名字"Lion Kian"听起来与卢雷罗的"Cao Leam Kiam"和汉壁礼从中国收到的标本名字的中间两个字"leang-keang"非常相似。[2]

更可靠的是罗克斯堡在他的著作《印度植物志》(*Flora Indica*)中的描述。到 19 世纪末,罗克斯堡的著作仍被认为是关于山姜属和豆蔻属物种最权威的著作,提供了相当充分的信息。佩雷拉等后来的作者普遍接受并运用罗克斯堡关于各种豆蔻的描述和命名。[3] 在他的书中,罗克斯堡列出了他在印度发现和种植的 8 种豆蔻物种,其中 5 种是首次发现并由罗克斯堡亲自鉴定和描述的。[4] 另一方面,在书中所描述的 12 种山姜属植物中,有 7 种是首次被科学解释。[5]

汉壁礼发现《印度植物志》对 *Alpinia galanga* 的描述与他的高良姜标本"大体一致"。尽管罗克斯堡本人专注于印度植物,从未提及该植物的中国品种或中文名称,但他对比过这种植物在不

① Hanbury, "Some Rare Kinds of Cardamom", p. 108.

② Wellcome, MS. 8355, pp. 321—322.

③ Pereira, *The Elements of Materia Medica and Therapeutics*, Vol. 2, 1842, pp. 1027—1028.

④ William Roxburgh, *Flora Indica, or, Descriptions of Indian Plants*, Vol. 2, ed. by William Carey, Serampore: W. Thacker, 1832, pp. 37—47.

⑤ Roxburgh, *Flora Indica*, Vol. 1, 1832, pp. 58—74. 参见 William Roxburgh et al., *Plants of the Coast of Coromandel: Selected from Drawings and Descriptions Presented to the Hon. Court of Directors of the East India Company*, Vol. 3, London: Printed by W. Bulmer and Co. for G. Nicol, Bookseller, 1819, pp. 19—22, 75. 关于罗克斯堡所进行的对"真正的豆蔻"的鉴定,称之为"*Alpinia Cardamomum*", 见 Andrew Duncan, *The Edinburgh New Dispensatory*, 12th edition, Edinburgh: Bell & Bradfute, 1830, p. 273.

同语言中的名称——如梵文中的"Koolunyoga"和"Koolunjuna"，印地语中的"Koolinjan"以及阿拉伯语中的"Kholinjan"或"Khoolunjan"——汉璧礼注意到了这一点，发现它们都与从中国收集来的标本名字很相似。[①]

当汉斯试图解决长期困扰学界的关于鉴别"小高良姜"植物基源的问题时，这一假设被出乎意料地推翻了。到了19世纪初，欧洲人已经普遍认识到有大和小两种高良姜品种，其中小高良姜被认为具有更好的品质，已经成为欧洲贸易中相当熟悉的商品。即使如此，关于这些根部药材的源植物一直没有相对可靠的知识，虽然一些科学家认为大小两种高良姜都产自中国。[②] 汉斯当时居住在广州，能够收集到活植物的标本，就鉴定小高良姜的源植物来说，他肯定比汉璧礼处于更有利的位置。[③] 泰恩托(E. C. Taintor, ？—1878)是在海关工作的美国人，经常与汉斯合作进行许多博物学活动和野外考察。泰恩托帮助汉斯获得了这种奇异根的"真实植物"。他是如何成功地收集到这一植物的呢？泰恩托本人对汉语一点都不熟悉，也不太能与中国人直接交流，但他仍然能写下"它中文名的其中两个字'良姜'(Liang-kiang)"，并把它展示给"一个看起来很聪明的村民"。[④] 在把他对中国植物的描述和罗克斯

①　Roxburgh, *Flora Indica*, Vol. 2, 1832, pp. 59—61. 参见 William Roxburgh, "Descriptions of Several of the Monandrous Plants of India, belonging to the natural order called Scitamineae by Linnaeus, Cannae by Jussieu, and Drimyrhizae by Ventenat", in *Asiatic Researches, or, Transactions of the Society Instituted in Bengal for Inquiring into the History and Antiquities, The Arts, Sciences and Literature of Asia*, ed. by Asiatic Society of Bengal, London: [s. n.], 1810, pp. 318—359.

②　Whitelaw Ainslie, *Materia Medica of Hindoostan: And Artisan's and Agriculturist's Nomenclature*, Madras: Government Press, 1813, p. 17.

③　见 Hanbury, "Some Rare Kinds of Cardamom", p. 109; Hance, "On the Source of the Radix Galangæ minoris of Pharmacologists", pp. 1—7.

④　Hance, "On the Source of the Radix Galangæ Minoris of Pharmacologists", pp. 3—4.

堡关于 *Alpinia Galanga*，L.（即"大高良姜"）的描述，以及 *Alpinia calcarata* 等其他相近植物的信息进行比较之后，汉斯总结道，中国的小高良姜植物与早期发现的其他物种"完全不同"，并确定其为"一种明确的、独立的物种"，为此他提出了一个新的林奈名称 *Alpinia officinarum*。①

中国根的案例也印证了类似的情况。② 即使到了 19 世纪 70 年代初，尽管英国人对中国根长期抱有兴趣，已经大量收集其标本并储存在邱园的植物标本室和大英博物馆等伦敦的各机构中，但仍然没有解决植物学鉴定方面的问题。③ 在这一领域内，最具影响力的文献无疑是林奈对 *Smilax China* 的描述，而林奈所提出的 *Smilax China* 在现代植物命名法中被称为"菝葜"——既不是中国根，也不是茯苓或土茯苓。还有一些与中国根有关的描述早于林奈。④ 其中，17 世纪的耶稣会传教士卜弥格（Michael Boym，

---

① RPS，P313MS，fol. 12.

② 欧洲人关于中国根的最早记录也许是由维萨里（Andreas Vesalius）撰写并于 1547 年出版的《中国根书简》。随后奥尔塔的《印度香药谈》（1563）中也被介绍。见高晞：《〈中国根书简〉：欧洲名医与中国土茯苓》，《世界科学》2021 年第 2 期，第 54—56 页；董少新：《奥尔塔〈印度香药谈〉与中西医药文化交流》，《文化杂志》（澳门），第 97—110 页；董少新：《18 世纪前期北京与圣彼得堡的医学文化交流》，江滢河主编：《广州与海洋文明Ⅱ》，上海：中西书局，2018 年，第 105—106 页。另见卜弥格：《卜弥格文集：中西文化交流与中西西传》，第 338—339 页。

③ Wellcome，MS. 8363，p. 119. Henry Hance，"On the Source of the China Root of Commerce. Smilax glabra"，*Journal of Botany*，*British and Foreign* 10，London：Robert Hardwicke，1872，pp. 102—103. 当时在伦敦珍藏的标本包括坎普法、图恩伯格和麦卡特尼的。

④ Thunberg，*Flora japonica*，p. 152；Whitelaw Ainslie，*Materia Indica*，*or*，*Some Account of Those Articles Which Are Employed by the Hindoos and other Eastern Nations in their Medicine*，*Arts and Agriculture*，vol. 1，London：Longman，Rees，Orme，Brown，and Green，1826，p. 70；Hance，"On the Source of the China Root of Commerce. Smilax glabra"，p. 102. 参见 Wellcome，MS. 8357，p. 202. 见 "*Smilax china* Linnaeus"，*eFloras*，Missouri Botanical Garden，St. Louis MO & Harvard University Herbaria，2008 年，*http：//www.efloras.org/florataxon.aspx? flora_id＝2&taxon_id＝200027905*，2018 年 11 月 21 日读取。

1612—1659)和卫匡国（Martion Martini，1614—1661）的著作具有代表性，经常被汉璧礼用作参考。[①]

卜弥格于 1644 年来到澳门学习汉语，后前往海南岛传教。在中国期间，他对中国的许多动植物进行了记录和研究。他还用拉丁文撰写了很多涉及这方面的著作，并向欧洲知识群体介绍中国历史和文化知识——包括《中华帝国简录》《中国事物概述》《中国植物志》《单味药》以及《中国地图集》。[②] 在中国植物学方面，卜弥格留下了里程碑式的作品——《中国医药概说》（*Specimen Medicinae Sinica*），而该书里的一部分《单味药》（*Medicamenta simplicia quae a Chinensibus ad usum medicum adhibentur*）尤其值得关注。[③] 汉璧礼和他的同时代研究者认为本书的这一部分无疑是"我们应该最先提到的文献"。就中国的植物和药材而言，它被认为是在欧洲人所有的著作中最重要和最有用的信息源。卜弥格于其中收录了 289 种药物，内容涉及药物的药味、药性、归经、毒性、功效主治。然而，这些药物的中文名称只出现在卜弥格原著的

①   关于两位传教士学者，参见周鸿承：《十七世纪中期西方人眼中的中国食物原料研究——以卜弥格、卫匡国和基歇尔为中心》，《中国农史》2018 年第 1 期，第 97—105 页。卫匡国是天主教耶稣会意大利籍传教士，1643 年来到中国，1650 年又启程返欧。在《中国新地图集》中，卫匡国向西方世界传播了中国药用动植物原料以及饮食生活习惯等方面的知识——其原文为：Martino Martini, *Novus Atlas Sinensis*, Amsterdam：Joh. Blaeu, 1655. 另见沈定平：《论卫匡国在中西文化交流史上的地位与作用》，《中国社会科学》1995 年第 3 期，第 174—193 页。

②   卜弥格生平可参见韩琦：《南明使臣卜弥格的中国随从——教徒郑安德肋史事考释》，《清史研究》2018 年第 1 期，第 121—126 页；费赖之：《在华耶稣会士列传及书目》上，冯承钧译，北京：中华书局，1995 年，第 274—281 页；爱德华·卡伊丹斯基：《中国的使臣：卜弥格》，张振辉译，郑州：大象出版社，2001 年；卜弥格：《卜弥格文集——中西文化交流与中医西传》，张振辉译，上海：华东师范大学出版社，2013 年；张振辉：《卜弥格与明清之际中学的西传》，《中国史研究》2011 年第 3 期，第 183—202 页。详情参考卜弥格：《卜弥格文集》，第 299 页。

③   其原名为 Michael Boym, *Specimen medicinæ Sinicæ: Sive, Opuscula Medica ad Mentem Sinensium*, ed. by Andreas Cleyer, Francofurti：Sumptibus Joannis Petri Zubrodt, 1682.

手稿中，在欧洲发表时，出版者将它们删掉了。①

卜弥格在这本书中将一种药材的中文名音译为 Pě fǒ lin（白茯苓），同时提到了葡萄牙语名 Pao de China，意思是"中国棍"。②1655 年，在卫匡国的研究中也有对这种药材的描述，但他认为"Folin"是"真正的中国根"（Vera Radix Sina）的中文名称。③

这两种说法影响了后来大多数人对"中国根"的理解——认为著名的中国根应与当地的"茯苓"相对应。汉璧礼则持有不同的观点。他观察了从中国药店收集的名为"茯苓"的药材，感到十分困惑，因为它与许多作者对 Smilax China 的描述大相径庭。④ 在《安汶草药志》中，郎弗安斯描述了 Smilax 的根茎，并记录了它的本地名称为"Hoelen"，这显然听起来近似于"茯苓"。但它只是简短的文字描述，不够详细，而且作者没有留下任何实物标本。尽管如此，汉璧礼很确信"他所描述的这种植物与（我们所认为的）中国根不同"。

另一方面，《交趾植物志》中的叙述更具决定性。卢雷罗在这本书里对两种植物进行了明确的区分——一种是用来生产 Radix

---

① 关于其书《中国医药概说》的作者和编辑过程一直存在争议，见：RPS，P273MS，fols. 34—35。参见 Claudia von Collani，"Mission and Medicine in China：Between Canon Law，Charity and Science"，in *History of Catechesis in China*，ed. by Staf Vloeberghs，Leuven：Ferdinand Verbiest Institute，2008，pp. 43—44；Edward Kajdański，"Michael Boym's 'Medicus Sinicus'"，*T'oung Pao* (1987)，pp. 161—189；Edward Kajdański，"The Traditional Chinese Medicine as Reflected in the Works of Michael Boym"，*Monumenta Serica* 59. 1 (2011)，pp. 383—400.

② Boym，"Medicamenta simplicia quae a Chinensibus ad usum medicum adhibentur"，*Specimen medicinæ Sinicæ*，p. 44 (No. 189).

③ Martini，*Novus Atlas Sinensis*，p. 65. 参见 Bretschneider，*Early European Researches into the Flora of China*，pp. 19—20.

④ Wellcome，MS. 8357，pp. 201—203. 参见 Ainslie，*Materia Indica*，Vol. 1，pp. 70—72；James Macbride，"XXV. Some Account of the Lycoperdon solidum of the Flora Virginica，the Lycoperdon cervinum of Walter. "，*Transactions of the Linnean Society of London* 12. 2 (1819)，pp. 368—371.

Sinensis rubra 的，另一种是用来生产 Radix Sinensis alba 的。因此，卢雷罗为后者提供了当地的名称——越南语为"Bach phuc linh"，中文为"Pě fú lín"，他也主张这种植物与林奈提出的 *Smilax China* 不同。同时，卢雷罗还记录到 *Smilax China* 的中文名是"Thù fǔ lin"。[①] 卢雷罗描述的 *Smilax China* 与图恩伯格和普卢肯特所说的一致，但与林奈所描述的不同。[②] 图恩伯格所留下的对 *Smilax China* 的描述是根据坎普法的记载而作的，但他提供的日语名称与前者不同——："Sankira。也有常用的俗名 Kuakuara"。[③] 不难想象，当汉璧礼在试图鉴定这种"非凡的药材"的源植物时，他不得不把大部分精力都花在查找所有前人的著作以及收集和整理分散的信息上。在这项工作中，最主要的线索在于收集前人音译的各种当地名字以及比对它们之间的相似性。

与此同时，汉斯也试图厘清欧洲人对中国根分类的混淆，从而把那种在商店中售卖的中国根的基源植物鉴定出来。他在广州一位海关副专员的帮助下，获得了中国根的活植物。尽管这一标本没有开花，但经过对其茎和根的仔细观察，以及与汉斯自己的标本室中其他疑似"近亲"品种的比较，汉斯断言所谓"中国根"与 *Smilax China* 物种不相同，而与另一种 Smilax 的根茎——即被罗克斯堡首次描述为 *Smilax glabra*，Roxb. 的植物相同。显然，罗克斯堡本人并没有足够的把握来认定他首次命名的物种实际上是"从中国进口的名为中国根的药材"的源植物。然而，他确实注意到"中国根与 *Smilax glabra* 外观相近，肉眼难以区分"。[④]

---

① Loureiro, *Flora Cochinchinensis*, Vol. 2 (1790), p. 622.
② Loureiro, *Flora Cochinchinensis*, Vol. 2 (1790), pp. 579, 622—623.
③ Thunberg, *Flora japonica*, p. 152.
④ Roxburgh, *Flora Indica*, Vol. 3 (1832), p. 792.

汉斯的研究文章最令人瞩目的一点是他在写作中完全删除了植物的所有中文名字。例如,尽管他引用了 1841 年出版的《植物名实图考》作为参考资料,却并没有提供关于本地名称的任何信息。① 又如,虽然他在进行标本收集时一定见到了它在当地的名字——"土茯苓",且他显然也注意到了卢雷罗关于"Thù fú lin"的叙述,②但他在最终报告中,只提及他把"商业中国根(China root of commerce)"鉴定为一个林奈分类系统下的名称,从而把一种中国植物从原来的地理背景和语言语境中分离出来,并将它视为在科学家的命名和排序工作下具有普遍性的实物,指定为一件普通商品。③

第三节　植物命名的全球化及药材名称的翻译

一、科学与翻译:以植物单名法构建中国药材知识体系

在 19 世纪英国的药材学和植物学中,对异域药材的本地化描述占据着核心地位,这在对大量植物包括草药名称的一系列"翻译"工作中得到了很好的体现。这种"翻译"工作主要包括与当地协助者通信,交换药名表格并反复修改。汉璧礼等将一张白纸划为数列,将药材的汉文名、俗名、音译、标本编号和外文正式名分别

---

① Hance, "On the Source of the China Root of Commerce. Smilax glabra", p. 102. 其中,汉斯将这本书翻译成《植物的命名和描述,加之图版》(*Nomenclature and Description of Plants, illustrated with Plates*)。

② Wellcome, MS. 8360, pp. 107—108.

③ Hance, "On the Source of the China Root of Commerce. Smilax glabra", pp. 102—103.

列出，一一匹配。他们密切地观察、比较这些标本，并仔细比对标本名称的写法、读法。同样，他的在华协助者也要完成这两方面的工作——将标本"全部放在瓶子或盒子里，再仔细地贴上标签"，标签上要清晰且详尽地注明植物的当地俗名。除此以外，他们还要负责检查汉璧礼的药名表格，确认其中汉文的字形、发音无误后，再将之寄返。[①]

这些药名表格在伦敦和中国各地之间一再往复，其中的词条不断得到丰富——汉字、汉文拼音、英文名、林奈名逐渐拼合，成为某种植物完整信息的各个侧面。[②] 尽管汉璧礼一般依据植物的根、果实、种子等某一个部分来进行分类，但归根结底，是要"用植物学命名法来分类并为药材验明正身"，也就是说要把每种药材纳入林奈的现代分类系统进行重新定义。[③] 如此一来，便逐步形成了一套以欧洲植物学语言可识别的、完整的中国药材目录。可是汉璧礼没能做到十全十美，他鉴定出的药材仅占收集到的一半，剩下的只能加上属名，或是标记问号，表示无能为力。

汉璧礼和他的协助者交换各种信息和材料，积累了大量药名和标本，进而更新了文本知识和样本库。汉璧礼的科学实践主要是将每一个样本与它们的汉语名对应起来，再将其与前人的记录、林奈名相联系。只有经过如此繁复的"翻译"工作，才有可能掌握异国的自然知识，从而将全世界的自然纳入一个普遍而统一的结构中加以理解并利用。

汉璧礼为了追踪包括果实、种子、根甚至外壳在内的每种药材的来源植物，在中国各地的市场上收集了许多药材和植物的名称。从高良姜、豆蔻和中国根的例子中我们可以看到，植物的当地名称

---

① Wellcome, MS. 8354, p. 115; Wellcome, MS. 8355, p. 283.

② RPS, P273MS, fols. 4, 5, 7.

③ RPS, P273MS, fol. 10; Wellcome, MS. 8354, p. 141.

一方面在在华协助者与中国人的交流中担任了重要角色，另一方面作为线索，帮助汉璧礼将早期文献中的种种记载串联起来，并与卢雷罗等人曾提出过的林奈式名称挂上钩。

一位 19 世纪的植物学研究者是否成功，要看他是否很好地完成了不同植物名称之间的多重翻译工作。在这种特殊的翻译过程中，最重要、最可靠的参考依据总是实物，亦即标本。尽管汉学家已经十分熟悉植物学主题的文本，在无法获取干燥的植物标本的情况下，还是不得不经常查阅"中国和日本著作里的植物图"，因为他们必须在缺乏干燥植物标本的情况下将植物名与实物对应起来。所谓"对中国和日本著作中植物学部分的翻译"，实际上是按照林奈命名法鉴定每种植物。① 从这个角度来看，19 世纪植物学家的翻译工作非常独特。翻译的前期工作分为两步：第一步是从不同文献中收集文本证据，并将其与收集到的各种名称对应起来；第二步则是将实际标本与之前所有的描述进行比较。最后才是核心的翻译过程——用一个林奈式植物学名替换所有收集到的名字，从而把每一种药材安置在一个普遍的系统中，并用科学家的语言来解释它们。

二、植物与帝国：对自然的普遍结构和对全球物产的呈现

每当汉璧礼收到一种从未见过的药材，他便会比较其标本的果实、种子和其他各部分，并参考文字描述和图画材料。一旦他通过比较得出这个标本与任何已知物种不同，便会给它起一个林奈名。换言之，这时的汉璧礼一面查验之前已命名的标本名称，一面

_____

① Rosny, "Lettre à la SBF", pp. 236—238.

命名那些无名的新标本，这样才能将所有标本清楚地区分并安置在标本室中。不过，1875 年汉璧礼去世时，仍有许多标本尚未被分类、命名。①

19 世纪中叶，英国的标本网络逐渐扩展并覆盖了中国全境，使中药脱离了神秘色彩。植物学家将中国植物从本土和文化脉络中抽离出来，与来自世界其他角落的标本相比较。于是中国的枫香与爪哇的枫香被放在一起，在全球联系下它们的身份被重新构建。② 又例如，在汉璧礼的标本室里，染料植物 *Rhamnus chlorophorus，Dcne* 有三个标本，其中两个于 1856 年和 1867 年分别自上海引进——被命名为"绿色染料植物"，但汉璧礼无法对该物种进行准确的鉴定；另一个标本来自林德利博士，是从隆多（Natalis Rondot）的种子中培育出来的。另一种染料植物 *Rhamnus utilis*（即冻绿）也有三个标本，一个于 1856 年收集自上海雒魏林的花园，另外两个则是从英国的格伦迪宁（Glendinning）那里得到的。③ 博物学家迫切需要一个能够将这些分散部分组合在一起的统一框架，为此他们创造了"展柜"——这种新的空间具有新的远近、相邻关系，它使得处在"中心"伦敦的观察者对全世界的植物和自然一览无遗，而这是那些处在"边缘"的人从未见过的。这些工作的收获恰恰是"知识的框架"本身，因此作为这种新空间的制造者，英国植物学家们的工作实质上是用清晰易懂的分类标准来体系化世界各地的大量标本、名称和信息。

于是，19 世纪中叶英国科学家的植物标本室逐渐成为"全球

---

① 见 Holmes, *Catalogue of the Hanbury Herbarium*.

② Wellcome, MS. 8360, p. 89. 参见 RPS, P310 and Wellcome, MS. 8360, p. 89. 这两篇手稿都是汉璧礼与 S. Binnendyk 之间的书信，后者当时居住在茂物（Buitenzorg），后来住在爪哇及巴达维亚。关于硼砂，汉璧礼告诉他，雒魏林从上海寄来的硼砂和从印度带来的精制硼砂很像。见 Wellcome 8354, pp. 115—116.

③ Holmes, *Catalogue of the Hanbury Herbarium*, pp. 25—27.

植物大商场"的缩影。植物标本室和林奈命名系统即统治世界、经营植物产品交易的工具。这种清晰易懂的框架使人们纵览全球海洋、陆地的药材生产、交易网络，而作为商品的植物则以一目了然的科学名称排列。正如上述的那样，市场和科学之间的联系是非常密切的，而大英帝国的商业扩张以及海上贸易的繁荣进一步加剧了这一联系。无论该国是否为大英帝国正式或非正式的殖民地，围绕标本室的一系列工程以图像、标引、分类和展示等方式体现了"殖民植物学"。① 我们可以看到，19 世纪许多英国科学家对外来药材和异国植物的研究不仅包括收集全球范围内的材料，还包括设计一个支配世界植物的帝国网络，提出一个有效的分类框架，以便支持不断扩张的帝国市场。由此可见，现代植物学和药理学在英国的早期发展阶段随着全球帝国的海外商业扩张同步发展。

　　在此，我们可以回顾一下 18 世纪欧洲自然知识创造的趋势。这一时期的博物学致力于"为自己获取资源"。② 此后建立的早期近代欧洲博物学致力于将外来植物一一纳入现代植物分类法中。这一时期欧洲自然知识的发展很大程度上依赖于博物学打下的基础，包括后者所积累的植物标本、材料以及观察日志。到了 19 世纪，困扰植物学家们的问题则转变为"如何按照已经建立的系统来命名大量涌现的域外植物"。他们希望简化标本的流入手续，更有效地处理海量实物和信息，因此发展出了各种新的科学研究手段。如前一章所述，对"客观"知识的明显偏好，使得科学家们倾向于观察和实验等特定手段，这种倾向往往剥夺了当地的文化脉络、语境和知识。这种趋势的意义只有在一个统一的认识框架逐渐形成的

---

① Schiebinger and Swan, "Introduction", *Colonial Botany*, p. 15.

② Chakrabarti, *Materials and Medicine*, p. 206; Drayton, *Nature's Government*, pp. 17—18.

背景下，才能被清晰地理解。

小　结

在 19 世纪的伦敦，许多植物或药材被纳入一个统一的分类体系中，其繁复的名称被彻底简化为基于林奈命名法的标准化名称。林奈的二项式命名系统起到了重要作用，而这种标准化的命名工程要求后林奈时代的药材研究者为此动用大量的劳力、技能和资源。在这一过程中，将世界草药材料置于普遍框架下的构想逐渐被确立为现代植物学的愿景。

实际上，在 18 世纪到 19 世纪中叶，西方药材学知识与现代植物分类学之间有着辅车相依的关系。18、19 世纪很多研究人员经常会兼职植物学和药学教授。例如，1770 年，"爱丁堡大学植物学和本草医学教授查尔斯·阿尔斯通博士"和"该大学医学和植物学博士约翰·霍普教授"合著了《药材学讲座》一书。[①] 任何一位研究药材的人都根据新的植物分类和命名体系来定义、理解每一种药材，这一变化因市场需求而促动。

确定药材的基源植物之后，药材学家们还面临着另外一重问题：药材的质量和种类并不统一，药效也难以保证。正如在 1847年的《药材学和治疗学手册》中作者们指出，目前的药典只罗列每种药材的植物学名称，但这并不足够，因为药材的质量和药效取决于采集的时节。[②] 药材效果和质量的标准化衡量直到 19 世纪中叶都是药材研究中的一大课题。这种对克服自然界不稳定因素的渴

---

① Charles Alston, *Lectures on the Materia Medica*. London: Edward and Charles Dilly, 1770.

② Royle and Alvarez, "Preface", *A Manual of Materia Medica and Therapeutics*.

望,促使 19 世纪晚期的化学家开始尝试提取和浓缩植物中的药性,并将吗啡和奎宁等单一化学物质分离出来,与作为一门工业学科发展起来的有机合成化学合并,寻找具有疗效的单一元素的热情最终推动了药的大规模生产,从而形成了现代制药工业。

　　总之,这一时期的科学家参与了一项"翻译之科学"事业,其中的翻译跨越时间和空间上的鸿沟,也是"知识转译"(knowledge brokerage)的一种特殊形式。[①] 中国植物和药物对欧洲博物学家而言仍是一个尚未被充分探索的领域,汉璧礼的研究成为以现代科学的方法探索各种中药的先驱。在他的学术实践中,最值得注意的是他的文本实践。19 世纪植物学家的研究核心是收集和整理众多不同的药材名称,不仅通过田野调查收集,也从前人留下的文本中搜寻。因此,汉璧礼寻求而构建的"关于药材的科学知识",其手段蕴涵着相当显著的语言学、文献学性质,这将是下一章讨论的重点。除了像本章提及的翻译中药名称之外,他还付出了相当大的努力,试图从中国的本草书籍中寻找一些有用的信息和知识。不过,尽管我们肯定汉璧礼的学术实践具有跨学科、兼收并蓄的性质,但他在阅读如此广泛的文本群时,如何"科学地"利用时间或空间上相隔甚远的文献,以及如何从可靠的"科学的角度"去评价它们等问题,还没有得到解决。

---

　　① 在这里的术语用来指卡皮尔·拉吉所用的定义,见 Kapil Raj, "Mapping Knowledge Go-Betweens in Calcutta, 1770—1820", p. 110.

第四章 欧洲药材学的专业化与中国本草知识的理解问题

——博物学、汉学、药材学及现代科学

　　如第一章所述,汉璧礼为了研究中国药材,不仅收集了药材实物,还通过在华协助者和英国政府机构收集了药材知识和情报,例如在中国观察到的药材名称、利用和买卖情况。此外,依靠其书信网络,汉璧礼还收集了中文书籍和其他当地知识文本。文字记录在可移动性、稳定性和聚合性方面具有优势,有利于在中心将多个远处的元素进行累加和聚合,以构成新的知识形式。[1] 正如在第一章中所论述的那样,从中国获取植物标本十分困难,因此英国人在伦敦调查中国产植物及药物时,主要依靠的是文字资料。参考文本信息是一种方便而可靠的方法,即便不到中国,也能够获得丰富的博物学知识。[2] 换言之,19 世纪中叶中欧物质交流及其规模的不断扩大为科学家提供了大量域外知识——包括标本和各种文献资料。

　　汉璧礼及其同时代的科学家对涉及植物、药材的海外文本和

---

　　① 参见布鲁诺·拉图尔:《科学在行动:怎样在社会中跟随科学家和工程师》,第382—383 页。

　　② Fan, *British Naturalists in Qing China*, pp. 111—112.

知识表现出了极大的兴趣，常常收集并翻阅这些文本。在梳理各种书籍时，他发现了一些问题：如何从科学的角度确定这些文本的可靠性？哪些文献和文本应作为有用的信息来源而被采用？由此我们可以进一步提出一些问题——19世纪英国科学家在追求"关于中国药材的知识"时，如何定义"科学"？如何看待异国文献"科学性"？

汉璧礼学术生涯的黄金期为19世纪50年代至70年代，结合这一时期他留下的手稿、笔记、信件和出版物来看，他很明显地采用了多种研究方法。汉璧礼研究的跨学科性质，很好地体现在其研究模式上——他不仅在实验室进行化学实验，并且广泛阅读以往的和域外的各种相关文献。[①] 这种多学科交叉的特征在他的中国药材学研究中体现得最为明显，他一边利用化学、经济植物学等许多新兴学科的知识资源，一边在汉学家的帮助下查阅中国的本草书籍——尽管中国是他最不熟悉的地区之一。

在这一章中，首先，我将探讨汉璧礼和他的同事们对中国本草学文献的理解，从其对《本草纲目》的解读入手——《本草纲目》是当时英国药材学家最常提到的中文书，从而审视英国科学家是如何接受、评价和使用中国本草学文献的。随后，我将探讨汉璧礼在接纳繁复的中国药材信息和知识体系之后，如何对其进行选择和重整，以推出"关于药材的科学知识"。正如我考察了他的科研实践所揭示的那样，19世纪中叶——"药材学"这个尚未成形的领域正要发展到现代定义的时期——形成了"关于药的科学知识"。在这一阶段，英国人对中国书籍的接受和评价，受到汉学、化学、药理学等多个领域之间相互作用的强烈影响，展现出前后不一的变化态势。

---

① D. Chapman-Huston and E. C. Cripps, *Through a City Archway: The Story of Allen and Hanburys*, *1715—1954*, John Murray, 1954, p. 158.

第一节　英国科学家与中国
本草书籍的相遇

一、19 世纪伦敦学界对中国书籍的接受

伦敦大英博物馆所拥有的中国图书目录从 1825 年开始逐步积累，到 1877 年时已达两万多册，其中"中国书籍、手稿和绘画"收藏量的迅速增加反映了当时英国人对中国书籍的巨大兴趣。[①] 随后，中国医学和植物学书籍在伦敦日益普及，引起了一些研究外来药材的英国人的兴趣。这些研究者确信，阅读这些来自中国的"庞大和浩繁的"书籍是有益的。[②] 当时，英国人认为中国人"对自然事物的辨别能力、记录信息的完整性和准确性方面远远超过其他所有亚洲人"。[③] 博物学方面的中国古籍不但数量多还很多样。一位研究者将那些提供"自然物产有关的信息"的中国著作分为四类：1) 自然史方面的专著，如《本草大纲》；2) 百科全书和字典，如《三才图会》和《御制清文鉴》；3) 国外旅行的叙述；4) 地理学论著。[④] 尤其是囊括了数百年知识积累成果的本草学著作和类书等成为几乎无穷无尽、极其详细的资料库，许多人因此认为这些艰深的中国古籍值得高度重视。著名中国植物学专家贝勒给予了博物

---

① Douglas, *Catalogue of Chinese Printed Books*, *Manuscripts and Drawings in the Library of the British Museum*, p. v.

② Editor, "Flora Cochinchinensis: Sistens Plantas in Regno Cochinchina Mascerdts. Quibus Accedunt alia Observatae in Sinenso Imperto, &c.", *The Chinese Repository* 5 (1836), p. 119.

③ M. Schott, "On the Natural-Historical Writings of the Chinese", *The Edinburgh New Philosophical Journal* 34 (1843), p. 153.

④ Schott, "On the Natural-Historical Writings of the Chinese", pp. 153—155.

学相关中国著作高度的评价,并建议将中国著作彻底"翻译成欧洲语言并加以评论"。①

汉璧礼也认为,中国文献在研究各种药材时"值得经常参考"。② 汉璧礼和其他植物学家对那些与植物学研究有关的中文书籍也非常感兴趣,他们在写作中经常引用诸如《广群芳谱》或《植物名实图考》等书籍。③ 与这种高涨的学术兴趣不相适应的是,当时伦敦学习汉语的条件和工具都非常有限,令人遗憾。④ 虽然 19 世纪中叶一批新兴汉学家开始为英国读者引进和翻译中文书籍,但其人数极少,而能读懂中文书的伦敦读者也并不多见。换言之,大多数英国科学家基本不懂汉语,使用日益增多的中国书籍超出了他们能力所及的范围——汉璧礼也是其中之一。

直到 19 世纪中叶,英国药材学家的汉语能力依然无法满足他们阅读大量中文本草学著作的意愿,但这对他们阅读中文资料的方式产生了意想不到的影响,他们开始重点关注那些不需要汉语能力的视觉材料。比如,汉璧礼和他的同事们在查阅中国书籍时,十分关注插图。与文字描述不同,本草书籍中描绘药材的"木刻插图"对于识别动植物颇有助益。实际上,中国本草书籍里的插图只

---

① Emil Vasilievitch Bretschneider, *Botanicon Sinicum: Notes on Chinese Botany from Native and Western Sources*, vol. 1, Shanghai: North-China Branch of the Royal Asiatic Society, 1882; Needham, Lu, and Huang, *Science and Civilisation in China*, Vol. 6, Part 1.

② Hanbury, *Notes on Chinese Materia Medica*, p. 1.

③ 见 Hance, "On the Source of the China Root of Commerce. Smilax glabra". 作者文章里引用了《植物名实图考》。

④ 见 Editor, "Considerations on the Language of Communication between the Chinese and European governments——Communicated for the Repository", *The Chinese Repository* 13. 6 (1844), pp. 281—300.

限于补充文字描述,只起到了有限的辅助作用。[1] 因此它们远不够详细,通常"非常粗略,很难由此得出结论"。[2] 即使如此,对于不懂汉文的大多数英国人来说,理解这些木刻插图不仅不需要汉语能力,还能使研究者获得不受中国知识体系影响的信息。这也许是汉璧礼对那些"包含木刻插图的"中国书籍表现出特别兴趣的原因之一。[3]《尔雅》《植物名实图考》和《本草纲目》是当时英国研究人员最常查阅的三本中文书,它们的相似之处正在于书中都有丰富的插图。[4] 在一篇刊载于《中国丛报》的文章中,作者就"蝙蝠"(the peen fuh or flying rat)和"鼺鼠"(luy shoo or flying squirrel)这一主题比较了三本书中的插图——《本草纲目》《尔雅》和一本不知名的日本古籍。[5]

在大多数情况下汉璧礼查阅《本草纲目》时,他首先注意到书中的插图——这些有时是"非常漂亮的抄本",有时是"彩色的原图"。在某些时候,汉璧礼发现某种药物的插图在伦敦藏《本草纲目》的几个不同印本之间有所不同,这使得这些插图的可靠性受到

① 见 Richard C. Rudolph, "Illustrated botanical works in China and Japan", *Essays Presented at a Conference Convened in June 1964 by Thomas R. Buckman*, ed. by Thomas R. Buckman, Lawrence, Kansas: University of Kansas Libraries, 1966; André-Georges Haudricourt and Georges Métailié, "De l'illustration Botanique en Chine", *Études Chinoises* 13. 1—2 (1994), pp. 381—416.

② Bretschneider, *Botanicon Sinicum: Notes on Chinese Botany from Native and Western Sources*, vol. 1, p. 55. 另见 Theophilus Sampson, *Botanical and Other Writings on China, 1867—1870*, Hamburg: C. Bell Verlag, 1984, p. 41. 关于明代本草图谱类著作《本草图谱》,刘芝华指出书中图像与文字分属于不同的系统,二者之间难免有所不同。见刘芝华:《从图文关系看〈本草图谱〉的编撰》,《中国典籍与文化》2019年,第 1 期,第 120—127 页。

③ 见 Wellcome, MS. 8355, p. 50.

④ Hance, "On the Source of the China Root of Commerce. Smilax glabra", p. 102; Thoes. Sampson, "Wild Chinese Silkworm", *Hardwicke's Science-gossip*, Robert Hardwicke, 1871, p. 135.

⑤ 参见 Bridgman and Williams, "Notices of Natural History".

质疑。① 从此可见，早在 19 世纪初，像《本草纲目》这样的关于草药的中国书在伦敦就已很受欢迎，甚至存在多种版本。汉璧礼当然是那些拥有一本可贵的异国百科全书抄本的人之一。1852 年，汉璧礼经过多年的等待终于得到了一本《本草纲目》——雒魏林从上海为他寄来的。② 他立刻被这本书中的巨大"宝藏"吸引住了。然而该书是如此的深奥，汉璧礼还不知道"这样一本书该要怎么引用"。③ 毕竟他自己无法阅读里面写的内容，而且这本书在 19 世纪 60 年代还没有任何欧洲语言的完整译本。④ 但他至少还可以梳理其中所有的插图——他耐心地浏览、仔细地编号，并将注释、参考资料以及英文名称都插入其中。约翰·里夫斯把自己注释过的《本草纲目》抄本提供给汉璧礼，为后者完成这项工作提供了重要帮助。⑤

二、在华协助者对汉学家的语言援助

不通汉语也意味着汉璧礼等科学家在研究中国药材时陷入了两难境地。尽管他们认为《本草纲目》中的大量信息是上天的恩典，却无法解读它们。汉英字典等最基本的工具直到 19 世纪初才开始出现——马礼逊于 1815 年才出版了第一部英汉双语词典，然而这本书在伦敦并不普及，直到 19 世纪 40 年代和 50 年代，汉语词典在那里还是很稀少的。和其他同时代人一样，汉璧礼也使用

① Wellcome，MS. 8355，p. 75.

② Wellcome，MS. 8354，p. 107.

③ Wellcome，MS. 8354，pp. 139—141.

④ Hanbury, *Notes on Chinese Materia Medica*, p. 2. 参见 James Henderson, "The Medicine and Medical Practice of the Chinese", *Journal of the North China Branch of the Royal Asiatic Society* 1 (1864)，pp. 71—72.

⑤ Wellcome，MS. 8355，p. 47；RPS, P273MS, fol. 71.

过马礼逊的《华英字典》，但那是 1860 年以后的事了。[1] 在那之前，他在当时的在华植物学家罗伯特·福琼的帮助下，于 1850 年左右得到了 1844 年出版的由卫三畏（Samuel Williams，1812—1884）编纂的《英华韵府历阶》（*An English and Chinese Vocabulary*）。[2]

与此同时，汉璧礼也很难找到合适的语言辅导者，雒魏林的妻子给他提供了宝贵的帮助。她亲自到汉璧礼家里为其提供基本的语言教学，并写下一些汉语文字。[3] 这些信息可以表明汉璧礼曾试图掌握这门语言，他至少能辨认出草药名称中经常出现的某些汉字（如"壳"和"子"）——可能是自学的。他还编制了一个自用的索引，其中记录了单个汉字的写法以及罗马音转写。[4] 但这仍然不像是一种正式的学习。

汉璧礼没有习得汉语，而是选择调动自己的人际关系。事实上，如果没有他人的帮助，他完全无法在自己的写作中引用中国文献。汉璧礼与能够读懂中文的人交换了许多信息，例如对《本草纲目》的理解与研究。

隆多（Natalis Rondot，1821—1900）是一位法国经济学家和艺术史学家，并且是里昂商会的贸易代表，负责在国外推广里昂纺织工业。作为一名丝绸制造专家，隆多参加了几次国外的官方访问。[5] 因为他尤其关注中国的丝绸工业以及可被加工生产出绿色

---

① Robert Morrison, *A Dictionary of the Chinese Language: In Three Parts and Six Volumes*, Macao: East India company's press, by P. P. Thoms, 1815.

② Wellcome, MS. 8355, p. 47. Samuel Wells Williams, *An English and Chinese Vocabulary*, *in the Court Dialect*, Canton: Office of the Chinese Repository, 1844.

③ Wellcome, MS. 8355, p. 267；RPS, P273MS, fol. 45. 后者是雒魏林妻子写给汉璧礼的一封信。

④ RPS, P273MS, fols. 16, 45. 参见 Hanbury, "Some Rare Kinds of Cardamom", p. 102.

⑤ 见 Léon Galle, *Natalis Rondot: sa vie et ses travaux*, Lyon, Bernoux, Cumin & Masson, 1902.

染料、油漆等的工业用植物等各种主题,他于 1873 年至 1875 年间被派到中国。① 当时,他经常帮助汉璧礼,不仅让他了解了更多的汉语单词,也让他理解了不少中国人对豆蔻、姜黄、郁金和各种染料植物的记叙。② 此外,汉璧礼还经常向在北京的植物学家贝勒请教,请他帮忙翻译或简要解释中文书中的内容,他们二人结识较晚,直到 1871 年汉璧礼才开始与他交换信件。汉璧礼结识贝勒的契机是后者发表在《教务杂志》上的文章——《论中国植物学著作的研究与价值》。汉璧礼看过后主动向贝勒投书,二人得以结识。③

汉璧礼在中国药材方面的成就是建立在他与他的那些在华协助者的联系上的,其中一些在华英国人已经有能力流利地阅读和翻译汉语,他们也投身于正在成为正式学术领域的汉学中。其中具有代表性的人物是美魏茶(William Charles Milne,1815—1863),他是传教士米怜(William Milne,1785—1822)的儿子,于 1839 年受伦敦会派遣前往中国传教。美魏茶于 1846 年出任上海《圣经》翻译委员会的宁波代表,1856 年出任福州领事馆翻译官,1861 年到北京担任刚成立的英国大使馆所属翻译员的讲师。他

---

① 隆多关于中国的代表性著作包括:Natalis Rondot,"Une Promenade dans Canton. La Manufacture de Laque d'Hip-qua et l'Atelier de Tabletterie de Ta-Yu-Tong",*Journal Asiatique ou Recueil de Mémoires*,*d'Extraits et de Notices Relatifs à l'Histoire*,*à la Philosophie*,*aux Langues et à la Littérature des Peuples Orientaux*. Quatrième série,Vol. 11(1848),pp. 34—65;Natalis Rondot,*Notice du Vert de Chine: Et de la Teinture en Vert Chez les Chinois*,Ch. Lahure,1858;Isidore Hedde and Natalis Rondot,*Étude Pratique du Commerce d'Exportation de la Chine*,Renard,1849.

② 见 RPS,P304MS,尤其是 fols. 4,6,7。这个文件夹专门用来存放隆多寄给汉璧礼的大量信件。

③ 这篇文章分为五个部分,在 1870 年 11 月和 1871 年 3 月间,每月发表于《教务杂志》。Bretschneider,"The Study and Value of Chinese Botanical Works,with Notes on the History of Plants and Geographical Botany from Chinese Sources". 另见 Wellcome,MS. 8362,pp. 45—46;Wellcome,MS. 8361,p. 246;Wellcome,MS. 8362,p. 267.

参与了委办本《新约》和 1855 年由伦敦会出版发行的《旧约》的翻译事业，还把许多基督教相关的书翻译成汉语。① 除了他，雒魏林和伟烈亚力也都是在华传教士，亨利·汉斯和梅辉立（William Frederick Mayers，1839—1878）等则是政府官员。②

　　这些人帮助汉璧礼，既认真又热情。梅辉立特别擅长阅读汉语，"虽然不是植物学家"，却被汉斯介绍给汉璧礼，并成为汉璧礼最常求教的专家之一。③ 他在写给汉璧礼的书信中提及了大量的中国书籍——包括《尔雅》《南方草木状》《神农本草经》《素问》《康熙字典》以及《格致镜原》。④ 他征引文献的范围和解读文献的水

---

　　① 参见 Wylie, *Memorials of Protestant Missionaries to the Chinese*，pp. 122—125。此外，美魏茶也将自己在中国的所见所闻记录下来，从而出版一本书《在华岁月》：William Charles Milne, *Life in China*, London：G. Routledge, 1859.

　　② 梅辉立是一位英国驻华外交官。1859 年来华，首先驻于广州，并于 1871 年至 1878 年间在北京担任英国汉文正使。梅辉立在华长达二十年之久，一方面参加外交活动，另一方面投身于中西文化交流，发表一些向中国读者介绍西方文化的文章。他编著了许多有关中国的作品，如：《中国辞汇》《中日商埠志》《中国政府》《中外条约集》等。参见 William Frederick Mayers, *The Chinese Reader's Manual: A Handbook of Biographical, Historical, Mythological, and General Literary Reference*, Shanghai：American Presbyterian Mission Press, 1874. 参见凌姗姗：《梅辉立与中西文化交流》，硕士学位论文，华东师范大学，2013 年；Fan, *British Naturalists in Qing China*, pp. 87，120. 此外，梅辉立在博物学方面的研究活动也相当活跃，在 1867 年至 1868 年间他在英文期刊《中日释疑》（*Notes and Queries*）中发表了几篇中国天然物产有关的文章，包括：William Frederick Mayers, "Introduction of Cotton into China", *Notes and Queries on China and Japan* (1868)；William Frederick Mayers, "Henna (Lawsonia inermis) in China", *Notes and Queries on China and Japan* (1868)；William Frederick Mayers, "Tobacco in China", *Notes and Queries on China and Japan* (1867)；William Frederick Mayers, "Maize in China", *Notes and Queries on China and Japan* (1867)；William Frederick Mayers, "Gold fish cultivation", *Notes and Queries on China and Japan* 8 (1868), pp. 123—124. 他寄给汉璧礼的信，见于 RPS, P313MS, fol. 3.

　　③ RPS, P313MS, fol. 23. 另见 RPS, P313MS, fols. 4, 17.

　　④ 康熙年间陈元龙撰《格致镜原》，该书涵盖了极多的领域——详细考订了干象、坤舆、身体、冠服、宫室、饮食、布帛、舟车、朝制、珍宝、文具、武备、礼器、乐器、耕织器物、谷、蔬、木、草、花、果、鸟、兽、水族、昆虫等三十类事物，完全是博物百科类书。关于这本书与西方 17 世纪之前博物学领域的相关性，见金观涛：《科学与现代性——再论自然哲学和科学的观念》，《科学文化评论》2009 年第 5 期，第 50—68 页；钱玉林：《陈元龙的〈格致镜原〉——18 世纪初的科技史小型百科全书》。

平都令人惊叹。[1]

三、汉璧礼对《本草纲目》的评价

在众多的中国本草学著作中,汉璧礼等英国药材专家和植物学家最频繁参考并引用的是李时珍的《本草纲目》。这种研究热情一直持续到现在。李约瑟对《本草纲目》也给予了高度评价,把它看作"中国古代自然研究成就的典范"。到目前为止,学术界的大量研究普遍认为《本草纲目》是一部综合并超越以往本草学成果的杰作。[2] 这本书所包含的本草种类丰富,规模庞大,更重要的是,它为本草药材提出了一个全新的分类框架——遵循"部""类""种"的顺序,这显示出李氏的本草研究与"格物"的密切关系。[3]

早在 18 世纪前期,这本书就已被介绍到欧洲,并在随后的一个世纪里,一些研究者甚至将它看作"研究中国博物学的每位学生的教科书",而这时伦敦的一些相关研究人员已经获得了《本草纲目》的复本。[4] 英国人对这套巨作的高度重视也反映在"伟大的药

---

[1]　见 RPS, P313MS, fol. 21; Wellcome, MS. 8362, p. 53.

[2]　参见中国植物学会编:《中国植物学史》,第 69—81 页;Métailié, "The Bencao Gangmu of Li Shizhen: An Innovation in Natural History"; Gwei-Djen Lu, "China's Greatest Naturalist: A Brief Biography of Li Shih-Chen", *The American Journal of Chinese Medicine* 4. 3 (1976), pp. 209—218.

[3]　对于这本书的知识组织、认识自然事物的方法以及从明代中国学术界的广泛背景来看其含义,参见 Carla Suzan Nappi, *The Monkey and the Inkpot: Natural History and Its Transformations in Early Modern China*, Mass.: Harvard University Press, 2010; Elman, *On Their Own Terms*, pp. 29—34.

[4]　Möllendorff, "The Vertebrata of the Province of Chihli with Notes on Chinese Zoological Nomenclature", p. 44. 潘吉星:《中外科学之交流》,香港:香港中文大学出版社,1993 年,第 206—214 页。

物学书"这个译名中。① 甚至当代欧洲博物学家也认为它所涵盖的主题范围广泛，而且其组织和分类也相当清晰。这本书对每一种动物或植物的描述都相当详细，还提供同义词、药性以及产地等详细信息。虽然其中涉及的内容也是中国本草学著述中常见的，但李时珍的作品似乎以其"完整性和批判性"而变得无与伦比。② 欧洲博物学家对李世珍的评价甚高，称他为一位"杰出的医生"，并将他与其他不可靠的中国作者进行了对比。他们之所以给予如此高的评价，部分原因是李时珍在描述药材的医疗功效时考辨并否定了许多民间广泛流行的说法，而欧洲人将这些说法视为迷信。③

尽管如此，汉璧礼仍然认为《本草纲目》中的部分描述过于夸张，并对书中的一些内容持怀疑态度。虽然李时珍是一位伟大的学者，但大部分英国知识分子仍然认为需要批判地接受《本草纲目》的一些内容，因为书中有的记述"荒诞又神奇"，同时越来越多的人认为中国医药知识中充斥着"迷信和无知"。④ 例如，一位中国作者提到某种果实"像鸭蛋一样大"，就被认为"毫无疑问是东方的夸张"。⑤

因此，汉璧礼对这本书展示出相当矛盾的态度。一方面，他认为《本草纲目》还没有完整译本是一件非常可惜的事，另一方面，他又对全译该书表示怀疑，"考虑到其中信息的实际价值，我不确定耗费心血完整翻译如此庞大的作品是否值得"。⑥ 正如下面的几个例子所证明的，虽然汉璧礼多次要求他的汉学家同事翻译《本草

————————

　　① Hanbury, *Notes on Chinese Materia Medica*, p. 1.

　　② Schott, "On the Natural-Historical Writings of the Chinese".

　　③ Bridgman and Williams, "Notices of Natural History", p. 90.

　　④ Hanbury, *Notes on Chinese Materia Medica*, 2; Wellcome, MS. 8356, pp. 35—36.

　　⑤ Sampson, *Botanical and Other Writings on China, 1867—1870*, p. 17.

　　⑥ Hanbury, *Notes on Chinese Materia Medica*, p. 2.

纲目》中选定的部分内容,但在汉璧礼自己、翻译人员或中间人进行挑选和编辑的过程中,书中大部分信息都被省略了。尽管汉璧礼和他的协助者在解读该书上花费了相当的精力,却只在《药学杂志》上发表的文章中提及了《本草纲目》的很少一部分内容。

第二节　英国科学家对《本草纲目》
的翻译与挪用

一、关于"荜澄茄"的翻译与错译

汉璧礼等英国研究者在引用中国本草书时,常在翻译、交流及编辑的过程中有意无意地节略那些与科学知识无关的叙述。此处以梅辉立翻译、汉斯交予汉璧礼的"荜澄茄"〔或澄茄,Cubeba,即山鸡椒 *Litsea cubeba*（Lour.）Pers. 的干燥成熟果实〕条目为例。梅辉立从《本草纲目》记载荜澄茄的整篇内容中选取了前面的一部分——"释名"和"集解"——而余下的"修治""气味""主治""附方"及"附录"都没翻译,翻译部分中还有一些遗漏和误解,译文很不完整。[①] 将他的翻译与《本草纲目》的原文比较,大约有一半的内容被省略了,但我们无法确定这是由谁省略的——或许是汉斯决定只交付译文的摘录,或许是梅辉立选译只翻译其中一部分。当然,其中难免存在一些错译。例如,在《本草纲目·果之四》下有"味类一十三种",其中"胡椒"在"荜澄茄"之前,二者相互独立。接下来

---

① 关于《本草纲目》的编排和组织,尤其是"释名"和"集解",见 Nappi, *The Monkey and the Inkpot: Natural History and Its Transformations in Early Modern China*, pp. 55—57, 85;李绍林:《〈本草纲目〉"释名"研究》,博士学位论文,山东中医药大学,2014 年。

一句"胡椒一类二种"却被梅辉立翻译成"it is a *species* of the *genus* to which the Hu-tsiao (or common pepper) belongs"。① 当时欧洲已经提出了一些植物分类法的专门词汇，这使得梅辉立将《本草纲目》中为了体现荜澄茄和胡椒的差异而使用的术语"类"和"种"，分别翻译为了"Genus"（属）和"Species"（种）。毫无疑问，李氏在此提出的分类概念与英文里的类别完全不对应，梅辉立的翻译并不合适。② 此外，梅氏也表示自己难以处理"阴"和"阳"这两个词。《本草纲目》记载："向阴者为澄茄，向阳者为胡椒"。此处的"阴"和"阳"就是其字面意义，③然而梅辉立在翻译中跳过了这两个字，翻译成"那些～被称为澄茄，那些～被称为胡椒"［Those (kinds) which ＿ are called Ching-ke and those which ＿ are called Hu-tsiao］。在此处，阴和阳的意义简明而不复杂，很难想象梅辉立这样一个明智的汉学家竟无法读懂其含义。这一遗漏很可能是故意的，因为梅氏已经理解这些字是在中国医学中具有某些特殊含义的概念，而他不想横生枝节地解释当地知识的内涵。④

　　更重要的是汉璧礼如何将上述信息及《本草纲目》的内容纳入其论文中。汉斯把梅辉立的译文传给汉璧礼时，补充说："根据《本草纲目》的摘译以及书中的插图，荜澄茄显然属于胡椒科（*Piperacea*）而不是樟科（*Lauracea*）。"⑤汉璧礼同意这一观点，并得出结论："从《本草纲目》中的木刻插图来判断……中国人似乎也将该中文名应用于（我们所认识的）澄茄。"⑥问题是，正如汉斯所

---

　　① 李时珍：《本草纲目》（金陵版排印本）中册，第 1527 页。

　　② 在中国传统的本草学中，对"种""类"等概念的使用比较宽松。这两个术语将一种或一组矿物、植物或动物界定在一个文本上的意义系统中，但缺乏总体系统方面的一致性——一些"种"是根据栖息地来区分，而一些根据外观或效用来区分。

　　③ 李时珍：《本草纲目》（金陵版排印本）中册，第 1527 页。

　　④ RPS, P313MS, fol. 3.

　　⑤ RPS, P313MS, fol. 3. 另见 RPS, P313MS, fol. 5.

　　⑥ Hanbury, *Notes on Chinese Materia Medica*, pp. 24—25.

写，他们又发现"荜澄茄"被广州的药房用于指称另一种樟科植物的浆果（*Laurus Cubeba* Lour.）——他看到的可能是"山鸡椒"。[1]汉璧礼指出，把中国市场上的"中国荜澄茄"等同于欧洲市场上的"药用荜澄茄"是一个常见的错误。他断言真正的荜澄茄的源植物是爪哇、婆罗洲南部和苏门答腊生产的灌木"*Piper Cubeba* Linn. f."。[2]

值得注意的是，在现代中医用药实践中，"荜澄茄"这一中文名称依然指代该种胡椒科植物（*Piper cubeba* L.）和樟科植物山鸡椒［*Litsea cubeba*（Lour.）Pers 后来被鉴定为产生 *Laurus cubeba* 的树］的干燥果实。直到现在，这两种植物的果实由于风味、性质等许多特征上的相似性仍可以相互替代。因此，即便是在现代用药的文献和实践中，也会用"荜澄茄"之名来指代两种植物的产物。[3] 林奈的植物分类法以花为标准来区分植物，自然会忽略果实在外观、味道、气味或药性方面的相似特性。[4] 换言之，英国的科学家们倾向于以林奈的现代植物分类学为基础，最终只认可胡椒科植物"荜澄茄"为"药用澄茄"的来源，它便是欧洲市场所熟悉的那一种。李氏描述的"荜澄茄"跟所谓的"药用澄茄"一样，却因为现实中中国市场以同一名称指称不同物种，使得汉璧礼等人认为《本草纲目》对荜澄茄的叙述并不可靠，便径直将其忽略了。

---

①　RPS, P313MS, fols. 3, 5.

②　Friedrich August Flückiger and Daniel Hanbury, *Pharmacographia: A History of the Principal Drugs of Vegetable Origin*, Met with in Great Britain and British India, London: Macmillan, 1874, pp. 584—589.

③　杨敏、陈勇、张廷模、肖武、张钟利：《对中国药店荜澄茄名称的思考》，《中药与临床》2010 年第 2 期，第 52—53 页。

④　Baby P. Skaria, *Aromatic Plants*, Vol. 1, New Delhi, India: New India Publishing, 2007, p. 194.

二、以茯苓为例：文本知识与观察知识

汉璧礼于 1862 年发表了关于"茯苓"和"猪苓"的论文，其中不仅引用卜弥格和杜赫德（Jean-Baptiste Du Halde，1674—1743）等耶稣会士的著作，还引用了《本草纲目》。[①] 茯苓是多孔菌科真菌茯苓［*Poria cocos*（Schw.）Wolf］的干燥菌核，主要寄生在松科植物的树根上。其别名为茯苓皮、茯苓块、茯神、赤茯苓、白茯苓等，英文别名为 *Poria* 和 *Hoelen*。[②] 猪苓与茯苓一样，也是一种生长在某些树木根部的真菌，多孔菌科真菌猪苓［*Polyporus umbellatus*（Pers.）Fries］的干燥菌核。[③] 1858 年，汉璧礼为了研究这两种"神奇的"中国药材，向居留福州的传教士美魏茶求取了另一份《本草纲目》的选段译文。在这份译文中，美魏茶概述了《本草纲目》的写作结构，翻译了李时珍对茯苓和猪苓的叙述。比起梅辉立的译文，美魏茶的译文更忠于原文，内容也比较完整。他详细描述了不同名称、同义词（"释名"）、产地、外观、收集方式以及几个李氏所记载的处方。因此其译文篇幅很长，在书信中占据了整整 12 页。[④] 最重要的是，美魏茶对猪苓处方的翻译非常详细，译完了李氏记述除"附方"以外的所有部分——他从原文的 7 种处方中选择了 4 种翻译，这 4 种处方皆以欧洲可购买到的药材组成。此外，

---

① Hanbury, *Science Papers*, *Chiefly Pharmacological and Botanical*, pp. 267—269.

② 见国家药典委员会编：《中华人民共和国药典》2015 年版，第一部，北京：中国医药科技出版社，2015 年，第 240 页；"Poria cocos.", *Jonas: Mosby's Dictionary of Complementary and Alternative Medicine*, 2005, *https://medical-dictionary.thefreedictionary.com/Poria＋cocos*，2019 年 8 月 15 日读取。虽然它与土茯苓看起来非常相似，但茯苓指的是另一个物种。

③ 见国家药典委员会编：《中华人民共和国药典》，一部，第 318 页。

④ RPS, P273MS, fol. 12.

在处方译文的最后,美魏茶还附上了将中国重量单位换算成英国通用单位的换算表,如果要在欧洲实际应用,这一信息显然是必要的。

　　然而仔细阅读美魏茶的译文,我们仍会发现几处遗漏。有时,他也会为自己的疏忽辩护——例如他写道:"在这个标题下,有些传说并不需要翻译,因为它们是晦涩难懂的,而且……作者本人对它几乎也没有信心。"①最重要的是,汉璧礼在他最后发表的文章里,基本没有采信他从美魏茶的翻译中所获得的信息。② 尽管《本草纲目》被列为他所引用文献之一,汉璧礼却几乎没有使用中国作者提供的任何信息,而认定"它的真实性质非常令人困惑"。在美魏茶对《本草纲目》的选译中,他只是简单地将猪苓解释为"寄生在树上",并指出中国作者所说的"许多奇妙的药效"都"不值得重复说明"。③

　　虽然李时珍的长篇描述很可能得自原始观察和直接经验,但汉璧礼并没有引用这一说法,坚持收集药样、进行实验而得出结论。也就是说,尽管汉璧礼在查阅《本草纲目》等各种古籍方面作了大量的努力,但他认为更重要的是委托弟弟托马斯·汉璧礼在上海的市场里收集"白茯苓",并进行详细的观察和实验。他亲自"用碘检验茯苓汤剂",结果表明它不包含淀粉,因此他将这些物质

---

　　① RPS, P273MS, fol. 12.

　　② 见 Frederick Currey and Daniel Hanbury, "Remarks on Sclerotium Stipitatum, Berk. et Curr., Pachyma Cocos, Fries, and Some Similar Productions", *Transactions of the Linnean Society of London* 23.1 (1860), pp. 93—97.

　　③ Hanbury, *Notes on Chinese Materia Medica*, pp. 37—38. 汉璧礼最常用的两个关于茯苓和猪苓的文献是: Boym, "Medicamenta Simplicia Quae a Chinensibus ad Usum Medicum Adhibentur' Nos. 189, 207; Alexander Tatarinov, *Catalogus Medicamentorum Sinensium quae Pekini Comparanda et Detenninanda Curavit Alexander Tatarinov, Doctor Medicinae, Medicus Missionis Rossicae Pekinensis Spatio 1840—1850*, Petropoli, 1856, pp. 2—23.

鉴定为特殊类型的真菌，而不是根茎。

这个结论与汉璧礼最初的假设相矛盾，即它必须与"中国根"（China root）①相同，而 16 世纪以来的西方作者已经假定"中国根"指一种菝葜属的根茎（Smilax）。② 1872 年，由汉斯证明，当时在欧洲市场上所谓的"中国根"，其原植物不是林奈所说的"Smilax China"，而是另一种菝葜属植物"*Smilax glabra* Roxb."的干根茎，与中文名"土茯苓"相对应。③ 这一名字确实与"茯苓"非常相似，直到 19 世纪 70 年代汉璧礼等西方学者还难以将其分辨清楚。④ 有趣的是，《西药大成》（由英国学者傅兰雅 1887 年刊印的、英国医士来拉里 1847 年撰写的大型本草著作的汉译本）把"Smilax China"翻译成"洋土茯苓"，认为"中国司米辣西，即产东方久著名之中国根。此各根亦略能当洋土茯苓之用"。⑤ 显然，令人费解的不仅是它们外表的相似性，还有两种事物中文名称的类同。汉璧礼观察到的样本是"茯苓"，一种干燥的真菌团，由于它呈白色，有时被称为"白茯苓"。

最后，汉璧礼认定了"茯苓"是一种"中国的食用真菌"，并将其名称鉴定为"*Pachyma cocos* Fries"。其实，美魏茶在他的翻译中已提到过在《本草纲目》中发现的两个草药被列在"寓木类"（Yu Tree）下——他按字面意思释其为"住在树或木头上"的寄生植物。

---

① Hanbury, *Notes on Chinese Materia Medica*, p. 38. 见国家药典委员会编：《中华人民共和国药典》，第一部，第 18 页。百合科植物光叶菝葜 *Smilax glabra* Roxb. 的干燥根茎。

② Wellcome, MS. 8357, pp. 201—203.

③ Hance, "On the Source of the China Root of Commerce. Smilax glabra".

④ 参见 S. Y. Hu, "China-Root——Fu-Ling 茯苓 or T'u-Fu-Ling 土茯苓, a Problem in Chinese Medicinal Plants", *Journal of the West China Border Research Society* 12 (1940), pp. 80—86.

⑤ 见《〈西药大成〉所见中国药物的书写及其认知》，《华东师范大学学报（哲学社会科学版）》2017 年第 4 期，第 55 页。另见 Winterbottom, "Of the China Root: A Case Study of the Early Modern Circulation of Materia Medica".

汉璧礼是否从美魏茶的翻译中获得了线索尚不清楚，事实上，《本草纲目》的"寓木类"由寄生灌木、地衣、真菌和树脂化石等物质组成，而且分类相当准确，正如汉璧礼所发现的，茯苓和猪苓是寄生在树根上的真菌。[①]

此后，化学家伯克利（Miles Joseph Berkeley，1803—1889）与汉璧礼合作，发表了一篇关于这些物化特性的论文。除了在脚注中引用美魏茶对《本草纲目》翻译的全文之外，正文完全集中在伯克利对来自中国的"真实的标本"（authentic specimens）所进行的观察、比较及实践的内容上，即"该样本组成成分的性质、形状和化学特征"。这些"标本"主要是从汉璧礼那里获得的。[②] 由此可见，当时科学家认为最有价值的药材知识应该从对标本的实验和观察中获得。

另一方面，汉璧礼对茯苓、猪苓的考察体现了现代植物学发展中的一种重要趋势，我在前一章中已讨论过这一点。他对中国人如何使用这种药材以及从上海市场上直接观察到的信息，表现出极大的兴趣。据在沪协助者观察，上海街头经常有制成"适宜食用的饼状药材"出售，甚至有一些商人制假售假。[③] 相比之下，从书中见到的，包括药效在内的一条冗长的信息被忽视了。虽然汉璧礼在他发表的文章中简单介绍了茯苓在中国被誉为"治疗多种病症的药物"，但汉璧礼对中国本草书籍中的详细记载及本土医药知识的说法完全不感兴趣。[④] 与上述关于荜澄茄的案例一致，汉璧礼认为观察和经验是获取科学知识的合适手

① 李时珍：《本草纲目》（金陵版排印本）下册，第 1764—1773 页。

② M. J. Berkeley, "IV. On some Tuberiform Vegetable Productions from China.", *Journal of the Proceedings of the Linnean Society of London. Botany* 3. 10 (1858), pp. 102—107.

③ Wellcome, MS. 8357, pp. 201—202.

④ Hanbury, *Notes on Chinese Materia Medica*, p. 38.

段。他认为值得重视的是那些由见证人记述的活生生的知识，而不是得自书本的信息，这使得他的学术与现代科学的经验主义本质相吻合。

同样，汉璧礼通过他的人际网络在中国进行大量的实地调查，寻找具有市场潜力的药材和各种植物原料，却很少从中国书籍中直接寻找值得研究的素材。对英国科学家来说，从《本草纲目》这样的巨著中寻找有效信息似乎是难以实现的，因为其中的本草信息既奇异又冗长，而他们缺乏阅读它的能力和动机。换言之，如果他们想要寻找具有商业价值的潜在药物，会直接从市场而不是从文本中寻找。

三、以虫白蜡为例：对过去著作和中国知识的评价

汉璧礼和他的同事共同探索关于"虫白蜡"的"科学知识"，其过程一定程度上反映了 19 世纪中叶英国科学家处理前代博物学知识遗产时表现出的矛盾态度。此外，它还能够体现 19 世纪英国科学家如何认识与评价中国文献和早期博物学著作所承载的信息——文献的渠道与其他"科学的"渠道，如观察标本、化学分析和实验等，哪种更合他们心意。

"虫白蜡"，现在的正式学名为"中国蜡"（Chinese wax），拉丁名 Cera Chinensis。欧洲最早提到这种蜡也许是在卫匡国的《中国新图志》中。这本书于 1655 年出版，内容包含了对于中国各省地理的简短描述，其中提到虫白蜡产于湖广和广西两省。[1] 在 17 世纪和 18 世纪又出现了一些关于虫白蜡的论述，其中大部分仍是法

---

① 见 Martini, *Novus Atlas Sinensis*, pp. 76, 145.

国耶稣会士所写。[①]

　　1794年,英国医师、化学家乔治·皮尔逊(George Pearson)对虫白蜡进行了简要的介绍,他写道,由于没能取得良好的标本,还不能保证任何"详细的信息"的有效性,因而没有作出决定性的判断。[②] 直到19世纪40至50年代才有一些欧洲学者研究了它的标本。仅对这一神秘奇物的研究而言,汉璧礼同时代最有影响力的研究者之一也许是儒莲(Stanislas Aignan Julien, 1797—1873)——一位著名的法国汉学家,也是雷慕沙的学生。[③] 1850年,玛高温也写了一篇关于中国虫白蜡的文章。[④] 1851年,汉璧礼从雒魏林发来的药材箱中看到了这种奇特的蜡。英国人称之为

---

①　Père Chanseaume, "Mémoire Sur la Cire d'Arbre Envoyée de la Province de Hou-Quang, Par le Père Chanseaume", in *Lettres Édifiantes et Curieuses*, *Écrites des Missions Étrangères*, Nouvelle Édition. *Mémoires de la Chine*. Tome Vinct-Troisiéme, A Toulouse: J. Vernarel, 1811, pp. 118—124; Gabriel de Magalhães, *Nouvelle Relation de la Chine*, *Contenant la Description des Particularitez les plus Considerables de ce Grand Empire*, ed. by Luigi Buglio, Paris: Claude Barbin, 1688; George Staunton, *An Historical Account of the Embassy to the Emperor of China*, *Undertaken by Order of the King of Great Britain*, London: John Stockdale, 1797, pp. 179—180. 另见 Editor, "Chinese White Wax", *Bulletin of Miscellaneous Information* (*Royal Botanic Gardens*, *Kew*), No. 76/77, [Royal Botanic Gardens, Kew, Springer], 1893, pp. 84—111.

②　George Pearson, "Observations and Experiments on a Wax-Like Substance, Resembling the Pé-La Of the Chinese, Collected at Madras By Dr. Anderson, And Called By Him White Lac", *Philosophical Transactions of the Royal Society of London* 84 (1794), pp. 383—401. 汉璧礼对本文的参考,见 Wellcome, MS. 8354, pp. 126—130.

③　M. Stanislas Julien, *Industries Anciennes et Modernes de l'Empire Chinois*, Paris: E. Lacroix, 1869; M. Stanislas Julien, "Nouveaux Renseignements sur la Culture des Arbres à Cire, Extraits des Auteurs Chinois; par M. Stanislas Julien", *Comptes Rendus Hebdomadaires des Séances de l'Académie des Sciences: Pub. Conformément à Une Décision De l'Académie en Date du 13 Juillet 1835*, 10 (1840), pp. 618—625.

④　D. J. Macgowan, "Use of the Stillingia sebiferii or Tallow Tree, with a Notice of the Pe-la of Insect-wax of China", *Journal of the Agricultural and Horticultural Society* 7 (1850), pp. 164—172.

"日本蜡"，中国人称之为"白蜡"（Pih la 或 Pe-la），总而言之，就是
极富药用价值的"虫白蜡"。① 这引起了汉璧礼的注意。他于1853
年在伦敦港发现了几块来自上海的奇异"厚蜡饼"。尽管它们被贴
上了"植物油脂"的标签，汉璧礼依然怀疑它们就是"中国虫
白蜡"。②

汉璧礼立即开始寻找有关该药材的文献资料，还抄写了有关
虫白蜡的所有相关文本，这些笔记分散在他的笔记本里。③ 杜赫
德的作品留下了一番"生产、栽培中国虫白蜡的良好记述"，成为汉
璧礼的重要参考资料。④ 然而他对虫白蜡的记载大都是由《本草
纲目》翻译而来的，汉璧礼在引用时也很清楚这一点。⑤ 可见，汉
学家朋友们给予汉璧礼的帮助并不是他获得《本草纲目》译本的唯
一途径，因为这部名著的摘译散见于17、18世纪耶稣会博物学家
撰成的著作中。汉璧礼等西方研究者非常依赖这些博物学家们的
著作，而这些著作对中国草药的描述大多源自《本草纲目》。汉璧

---

① Wellcome, MS. 8354, p. 115.

② Wellcome, MS. 8354, p. 172.

③ 见 Wellcome, MS. 8354. 汉璧礼查到的文献包括：George Staunton, *An Authentic Account of an Embassy from the King of Great Britain to the Emperor of China: Including Cursory Observations Made, and Information Obtained, in Travelling Through That Ancient Empire, and a Small Part of Chinese Tartary*, Vol. 1, London: G. Nicol. OCLC, 1797), pp. 352—353; Pearson, "Observations and Experiments on a Wax-like Substance, Resembling the Pé-La of the Chinese, Collected at Madras by Dr. Anderson, and Called by Him White Lac," pp. 383—401; Jean-Baptiste Grosier, *A General Description of China*; Jean-Baptiste Du Halde, *The General History of China*, trans. Richard Brookes, 3rd ed. , Vol. 1, London: J. Watts, 1741, pp. 439—441; John Obadiah Westwood, *An Introduction to the Modern Classification of Insects*, Vol. 2, London: Longman, Orme, Brown, Green, and Longmans, Paternoster-Row, 1839), pp. 429—431; Thomas Hutton, "Note on the 'Flata Limbata,' and the White Wax of China," *Journal of the Asiatic Society of Bengal* 12 (1843), pp. 898—903.

④ Hanbury, *Science Papers*, *Chiefly Pharmacological and Botanical*, p. 61.

⑤ Wellcome, MS. 8354, p. 172.

礼就经常参考卜弥格①、杜赫德②及格鲁贤（Abbé Jean Baptiste Grosier，1743—1823）的书。③

　　有趣的是，一个例子清楚地表明汉璧礼仍然试图直接阅读《本草纲目》，而不是依赖杜赫德所留下的相当准确的翻译。汉璧礼在查阅有关虫白蜡生长的描述时读到了一些荒谬的字句——蜡虫产生"某种包膜形的赘生物"，该赘生物"最终生长到鸟头的大小"。④他对此表示怀疑，斥之为"完全是中国博物学家的想象"。实际上，汉璧礼误释了《本草纲目》中的一段话——"初若黍米大，入春渐长，大如鸡头子，紫赤色，累累抱枝，宛若树之结实也"。这里李氏所写的"鸡头"其实是一种植物的种子，名为"鸡头子"，又名芡实，即睡莲科植物芡（*Euryale ferox* Salisb.）的成熟种仁。⑤ 这并不是因为杜赫德的误译，杜赫德译为："起初，它只有一粒谷子大小，春天来临时，它们开始生长、增大。它们以丛生的形式附着在树枝上，看起来像是树上结满了果实。"⑥可见汉璧礼通过雏魏林妻子的帮助，正在自己尝试阅读《本草纲目》，但这种努力反而使他误入歧途，使他对这本中文书更加怀疑。⑦

---

　　① Boym，"Medicamenta Simplicia Quae a Chinensibus ad Usum Medicum Adhibentur".

　　② Jean-Baptiste Du Halde, *Description Géographique，Historique，Chronologique，Politique et Physique de l'Empire de la Chine et de la Tartarie Chinoise: Enrichie des Cartes Générales et Particulières de Ces Pays ...*，Vol. 3，La Haye：chez Henri Scheurleer，1736. 见 Hanbury, *Notes on Chinese Materia Medica*，p. 2. 另见 Nappi, *The Monkey and the Inkpot: Natural History and Its Transformations in Early Modern China*，p. 144；Fan, *British Naturalists in Qing China*，p. 95.

　　③ Jean-Baptiste Grosier, *A General Description of China*.

　　④ Wellcome，MS. 8355，pp. 56—57.

　　⑤ 李时珍：《本草纲目》（金陵版排印本）下册，第 1831—1832 页。

　　⑥ Du Halde, *Description Géographique，Historique，Chronologique，Politique et Physique de l'Empire de la Chine et de la Tartarie Chinoise*，Vol. 3，p. 614.

　　⑦ Daniel Hanbury, "On the Insect Wax of China（1853）"，represented in Daniel Hanbury, *Science Papers: Chiefly Pharmacological and Botanical*，pp. 64—66.

于是，汉璧礼在他 1853 年写的《论中国的虫白蜡》一文中表明，由于"目前为止，没有一个欧洲人有机会在当地观察这种蜡虫"，他不得已引用"中国作者的说法"以便引述虫白蜡的生产和采集过程。[①] 但后来，他又在另一篇文章《论中国草药》(1862)中笼统地谈到这个问题，省略了他在传教士及中文著作里读到的内容。他写道：

> 虫白蜡：Chung-pǐh-lah，中国的虫蜡。《本草纲目》之插图 837 号。由蜡虫(Coccus Pe-la Westw.)分泌，产生在白蜡树(Fraxinus chinensis Roxb.)的树枝上，这棵树就是为此而种植的。但该蜡也可能被发现在其他树上。它的性状还有待进一步观察，中国人对此的描述非常模糊。[②]

没有人"科学地"去关注其生产过程，这一事实足以使杜赫德和其他作者的说法失去说服力，因为他们被认为只引用了《本草纲目》中的内容。[③] 因此，我们看到一个矛盾的局面：随着科学家们越来越坚持要直接观察虫蜡生产的实际过程，蜡的知识却变得越来越模糊。一方面，从中国辛苦收集和运输过来的"不完整的标

---

①　Hanbury, "On the Insect Wax of China (1853)", pp. 65—66.

②　Hanbury, *Notes on Chinese Materia Medica*, p. 40. 汉璧礼写 Coccus Pe-la Westw. 用来指蜡虫，但在现代分类学中它被另一个有效的学名取代，该名字 1848 年由法国汉学家沙畹提出，即 *Ericerus pela* Chavannes：Chavannes, A., "Notice sur deux [Coccus] cériféres du Brésil", *Bulletin de la Societe Entomologique de France* (*ser. 2*) 6(1848), pp. 139—145. 于是，沙畹当时所用的"白蜡"湖南发音"Pe-la"继续沿用至今，并成国际昆虫专用学名。此外，在 1853 年，韦斯特伍德(Westwood, J. O.)又给同一物种起了另一个名字 Coccus sinensis：Westwood, J. O., "Coccus sinensis sp. n.", *Proceedings of the Royal Entomological Society of London* (N. S.) 2 (1853), p. 95. 见 Ben-Dov Y. & Miller D. R., *ScaleNet: Systematic Database of the Scale Insects of the World. http://scalenet.info/catalogue/Ericerus%20pela/*, 2019 年 8 月 2 日读取。见龙村倪：《中国白蜡虫的养殖及白蜡的西传》，《中国农史》2004 年第 4 期，第 19—24 页。

③　Hanbury, "On the Insect Wax of China (1853)", p. 64.

本"没有让任何在伦敦的观察者进行有效的实验,无法得出一个具有说服力的结论。另一方面,无论李时珍留下的信息有多么冗长和详细,无论以前有多少欧洲作者引用过《本草纲目》,人们依然对其抱有相当大的质疑。对于一个科学的判断来说,文本知识的权威在逐渐削弱,越来越被认为不值得拥有权威地位。

另外,我们从 1862 年写的文章中发现汉璧礼跳过了格鲁贤和杜赫德等原作者谈论虫白蜡医药效用的冗长文段。这种遗漏与汉璧礼 10 年前的文章有些不同,在 1853 年发表的文章里,他仍然简单引述了格鲁贤和杜赫德所报告的内容。其中杜赫德的叙述是忠于《本草纲目》的翻译,说中国人用这种蜡来治疗伤口——"它使肉生长、止血、镇痛、恢复精力、支撑神经和连接骨折",[1]引据的原文为"生肌止血定痛,补虚绩筋接骨"。[2]

然而让汉璧礼吃惊的是,他发现格鲁贤还写道"那些准备在公共场合讲话的人有时会把它当作兴奋剂,一次吞下一盎司左右"。[3] 原作者可能是通过亲自观察或采访当地人得到这一信息的,我们无法考证这是否基于事实,但它明显不同于《本草纲目》所载的内容,因为《本草纲目》只记载该药用于外敷,没有将它用于内服。[4] 无论如何,汉璧礼从两位作者的说法中总结出"虫白蜡在中国内服外用,用于治疗各种疾病"。[5] 这样的结论一定足以使英国药学家确信中国文献中充满了怪异的非理性,从而进一步否定了中国医药知识及实践的科学价值。

---

① Du Halde, *Description Géographique, Historique, Chronologique, Politique et Physique de l'Empire de la Chine et de la Tartarie Chinoise*, vol. 3, p. 615.

② 李时珍:《本草纲目》(金陵版排印本)下册,第 1832 页。

③ Grosier, *A General Description of China*, vol. 1, p. 442.

④ 李时珍:《本草纲目》(金陵版排印本)下册,第 1832 页。"震亨曰:蜡属金,禀受收敛坚强之气,为外科要药。与合欢皮同入长肌肉膏中,用之神效,但未试其可服否也。"

⑤ Hanbury, "On the Insect Wax of China (1853)", p. 71.

第三节　药材知识的分科化与
异国知识的地位

一、汉璧礼对中国本草知识的态度

汉璧礼的信件和标本室目录显示，他曾付出极大努力去寻找活虫，以研究虫白蜡的生产。他曾多次请求上海的雒魏林和宁波的玛高温将这种昆虫"以活体状态发送到英国"。[①] 显然他的需求并没有得到很好的满足，最终只有一件白蜡树（*Fraxinus Chinensis*，Roxb.）的植物标本和一对雌雄昆虫的插图收藏在他的标本室里。[②] 但他还是成功通过雒魏林获得了这种蜡的原料以及"雌性昆虫的干燥、膨胀的标本"，并将其与不同种类和来源的蜡进行了比较。[③] 具体而言，他对五种"Pih la"的标本进行了实验，比较了它们的化学成分和熔点。五种中的两种是从雒魏林那里得到的，一种是他自己用中国的虫蜡原料制备的。[④] 他的化学分析实验比较简单，要么局限于检查它是否溶于酒精、是否沉入水中、是否溶于水或硫酸醚等，要么记录一些感官信息，比如口感、气味、味道及颜色。[⑤]

汉璧礼没有专注于从事实验室科学工作，而是选择让自己成为一名全方位的药材学专家，涉足各种各样的研究方法，阅读各领

---

①　Wellcome, MS. 8356, pp. 100—102. 见 RPS, P273MS, fol. 44.

②　Holmes, *Catalogue of the Hanbury Herbarium*, *in the Museum of the Pharmaceutical Society of Great Britain*, p. 76.

③　Wellcome, MS. 8355, pp. 56—58.

④　Wellcome, MS. 8354, p. 172.

⑤　Wellcome, MS. 8354, p. 128.

域的参考资料——从历史、地理学著作到植物分类学、化学。[①] 同时,他与化学导向的科学家合作,就同一主题采用不同的研究手段对某种物质进行同步研究,并相约大致同时发表论文,以便分享各自的发现。例如,在 1873 年,汉璧礼的一篇文章发表于《药学杂志》,概述了"非洲氨"(African ammoniacum)的历史、商业价值、生产和使用,随后又有几篇其他作者的文章介绍了该香料的化学成分以及药理学分析。[②] 次年,汉璧礼又在同一期刊上发表了"关于一种中国特有的樟脑"的论文,同时还有几篇其他作者撰写的关于樟脑的论文相伴。汉璧礼的文章主要介绍了这种樟脑的简史,商业价值和利用情况,其他文章则偏向于实验室科学研究——比如"艾(Ngai)樟脑的化学成分"。[③]

　　与汉璧礼同时代的科学家们在研究自然物质时,越来越致力于更专业、更依赖于机器和实践性的方法,在此背景下,汉璧礼那种关注多种类型文献的学术风格显得独具一格。他仍然尝试将文本阅读与现代科学实验联系起来,从而把书籍与标本联系起来。[④]可见,汉学家的帮助、参考对异国植物和博物学的记载是汉璧礼研究成果不可或缺的前提条件。这也说明在 19 世纪的欧洲科学中,文献考证仍然扮演着重要角色。

　　然而汉璧礼对这些文本信息来源的态度摇摆不定,他的说法

---

① Wellcome，MS. 8354，pp. 123—130.

② RPS，P233.

③ RPS，P234，fols. 1—5. 他们的"Ngai Camphor"指的是"艾纳香 *Blumea balsamifera*"。参见 Daniel Hanbury，"On a Peculiar Camphor from China［Ngai Camphor from Blumea balsamifera］(1874)"，represented in Daniel Hanbury，*Science Papers: Chiefly Pharmacological and Botanical*，pp. 393—395.

④ 见 Fan，*British Naturalists in Qing China*，pp. 97—112；Richard Yeo，*Defining Science: William Whewell，Natural Knowledge and Public Debate in Early Victorian Britain*，Cambridge：Cambridge University Press，2003，pp. 95—111，241—243.

与行动往往矛盾，这体现在他对中国知识渐趋增长的质疑中。值得关注的是，17、18 世纪博物学家和耶稣会科学家阅读、翻译中国知识的目的，与以汉璧礼为代表的 19 世纪科学家不同，前者是为了学习中国的知识，后者则是为了界定科学知识并确认"自我认同"。[①] 尽管汉璧礼和其他人别无选择，只能依赖耶稣会作家的叙述，将其作为有关中药的罕见信息来源，这些文本却也因它们与不可靠的中国知识的联系而不断受到批判。同时，由于过去的博物学家和汉学家都对其他文化抱有强烈的开放态度，现代科学家们更倾向于将自己与他们区分开来，而不是与他们同化。因此现代科学家对于过去作者那种尊重和接受中国当地知识的态度保持了一定的距离感，仅将他们认定为汉学或"博物学"（natural history）的学者，而拒绝认为他们属于植物学或任何科学的。[②]

在 19 世纪初读者的眼里，耶稣会传教士总是在重复中国作者的说法和当地人的想法，缺乏自己的亲身观察和判断，这使得他们著作的可靠性大打折扣。[③] 格鲁贤等认为，中国人应当为自己对各种草药所作的研究而感到自豪，还认为中国的药学实践是"相当先进的"。[④] 与他们想法相左，19 世纪的科学家认为汉语文献在科学性上不够可靠，虽然他们依然愿意收集当地的医药信息。[⑤] 因

[①]   Chakrabarti, *Materials and Medicine*, pp. 205—206.

[②]   William Clark, "The Pursuit of the Prosopography of Science", in *The Cambridge History of Science*, Vol. 4, Eighteenth-Century Science, ed. by Roy Porter, Cambridge: Cambridge University Press, 2003, p. 219. 关于十九世纪欧洲近代科学家对历史的重视和叙述上的态度，参见 Yeo, *Defining Science: William Whewell, Natural Knowledge and Public Debate in Early Victorian Britain*, chap. 6.

[③]   参见 Hanson and Pomata, "Medicinal Formulas and Experiential Knowledge in the Seventeenth-Century Epistemic Exchange between China and Europe".

[④]   见 Grosier, *A General Description of China*.

[⑤]   Bretschneider, *Early European Researches into the Flora of China*, p. 132.

此,尽管卢雷罗详细介绍了每种植物在东亚地区的经济用途和药用价值,并列举了"南星""使君子"等药材,但仍被认为药效"太不明确,不值得特别关注"而没有引起注意。[①]

在19世纪科学知识转型的过程中,药物知识的新学术成果受到化学实验和制剂技术发展的极大影响。对药物的化学分析受到高度重视,这使得采信中文文本或图像、考证文献源流的做法大大减少,异国文献尤其被认为不具可信度。即使是矿物药,中国人的用法和想法也被认为缺乏依据——因为他们"缺乏化学素养"。[②]这种对新兴的实验科学的偏好和理想化在英国尤为明显。与此相反,有一位19世纪法国学者引用了《本草纲目》的处方作为某些疾病的治疗方法,其做法偏向学术折衷主义,与英国学界有很大不同。[③]

到19世纪中叶,部分极力拥护所谓"现代"医学的英国研究者越来越表现出对中国医药实践的漠视。医学往往被视为"西方在古代和中世纪的医术"。[④] 同样,中国医药体系所主张的药用价值也常常被视为用"过去的医学语言"解释过时的、"不科学"的知

---

① 在中国直到现在,南星被认为等同于天南星,而天南星的来源为天南星科植物天南星 Arisaema erubescens (Wall)Schott. ,异叶天南星 Arisaema heterophyllum Bl. 或东北天南星 Arisaema amurense Maxim 的块茎。见国家药典委员会编:《中华人民共和国药典》,第一部,第 57 页。汉璧礼称之为"眼镜蛇百合花"(Cobra lilies)。这一鉴定完全是错误的。眼镜蛇百合花是一种食肉植物,Darlingtonia californica,原产于美洲北加利福尼亚。见 Hanbury, Notes on Chinese Materia Medica, p. 34. 关于使君子 (Rangoon creeper),见 Hanbury, Notes on Chinese Materia Medica, p. 15.

② Hanbury, Notes on Chinese Materia Medica, p. 216.

③ François Dorvault, Iodognosie: ou, Monographie Chimique, Médicale et Pharmaceutique des Iodiques en Général et en Particulier de l'Iode et de l'Iodure de Potassium, Paris: Labé, 1850, pp. xxv—xxvi. 关于 18、19 世纪西方植物药物研究日益强调经验知识,尤其是在英国,见 Pratik Chakrabarti, Medicine and Empire, 1600—1960, Basingstoke: Palgrave Macmillan, 2014, pp. 32—34; Christopher Alan Bayly, The Birth of the Modern World, 1780—1914, pp. 284—324.

④ Henderson, "The Medicine and Medical Practice of the Chinese", p. 68.

识。① 传教士、医学博士韩德森（James Henderson，1830—1865）便是其中的代表人物。② 韩德森于 1860 年至 1865 年间被派到上海负责医务，他对现代科学极尽推崇，主张"热爱真理……在科学追求的每一个分支中……要永远成为不可分割的元素"，并认为中国人陷入了"完全无视真理"的困境。尽管"每一个思考、想法和体系都必须在真理的力量面前低头并摧垮"，但中国人似乎执着于旧习俗，"无法区分真假"。③

　　许多英国人对中国作者认为具有药用价值的一长串不熟悉的药材表示惊讶和怀疑，这也是出于同一个脉络。④ 他们发现《本草纲目》将"恶心的、毫无价值的东西"和适当的、有用的药材混在一起。⑤ 最奇怪的部分通常来自动物——如蝙蝠粪、毒蛇肉、大象的某些部位、干燥的昆虫和野生猫骨——而这些给人的印象是"成分越陌生，中国人就越相信它"。⑥ 至于"犀牛角"，虽然大英博物馆的亨利·伍德沃德（1832—1921）热情地协助汉璧礼获得了《本草纲目》相关部分的良好译本，却完全没有引起汉璧礼注意，后者从未撰文对此进行探讨。⑦ 同样的例子还有人参。雒魏林曾认真撰写了一份关于人参的信件，提

---

①　Hanbury, *Notes on Chinese Materia Medica*, p. 29.

②　关于韩德森的生平，见 James Henderson, *Memorials of James Henderson, MD, Medical Missionary to China*, 3rd edition, London：J. Nisbet, 1868.

③　Henderson, "The Medicine and Medical Practice of the Chinese", pp. 69, 82.

④　Barnes, *Needles, Herbs, Gods, and Ghosts: China, Healing, and the West to 1848*, p. 285.

⑤　Henderson, "The Medicine and Medical Practice of the Chinese", p. 83.

⑥　Samuel Wells Williams, *The Middle Kingdom: A Survey of the... Chinese Empire and Its Inhabitants...*, Vol. 2, London & New York：Wiley & Putnam, 1848, pp. 191—192; A. Pearson, "Abstract of the Contents of a Work on Chinese Medicine, Compiled by the Order of the Emperor Kien Lung", *Transactions of the Medical and Physical Society of Calcutta 2*（1826）, pp. 122—136; William Wrightman Wood, *Sketches of China*, Philadelphia：Carey and Lea, 1830, p. 154.

⑦　RPS, P273MS, fols. 43—44.

及人参在中国的使用、价值、制备、交易情况以及本地人对它的重视和说明等。① 然而汉璧礼对此漠不关心,尽管他知道人参在中国本土很受欢迎。汉璧礼的论文从未提及雒魏林分享的任何信息,只有一句冷淡的话:"它的药用价值在欧洲医生看来完全被高估了。"②

二、《药材综论》(*Pharmacographia*)中的中国知识

值得注意的是,19 世纪中叶所认为的"科学"和现在的自然科学并不一致,是尚未形成准确定义的、无定型的东西。"科学家"(Scientist)成为一种职业,将"寻求某种知识"本身作为一种生计,是 19 世纪中叶以后的事。此后,"科学家"一词逐渐演化为以追求专业化的"科学"为目的专家,从而突出共同追求的事业。这些科学家与"过去的普遍主义者"不同,随着个别领域的分科化,他们相互独立,对彼此的研究漠不关心。③

19 世纪欧洲与药物知识相关的诸学科不断分化、相互间的界限也不断固化,与 18 世纪药材学和博物学所特有的全面性产生了极大的不同。例如,在佩雷拉 1859 年撰写的《药材和治疗学原理》这本当时欧洲药材学领域具有权威性的教材中,每一种药材都按"历史""植物学""描述""构成""用途"和"生理效应"的顺序进行编

---

① RPS, P273MS, fol. 8. 雒魏林后来自己写了另一份关于人参的文章,将其收入他自己的书中。Lockhart, *The Medical Missionary in China: A Narrative of Twenty Years' Experience*, pp. 107—110.

② Hanbury, *Notes on Chinese Materia Medica*, p. 33.

③ Yeo, *Defining Science*, pp. 33—34, 110—111. 另见 Richard Yeo, "Reading Encyclopedias: Science and the Organization of Knowledge in British Dictionaries of Arts and Sciences, 1730—1850", *Isis* 82. 1 (1991), pp. 24—49.

目和阐述。[①] 这种分科化趋势体现在 19 世纪大多数与药材相关的书籍中，而汉璧礼与弗里德里希·弗吕奇格合写的巨著《药材综论》(1874)则是其中一个典型案例。

福莱齐格是伯尔尼(后来的斯特拉斯堡)大学的药学和生药学教授。1867 年，他联系了汉璧礼，很快他们就开始为撰写《药材综论》进行合作。[②] 两位作者在引言中清楚地说明了他们的研究对象："伦敦的药材和香料市场上已知的""伦敦的药店里常见的"药材的植物基源。虽然地理范围正如其书名所述，即"英国和英属印度主要植物源药物"，作者所假定的"药物知识"一词涵盖的范围却非常松散。他们以"药材综论"为标题，也是为了点明"药材"(pharmaco-)和"写作"(希腊语-graphia)——该书是"关于药物的写作"。[③] 事实上，广泛而模糊的定义是所谓"药材学"学术活动中非常突出的特征之一。不同的作者，定义皆有不同，并不断演变，后来逐渐被许多细分化学科的定义所取代，如"药理学(Pharmacology)""生药学(Pharmacognosy)"和"药学(Pharmacy)"等。[④] 福莱齐格在自述中，就将自己的学术追求概括为"结合各科学学科，获取全面的药物知识"。[⑤]

《药材综论》一书将药材分门别类，并为每种药材安排了细分化的说明信息。这种组织方式体现出这一时期"药材学"研究的多学科性质，以及该领域内部的细分化状态。例如，每种药材之下都

---

① Jonathan Pereira, *The Elements of Materia Medica and Therapeutics*, Vol. 2, Part 2, Cambridge: Cambridge University Press, 1857.

② 见 Horn, "Drugs according to Daniel Hanbury".

③ Flückiger and Hanbury, *Pharmacographia*, p. v.

④ Anna De Pasquale, "Pharmacognosy: the Oldest Modern Science", *Journal of Ethnopharmacology* 11. 1 (1984), p. 10.

⑤ Simone Badal McCreath and Rupika Delgoda, *Pharmacognosy: Fundamentals, Applications and Strategies*, Elsevier Science, 2017, p. 4. 另见 Fr. Hoffmann, "Fluckiger", *The American Journal of Pharmacy* 67 (1895), pp. 65—71.

按顺序罗列了以下标题：“同义词”“植物基源”“历史”“生产”“外观描述”“微观结构”“化学成分”“用途”和“替代物”。两位作者明确指出，他们的研究重点和范围与那些新的科研方法论不同，但仍然提到他们的工作不会完全独立于植物学和化学等“附属的”(collateral)研究成果。同时，他们认为自己不仅与研究治疗学和药学的科学家有所区别，而且与医生专属领域内所进行的研究也有着显著的区别，在涉及这些领域时不发一言，将之委托给相关的专家，才是自己应有的态度。[①]

　　虽然这本书的大部分内容集中在那些由实验和观察得来的知识上，比如“外观描述”“微观结构”或“化学成分”，但值得注意的是，药材的“历史”仍然排在大多数其他标题之前，并且其内容大多较长。这种安排是在两位作者进行了大量的考虑和商量之后才决定的，可见对药材历史的考据在当时的药材学学术中仍然占有重要地位。[②] 汉璧礼和福莱齐格表示，他们为“历史”部分的写作“全面查阅了许多文献”，并“在各个方面寻求与许多朋友合作”，特别提到“伟烈亚力和贝勒博士”，说他们对“与中国有关的问题”提供的帮助，在众多协助中尤其宝贵。[③]

　　由此可见，对于植物或本草的历史、在地知识、使用传统与习惯等方面，汉学家仍是必不可少的信息来源，科学家与汉学家的合作在这部 19 世纪药材学著作中发挥着至关重要的作用。[④]为了了解中国本草学这一陌生的学术传统，汉璧礼与许多专家进行了广泛的交流，包括植物学家奥利弗（Daniel Oliver, 1830—

---

① Flückiger and Hanbury, *Pharmacographia*, pp. v—vii.
② Wellcome, MS. 8360. pp. 135—136.
③ Flückiger and Hanbury, *Pharmacographia*, p. vi.
④ 参见 Wellcome, MS. 8354, pp. 118—119. 对汉璧礼来说，重要的参考资料之一是：Walter Henry Medhurst, *China: Its State and Prospects*, London：John Snow, 1838.

1916)、帕里什、吉布尔和隆多，其中很多是法国人。[1] 他们为汉璧礼提供了对本草学的冗长解释。汉璧礼与吉布尔交换的书信非常多，从中可以发现吉布尔对中国药材和其中文名的理解十分深入。[2] 汉璧礼写给吉布尔的书信中提到，他寄送了一份自己从中国收集到的花椒标本，结果后者发现它与自己书中的"Hoa-tsiao"一样。[3]

关于"桂"（Cinnamon，又名肉桂），汉璧礼认为可以从中国书籍中找到线索以便复原它的早期历史。他对现有的知识提出了疑问，认为肉桂是在 6 或 7 世纪之前在锡兰被采集到的。他否认那种主张历史上最早的肉桂采集可能发生于非洲东部或阿拉伯的观点，认为"由更多证据看来，最早的肉桂其实来源于中国南方，而且中国与印度之间很早就存在着积极的交流"。显然，他对这一药材历史的兴趣集中在它的早期商业情况上。[4]

汉璧礼发现中国药店仍在出售"一种樟属植物的茎"，猜测这与"古人的桂"（ξυλοκάσια）是同一植物。他所说的"古人"指的是狄奥斯科里德（50 年到 70 年之间）和其他古希腊作者。[5] 汉璧礼对于桂的研究中不仅会引用当时像朱利叶斯·比尔贝克（Julius Billerbeck，1772—1838）《植物经典》（*Flora classica*）这样的植物学著作，还会征引古代著作，如老普林尼的《自然史》。

在欧洲近代早期，德奥弗拉斯特（Theophrastus，1493—1541）的植物学著作以及狄奥斯科里德、盖伦、老普林尼和阿维森纳这些学者的著作也被博物学者重新发现并翻译出版，以满足欧洲读者和博物学

---

① 见 RPS, P273MS, fols. 1, 3, 9. 36, 64, 69, 70.

② 见 RPS, P312MS；Wellcome, MS. 8354, p. 238.

③ 这本书是：Nicolas-Jean-Baptiste-Gaston Guibourt, *Histoire Abrégée Des Drogues Simples*, Histoire Abrégée Des Drogues Simples, L. Colas, 1820.

④ 见 Wellcome, MS. 8362, fol. 16.

⑤ RPS, P313MS, fol. 23.

家的兴趣,使药材学一时之间引人注目。[1] 也就是说,对医学和自然史的人文探究并不是一种新现象。即使在 19 世纪中期,古代作家仍然在西方的药材研究当中保持着广泛的影响力和权威性。例如,一本 1848 年的名为《英国药典的注解或评注:药物的自然史、描述、化学、药学、作用、用途和剂量》的书就经常引用狄奥斯科里德的著作。[2]

　　汉璧礼从那些古代文献中发现,"古人的桂"在 1 世纪曾是重要的进口商品。[3] 在欧洲,直到 19 世纪,这些古希腊文献似乎仍是提及过这种桂的绝无仅有的文献。汉璧礼试图从中国书籍中找到进一步的证据,检视含有"木桂"等异名的多个片段,[4]最后在《药材综论》中对肉桂的历史作了长篇记述,介绍一些历史证据,并阐述肉桂在中国许多古籍中以包括"桂"在内的各种名字的出现。他提及了《神农本草经》的"桂"、《尔雅》的"木桂"和《海药本草》的"天竺桂"[5],从而假设狄奥斯科里德斯和其他古希腊作家所描述的桂源于中国南方,他还补充说"目前最好的肉桂品种"都来自该地。[6]

　　除去肉桂这样特殊的案例,《药材综论》的作者们只是简单提及他们参考过的其他植物在"中文原文的翻译",没有注明引用文献的出处和作者。他们用几句话将从中国获得的信息一笔带过,然后将其与古代西方作者述及中国药材的各种记录结合起来,并加上对于除中国以

---

　　① 关于 16 世纪和 17 世纪欧洲博物学对古希腊关于各种天然药材所留下的记载和文献的关注,见 Paula Findlen, *Possessing Nature: Museums, Collecting, and Scientific Culture in Early Modern Italy*, Berkeley: University of California Press, 1994,尤其是 pp. 249—250.

　　② Robert Christison, *A Dispensatory, Or Commentary on the Pharmacopoeias of Great Britain*, 2nd edition, Edinburgh: Adam and Charles Black, 1848.

　　③ Wellcome, MS. 8362, p. 136.

　　④ Wellcome, MS. 8362, pp. 136—137. 汉璧礼把这个中文名翻译成"wood cinnamon"。

　　⑤ Wellcome, MS. 8362, pp. 280—281; Flückiger and Hanbury, *Pharmacographia*, p. 520.

　　⑥ Flückiger and Hanbury, *Pharmacographia*, pp. 519—523.

外的其他国家的文本的记述，写成了一套关于药物历史和地理的完整讲述。他们所引用的文献涵盖了广泛的范围——坎普法、杜赫德、马可·波罗、奥尔塔和约翰·尼霍夫（1665 年《荷使初访中国记》的作者）的记述以及阿拉伯人的记述。[①] 这样的捆绑总结成一套"被他者化的知识"，其写作本身对这些异国著作产生了某种"历史化"效果。尽管他们对中国新旧文献有充分的参考，但往往将这些文献与古代文献一同对待，置之于类似历史文物或民族学资料一样的地位。[②]

他们处理源自中国的关于"血竭"（又"麒麟竭"）信息的过程，反映出汉璧礼在撰写《药材综论》时参考过但并没有采纳中国文献的相关叙述，而是编辑和删略了这些异国知识。[③] 19 世纪 60 年代，一种名叫"血竭"的药材被发现于北京，它立即引起了包括贝勒和汉璧礼在内的欧洲研究者的广泛关注。他们随后对它进行了检查，并确定它是在欧洲被称为"龙血"（Dragon's blood，拉丁名 Sanguis draconis）的一种东西。[④]

斯特罗纳赫根据汉璧礼的要求翻译《本草纲目》"麒麟竭"条的内容，而翻译的本身是粗糙的、有选择性的和不完整的。[⑤] 首先，斯特罗纳赫的注意力几乎集中在关于该药物产地的内容上——他只阅读不带有传统医学解释的前两个部分，即"释名"与"集解"。李时珍在"集解"下注有"多出大食诸国"，虽然"大食"在这里与中国其他古代著作一样指的是阿拉伯诸国，但斯特罗纳赫对它的意思一无所知。[⑥] 著名的汉学家贝勒也面临着同样的问题，在他 1871 年发表的文章中，贝勒

---

① Flückiger and Hanbury, *Pharmacographia*, pp. 510—512.

② 见 RPS, P313MS, fol. 23.

③ 见 Edward H. Schafer, "Rosewood, Dragon's Blood, and Lac", *Journal of the American Oriental Society* 77. 2 (1957), pp. 129—136.

④ Emil Bretschneider, *On the Knowledge Possessed by the Ancient Chinese of the Arabs and Arabian Colonies: And Other Western Countries, Mentioned in Chinese Books*, London: Trübner & Company, 1871, p. 19.

⑤ RPS, P300MS, fol. 39. 另见 Wellcome, MS. 8363, p. 56.

⑥ 李时珍：《本草纲目》（金陵版排印本）下册，第 1613 页。

介绍了《本草纲目》所记载的血竭的相关信息。虽然作者热衷于了解过去血竭的生产区域和贸易路线，但结果他未能利用《本草纲目》提供的信息，只写道"据李时珍说，该树生长在大食(Ta shi)"，且"(李氏)关于提供这种药物的树木的描述非常不完善"。[①] 当汉璧礼写《药材综论》时，他没有提到任何中文书籍，也没有提到斯特罗纳赫的《本草纲目》译文，只是简单地介绍了贝勒的那篇文章。

　　值得关注的是，像"中国人仍然是龙血的主要消费者"这样关于现代的事实和"中国人通过阿拉伯输入龙血"等关于过去的信息，都在药材的"历史"条目中同时出现。中国文献中的记载还与其他许多古代记录混杂在一起，包括狄奥斯科里德、老普林尼(Pliny the Elder)及阿拉伯旅行家伊本·白图泰(Ibn Battuta, 1304—1368)的著作。[②] 例如，汉璧礼在黄连(*Coptis Teeta* Wallich)的"历史"一节中写道，"中国使用该植物的根茎，称之为黄连或川连"以及"《本草纲目》中有该植物的粗略绘图"，这样的信息与7世纪《阿维森纳医典》等古代文献一起呈现。[③] 在"使用"一节中，作者却没有提及《本草纲目》以及其他早期著作的说法。即使《本草纲目》对该药材的功效提供了相当丰富的信息，《药材综论》只提到它"在医学上用作膏药的着色剂，在艺术上用作清漆"。[④]

　　从初识弗吕奇格的1867年，到《药材综论》面世的1874年，汉璧礼一直专注于撰写此书。在此期间，他对中国书籍的关注越来越集中在寻找一些线索，以便恢复"藤黄"(Gamboge)和大黄等药材的早期历史。[⑤] 他认为这些文献的主要价值在于"追溯每种药材引入到人类医药生活中的脉络"，而关于"五倍子"和"樟脑"等民生药材，从《尔雅》

---

① Bretschneider, *On the Knowledge Possessed by the Ancient Chinese of the Arabs and Arabian Colonies*, pp. 19—21.

② 白图泰在1325年到1349年间访问过爪哇和苏门答腊等地。

③ Flückiger and Hanbury, *Pharmacographia*, pp. 3—5.

④ Flückiger and Hanbury, *Pharmacographia*, pp. 672—673.

⑤ 见 Wellcome, MS. 8362, pp. 335—337；Wellcome, MS. 8363, p. 111.

《神农本草经》和《南方草木状》等中国古代文献中都能发掘出重要信息。[①]

　　换言之，19 世纪的药材研究者搜集、翻译和阅读从中国到古希腊的大量文本，仅仅是为了从"博物学"（natural history）分离出来的"历史"（history）部分。在《药材综论》中，"历史"标题下的叙述作为药材知识的众多分支之一，与以获取经验知识为主的其他标题下的写作形成了鲜明对比。这意味着来自地理和时间意义上的"远处"的知识片段与"科学的知识"进一步分离，被边缘化，成为一个"不科学"的研究分支。因此，书中的"历史"仿佛是旧物和外来藏品的掩埋场。在那里，许多中国、印度、阿拉伯的药物学著作以及过去的欧洲探险家和博物学家撰写的旧文献被拼凑在一起剖析、筛选和取用。

　　19 世纪英国科学家越来越陷入偏见，将中国知识视为落后和不可靠的同时，他们与中国本草学著作的关系也经历了更为复杂的过程。也就是说，与中国文本接触并建立什么样的关系，与如何将过去的文献纳入当代知识中的问题紧密相连，都是区分自我和他人的一种社会过程，与自我的形成密切相关。[②] 换言之，来自国外的与过去的知识同时被"历史化"，这是十分微妙而有效的"他者化"（othering）方式。

　　19 世纪的英国药材研究者为防止异域知识的干扰，筑起日渐难以逾越的知识界限，确立起了一套"科学知识"。虽然原来的药材知识具有明显的综合性，随着它被细分为多个学科，科学研究和历史考究的界限也变得鲜明。在《药材综论》一书中的信息区分和安排，就是古代文献研究与狭义现代"药物科学"研究逐渐分离的生动体现。

---

　　① 　见 Flückiger and Hanbury, *Pharmacographia*, pp. 167, 510—513.

　　② 　参见 Bruno Latour and Steve Woolgar, *Laboratory Life: The Construction of Scientific Facts*, Princeton: Princeton University Press, 2013; Ruth Barton, "'Men of Science': Language, Identity and Professionalization in the Mid-Victorian Scientific Community", *History of Science* 41. 1 (2003), pp. 73—119.

小 结

19 世纪英国科学家对中国草药的研究兼收并蓄,他们阅读了多种文本,进行了各种科研实践。由于文本的范围极其广泛而多样,他们承担了一项艰巨的任务——将这些从不同时间和地点收集到的文本重新整理成一个连贯的知识体。英国科学家通过重新阅读和梳理中国作者、耶稣会作者、汉学家和许多其他作者的成果,以一种与先前知识传统不一样的方式建立了新的药物知识。从中国书籍以及欧洲作家的古老著作收集的所有信息片段,并未直接注入这一新的知识库,却通过一系列选择、省略和编辑的过程发展为新知识。值得注意的是,这种择选是如何决定的?那些从事(再)创造药物知识的欧洲科学家为何偏向于某种选择方式?他们无疑不仅仅是从中挑出似乎有意义的信息,还在回答一个根本性的问题——什么是"科学知识"的具体范围。

回过头来看,19 世纪正是欧洲的药材学快速变化的岁月——其范围在不断波动,定义不断变化。这一领域的特殊性在于,其研究人员以各种方式——包括参考各种文献——来构思"科学的药材知识",并确定了科学分科的界限。因此汉璧礼接受来自过去和国外的著作,应被视为站在过去与未来的分界点上的 19 世纪药材科学家的典范性做法,展示他们在现代科学与先前博物学学术传统之间寻求妥协的过程。但另一方面,学术活动的日益专业化、细分化重构了叙述"药"的科学方式。如上所述,关于"药"的悠久知识传统,即使在 19 世纪还是科学的一个组成部分,却随着各种新兴研究方法制造的"大量积累的新信息",而逐渐失去了吸引力和权威性。

　　上述对本土知识的忽视,不得不使我们重新审视汉璧礼等 19 世纪药材专家展开研究的基本影响因素,也就是科学和商业之间的密切联系。当然,也有其他不可忽视的社会背景,如语言障碍、来华英国人和中国人之间的普遍不信任等。但更重要的是,这些学者始终明白他们的首要任务是识别药材、鉴定物种、规范药名,因为 19 世纪全球化的市场迫切要求他们解决药物掺假的问题。总之,与派遣、移居到世界各地、在当地寻求药材知识的耶稣会博物学著作不同,耶稣会博物学家偏向于尽可能地利用当地草药知识,而 19 世纪伦敦的药材学更专注于将聚集在欧洲贸易港的商品分门别类、起名字并贴上标签,为伦敦这样国际化城市的大众、药师和消费者提供正确的指南。这种学术目的在很大程度上决定了那些科学家的身份、目标以及他们在处理各种知识、获取手段上的态度。

　　英国人对中国知识的解读,伴随着一种欧洲学界将博物学知识塑造为自然科学的过程。在考察《本草纲目》等中国文献是如何被认识、塑造、承认或忽视时,我们应该把这种实践视为那些自称科学家的社会群体逐渐确定自我身份、界定自我价值的一种动态过程,19 世纪的药材研究者正是通过这一过程建立起科学和其他领域的智力活动之间清晰的壁垒的。

第五章　朝鲜实学的发展与本草知识的本土化

——以《林园经济志》对《本草纲目》的引用为中心

　　就药材知识而言，不论在东方还是西方，如何平衡传统文献记述与实践经验产生的矛盾，一直是学人们孜孜探究的主题。那么在文字知识与经验知识中，到底何种更为权威？决定这个"权威"的要素又是什么？这个问题值得我们深思。上一章中提到，学人的"身份认同"与"自我价值"会因现实社会条件与政治经济的需求而不断被重新定义，而在不同时代、不同地域，知识的外在形式也是由特定的社会与经济条件决定的。处在截然不同的条件、环境、背景下研究同一个学术主题（药材）时，学人们该如何处理文献与实际经验的冲突？又如何定义及履行知识生产者的身份呢？

　　西欧近代科学的形成过程中，科学和商业之间的联系相当显著，而18、19世纪的朝鲜与日本学人身处的环境和他们所面对的世界与汉璧礼身处的世界大不相同，他们各自对于自然与自然物产——这其中当然也包括药材——的理解方式与态度必然也是不同的。本章和下一章将分别探讨19世纪初朝鲜和18世纪日本的案例，探究两地的学人如何从对文献的解读、对标本的观察以及实际的经验等各维度的知识来源出发，进行知识创造、创新。

　　首先，我们来探究与汉璧礼处于同一时代的朝鲜。显而易见，19世纪的朝鲜与英国处于完全不同的地理和政治环境之中。1876年，朝鲜与日本签订《江华岛条约》，由此开始与西方国家建立联系。在此之前，对于一位19世纪的朝鲜人来说，"海运自由贸易"简直是一个遥远而陌生的概念。[①] 19世纪初，大多数朝鲜学人所认为的"商业"，是指在"海禁政策"与"闭关锁国"的范畴内进行的一连串生产及流通行为，与英国埋头拓展海外贸易、在世界各处建立殖民地截然不同。一个学人在关心动植物等自然物产时，最关心的、最迫切需要的不是如何交易买卖，不是如何在市场中流通，而是"如何在有限的地域范围内，把已有的物产进行栽培、加工、利用"。[②] 有人指出，17世纪后期到19世纪在朝鲜抬头的商品货币经济和城市化，是"实学"流派以及所谓"经世之学"兴起的重要背景。[③] 那些称之为"重商学派"的学人关注商业和手工业的新动向，还强调商品流通的重要性，而即便他们的思想聚焦民生和现

---

　　① 除了一些与日本和中国的由官方控制的、有限的贸易路线，如通过倭馆贸易，在清朝与朝鲜边境的一些定期市场上进行的开市、后市贸易，以及由使行而开展的物资交流或译官贸易等。

　　② 参见김용덕：《실학파의 경제사상》，《조선후기 사상사연구》，을유문화사，1977年；강만길：《朝鮮後期商業의 問題點：《迁書》의 商業政策分析》，《한국사연구》第6卷，1971年，第53—74页。

　　③ 朝鲜实学指的是由17世纪至19世纪前期的一群改革思想家而提出的新的思潮，作为对性理学为主导的朝鲜社会的批判之产物，不仅形成了新的社会风貌，并且从学术文化的各个领域开辟出了新的局面。见劉元东：《韓國實學概論》，正音文化社，1983年；금장태：《한국 실학사상 연구：실학사상의 철학적 체계와 종교적 신념을 엿볼 수 있다》，파주：한국학술정보，2008年；김용헌：《주자학에서 실학으로：조선후기 서양 과학기술의 수용과 주자학적 사유의 균열》，고려대학교 민족문화연구원，2019年；조광：《실학의 발전》，《한국사》第35卷，국사편찬위원회，1998年。朝鲜实学被一些中国学者评价为一个多元异质文化相互碰撞、融合与会通的结晶。看葛荣晋：《多元文化与朝鲜实学》，《孔子研究》2001年第5期，第59—70页；崔英辰、邢丽菊：《朝鲜王朝时期儒学思想的基本问题——以性理学和实学思想为中心》，《哲学研究》2006年第4期，第91—94页。

实问题,他们所指的"朝鲜的现实"也不包含国际贸易。他们虽然主张振兴商业与工业,但他们所指的商业与经济(或经世),其实与"海路自由外贸"并无联系。

两地关于药材知识的学习模式也大不相同：与英国的博物学家相反,一直到 19 世纪,朝鲜学人的基本素养仍然体现在他读了多少书、读得多广——这是判断"博学"的标准。因此,直到 19 世纪末,大部分朝鲜士人的学术活动主要围绕对中国书籍的长时间的阅读,这些书籍长期以来在东亚各国的自然研究当中具有决定性的影响,研究药材或者自然事物的朝鲜士人所具有的自然知识在很大程度上依赖于这些外来的经典著作。

尽管中国文献一直被视为知识的主要参考来源,但它仍然被视为需要被证实的外来知识,应该跟朝鲜的现实进行对照和比较。如上所述,当时人在多大程度上承认过去或外来文本、接受书面上的知识权威性以及强调地方的特殊性,是随着不同时代的历史因素波动的。

基于这一点,本草学应该是尤其值得关注的知识领域。到 18世纪初,该领域被定义为关于动物、植物和矿物等各种药材的知识,研究内容包括动植物的名称、鉴定、描述、形态特征、产地、地区品种、药效以及用法。只有在本草书中所描述的自然物产被假定与现实中的自然物产相同的前提下,一本本草书才被认为具有实用性和价值。此外,只有当每一种物产的名称被认为与当地使用的名称相同时,才会被认为是有效用的。

本草文本的跨国传播长期以来塑造了东亚知识环境的基本条件和特征,文本信息无法与现实物产一一对应成为最关键的问题。朝鲜的读者在面对任何一本来自中国的本草著作时,不得不进行激剧的思想斗争。在 18 世纪以后,他们逐渐从以中国为中心的思想中脱离出来,更重视朝鲜的现实——即朝鲜的日常语言以及朝鲜自然固有的地方性和特殊性。尤其当他们想利用《本草纲目》那样完整和详细的著作作为他们的参考文献，使中国书籍有助于理解本国的自然物产时，就不得不构思一些特殊的策略来解决文献信息和实际现实的矛盾。

在本章中，我首先将概述朝鲜学人在研究自然物时面对的独特问题以及他们展开学术活动的整个图景，尤其关注中国文献的权威与实学家所提倡的实用性和现实性之间的复杂关系，以便理解18、19世纪朝鲜动植物（本草或博物）知识发展中的特点。随后我将着重讨论一本著作，这本书可以被称作是19世纪早期最具代表性的实学成果之一，以了解韩国学人如何在自己的知识基础上看待、理解、采纳和利用《本草纲目》。这与上一章中所阐述的19世纪英国科学家对中国本草知识的态度以及英国科学家对《本草纲目》的翻译、参考与解读方式有很大的差别，因此非常值得讨论。通过审视一个同时代的朝鲜学人如何将中国的书籍纳入自己的知识生产体系中，我们能够把19世纪药材知识的转变过程、英国对世界的理解方式与过去或外来的文献知识建立关系的方式，都放在一个相对化的视野中。

第一节　中国本草和博物知识在 朝鲜的传播与重构

近期有些学者指出，本草书籍在朝鲜的接受过程总是伴随着对朝鲜语和地方性的认识进行的。① 很多学者还强调，即使朝鲜

---

① 见양영옥：《〈송남잡지〉(松南雜識)의 어휘사전적 특징에 관한 연구》，《한문학보》第37卷，2017年，第275—300页；양영옥：《조선 후기 類書의 전통과〈松南雜識〉》；노대환：《18세기 후반~19세기 전반 名物學의 전개와 성격》。

学人仍然依赖中国书籍,他们的征引方法却向着有意义的方向改变,反映出他们对当地特殊性的认识以及对经验和可观察的信息的重视。[①] 也有一些学者发现朝鲜学人在引用中国书籍时表现出越来越明显的灵活性和多样性,并认为这反映出了朝鲜人世界观的变化。他们指出,这种态度变化包括对中国观念的转变以及与西方知识接触的影响,尽管这种接触是以中国为中介发生的。[②]

　　就朝鲜的药材知识来说,"地方性"是一个复杂的问题。朝鲜学者一面视中国文献为知识来源,一面意识到了朝鲜固有知识的重要性。在这方面,徐疏影的几篇文章和《为本土命名:十五世纪以来韩国的医学、语言和认同》一书值得关注。[③] 作者从朝鲜的本草知识生产传统(乡药)入手,再现了其中的地方性,暗示了"把地方与普遍联系起来的一种分辨方法"。作者认为,那些对当地药材知识的追求——调整(翻译)草药名称、整理某些物种的朝鲜语名称、出版一系列以乡土材料为中心的图书——并不意味着本国的"自我"和外国的"他者"之间有任何僵化的划分。她建议我们应该把"乡药"知识的创造视为一种"调和","把被认为是普遍知识的东西放在地方",其中中医知识必须通过朝鲜社会文化条件来解释和

---

① 박영순:《중국 서적의 인용과 지식의 수용〈오주연문장전산고(五洲衍文長箋散稿)〉를 중심으로》,《中國人文科學》第 64 卷,2016 年 12 月,第 317—348 页;조성산:《조선후기 성호학파(星湖學派)의 고학(古學) 연구를 통한 본초학(本草學)인식》,《의사학》第 24 卷第 2 号,2015 年,第 457—496 页;김일권:《〈성호사설〉"만물문"의 실학적 만물관과 자연학》,《동아시아고대학》第 26 卷,2011 年,第 3—59 页。

② 김용태:《박영교(朴泳教)(1849—1884)의〈해동이아〉(海東爾雅)에 대하여-서술방식과 저술의식을 중심으로-》,《한국한문학연구》第 71 卷,2018 年,第 157—189 页。

③ Soyoung Suh, "From Influence to Confluence: Positioning the History of Pre-Modern Korean Medicine in East Asia", *Korean Journal of Medical History* 19. 2 (2010), pp. 225—254; Suh, "Herbs of Our Own Kingdom: Layers of the 'Local' in the Materia Medica of Early Choson Korea"; Soyoung Suh, *Naming the Local: Medicine, Language, and Identity in Korea Since the Fifteenth Century*, Cambridge, MA: Harvard University Press, 2017.

调解。①

尽管《本草纲目》在朝鲜医药和自然知识中具有非凡的影响和意义，却直到 2010 年以后才被史学界关注。② 吴在根等人仔细分析了《本草附方便览》和《本草精华》对《本草纲目》的借鉴，并以《乡药集成方》(1433)、《东医宝鉴》(1610)等乡药研究成果为基础，在临床运用方面进行了独具一格的重新阐释。③ 权吾民等提出《本草类函》一书与《本草纲目》具有密切关系，展现了《本草纲目》全球在地化(glocalization)过程的一个缩影。④ 这批研究促成了一种新叙事，对日本学者三木荣(1903—1992)提出的 "《本草纲目》对朝鲜的本草学及博物学并无特殊影响" 以及 "朝鲜未曾出现真正的本草学" 等观点进行了大幅修改。⑤

考虑到日本研究者一般将日本本草学的历史理解为一个从本草学(以每一种材料的药效为主)到博物学(以对于每种植物的视觉特征所做的详细观察和描述为特征)的 "发展" 过程，三木荣的评价是可以理解的。⑥ 但笔者认为，试图通过在韩国发现同样的现

---

① Suh, "Herbs of Our Own Kingdom: Layers of the 'Local' in the Materia Medica of Early Choson Korea", pp. 399-400; Dongwon Shin, "How Commoners Became Consumers of Naturalistic Medicine in Korea, 1600—1800", *East Asian Science, Technology and Society: an International Journal* 4. 2 (2010), pp. 275—301.

② 오준호：《19—20 세기 조선 의가들의 본초강목 재구성하기》，《한국의사학회지》第 26 卷第 2 期，2013 年，第 1—7 页；박상영：《〈인제지〉의 조선후기 의사학적 위상과 의의》，《한국실학연구》第 23 卷，2013 年，第 531—575 页；전종욱、조창록：《〈임원경제지〉"인제지"의 편집 체재와 조선후기 의학 지식의 수용 양상》，《의사학》第 21 卷第 3 号，2012 年，第 403—448 页。

③ 오재근、김용진：《조선 후기〈본초강목〉의 전래와 그 활용：〈본초정화〉〈본초부방편람〉을 중심으로》，《의사학》第 20 卷，2011 年，第 33—37 页。

④ 권오민、차웅석、박상영、오준호、안상우：《〈東醫寶鑒〉과〈本草綱目〉의 한국적 專有와 조선후기 의학 특징의 형성》，《한국한의학연구원논문집》第 17 卷第 3 号，2011 年，第 17—24 页。

⑤ 三木榮：《朝鮮醫學史及疾病史》，大阪：三木榮家，1963 年，第 359 页。

⑥ 见山田慶児：《本草と夢と錬金術と——物質的想像力の現象学》，東京：朝日新聞社，1997 年，第 30—40 页。

象来反驳三木荣的论点是无益的。更恰当的做法是，辨别朝鲜学人采用和适应中国知识的独特过程，并阐明这一过程发生的社会和经济背景。

相比于朝鲜是否具有本土的本草学书籍，更核心的问题应该是朝鲜士人如何采用和编辑中国本草学知识。近十年来韩国学界的关注趋势也体现出这一点。研究者们更多地把包括类书、字书、名物书在内的各种题材的百科全书式著作与《本草纲目》联系起来考察，以追踪《本草纲目》等中国本草书籍在 18、19 世纪朝鲜知识界的影响。① 有些研究注意到一些朝鲜著作如何通过改变和重建"框架"来吸收中国文献的内容，从而证实了朝鲜学人把分类作为知识创新的主要手段。②

第二节　朝鲜后期的学术环境

一、朝鲜后期实学流派以及"实学类书"的产生

类书虽然汇集了各种知识，与西方的百科全书有明显的相似之处，往往被认为是古代的百科全书，但在各方面都与现代西方的百科全书存在差异，两者不能被视为相等的题材，类书应被视为东

---

① 안대회：《李晬光의 〈芝峰類説〉과 조선 후기 名物考證學의 전통》，《진단학보》第 98 号，2004 年，第 267—290 页；정승혜：《물명(物名)류 자료의 종합적 고찰》，《국어사연구》第 18 卷，2014 年，第 79—116 页；장유승：《조선후기 물명서의 편찬동기와 분류체계》，《한국고전연구》第 13 集，2014 年，第 171—206 页。

② 진재교：《조선조 후기 류서(類書)와 인물지(人物志)의 학적(學的) 시야(視野)》，《대동문화연구》，第 101 卷，2018 年，第 67—101 页；이정우、심경호、이상욱：《분류의 다양성과 원리：지식의 탄생을중심으로》，《과학철학》第 17 卷第 3 期，2014 年，第 69—106 页；강민구：《〈송남잡지〉를 통해 본 조선 유서의 심미성과 의식성》，《한국사상사학》第 59 卷，2018 年，第 221—249 页。

亚的特殊知识门类。① 总体来说，清代初期知识界的转型有两种
相辅相成的趋向：一是可以被称为"经世学"的趋向，比较关注有
现实有意义的政治、经济与社会问题；一是后来转化为"考据学"的
经典之学，主要关注思想与文化问题。② 乾嘉学派是以考据为主
要治学方式的学术流派，对清代学术界的影响范围非常广泛，导致
许多著作遵循着实证性的宗旨，多采取考据的方法修撰而成。产
生于18世纪初的《康熙几暇格物编》和《格致镜原》等一些类书也
生动地反映了这一趋势——考据的方法贯通全书。

朝鲜半岛对中国类书的记录最早可以追溯到1093年传入的
《册府元龟》和1101年传入的《太平御览》，此后不少中国类书相继
传入。③ 尤其在朝鲜时期，相当多的中国类书陆续抵达朝鲜半岛。
甚至有一些著作在朝鲜国内直接雕刻木版印刷出版，有的学人还
用手抄的形式留存、流传这些书籍，形成了活跃的类书制作和流通
渠道。

朝鲜学人也自主编撰了不少类书。2003年，崔桓收集并整
理了到目前为止已确认的朝鲜时代的类书，据统计共有140多
种，加上从中国传入的类书，可以看出朝鲜时代的学人使用了相
当多的类书。④ 这样繁荣的类书文化主要源于对经典著作的阅
读、背诵和学习，这与崇尚文献的学术文化风气有关。近代之前，
在朝鲜学人生产知识的过程中，文献记录占据着中心的地位，学人
们通过引用文献证明已有权威，或者通过加强立论的方式进行知

---

① 关于中国历史上类书所占据的地位和重要意义，见葛兆光：《中国思想史》第2
卷，第89—91页。

② 葛兆光：《中国思想史》第2卷，第408页。

③ 见최환：《한국 類書의 종합적 연구（Ⅰ）——중국 유서의 전입 및 유행》，《中
国语文学》第41集，2003年，第367—406页。

④ 최환：《한국 類書의 종합적 연구（Ⅱ）——한국 유서의 간행 및 특색》，《중어
중문학》第32集，2003年，第65—97页。如果包括一些未经证实的类书，估计会比这
个数字还多。

识活动。[①] 他们很重视对文献的抄录工作,经常从各种书籍中抄撮,汇编成按主题分类的类书。我们可推断,类书制作在东亚的知识传播、接受和生产脉络上占据着重要地位。

考虑到清代考据之学对朝鲜后期实学家们所留下的影响,清代经世致用的学风、注重实用的态度以及清代名物考证学术对朝鲜类书书写的影响也不容忽视。[②] 18世纪以后在朝鲜出版的类书发生了一些令人瞩目的变化,在整个学术文化中占据独特而重要的含义,而必须归因于实学的影响。作为17世纪至19世纪前期在朝鲜兴起的学术潮流,实学出自对程朱理学主导的朝鲜社会的批判。实学出现之前,朝鲜学术风格更着重于理念思想;此后则转而体现为对实用知识的高度关注,这可以说是在朝鲜学术史中划时代的变化。简言之,实学思想以对在现实生活中有用知识的高度重视为特征,追求"利用厚生""实事求是""经世致用"。

随着实学学风的兴起,朝鲜知识所具有的特殊性和地方性得到凸显。实学自带的鲜明的国学性质,即关注民族的自主性与固有性,为学术上的中华中心主义(执着地学习与吸收中国的知识)带来了转变的契机。以亲身走访全国或踏察结果为基础,编撰以地区风物和产物为内容的书籍以及制作朝鲜地图等地理研究渐趋活跃。另一方面,一些实学者还出版了有关朝鲜自然环境与本地动植物的书籍,反映了对地域产物关注。例如,李重焕(1690—1756)著有《择里志》,对朝鲜的地理环境以及各地的经济、风俗等进行了直接调查。金正浩(1804—1866)一生走遍全国,经过30多

---

　　① 见박수밀:《이익의〈성호사설〉에 나타난 유추의 양상과 그 의미》,《고전문학과 교육》第26卷,第229—258页。

　　② 关于清代考据学对18、19世纪朝鲜实学家的影响,见권정원:《이덕무의 청대고증학 수용》,《한국한문학연구》,第58卷,2015年,第281—316页;이상옥:《청대 고증학이입(考證學移入)과 다산정약용(茶山丁若鏞)》,《중국학보》,第11卷,1970年,第37—50页。

年的工作，终于制作出了《大东舆地图》。[①]

　　17 世纪以后的朝鲜类书作者呈现出一种以朝鲜问题意识而非中国问题意识为中心的趋势。中国著作逐渐被视为相对的而不是绝对的知识来源，被用作解决实际问题的一种标准或参照对象，或作为编纂适用朝鲜现状的书籍时的参考材料。换句话说，中国古籍自此仅被视作为一项补充知识的工具。

　　李睟光（1563—1628）在《芝峰类说》（1614）中写道：“余说世所称四海，只据中国而言，非天地间之四海也。若考三才图会则可知。”[②]在书中，作者不但能够意识到中国与“我国”之间的差距，还能够辨识由此而来的中国文献与朝鲜实际情况之间的差距。例如，“中朝所谓蔷薇，皆红色蔓生。故唐诗曰：一架长条万朵春，嫩红深绿小窗匀。又曰：小庭半折红蔷薇。又，一架蔷薇满院香。此则我国亦有之而甚罕。今黄蔷薇在在有之，而不载于传记，疑中国所罕耳”。[③]

　　朝鲜的作者们从依靠中国文献的态度中脱离出来，根据生活中亲自观察或接触到的内容进行考订，无疑是一种巨大的转变——从关注非本土的文献转向直接关注现实生活，不断钻研触手可及的日常事物。朝鲜的学人们通过编纂类书，表现出对自己国家和时代的实证探索倾向，即将朝鲜文化和事物作为主要研究对象。[④] 18 世纪之前的朝鲜类书作者注重考究明朝书籍——尤其是《本草纲目》《农政全书》《居家必用》《五杂俎》；而反观 18 世纪后的朝鲜类书，可以看出“严格引论中国古籍”这一学术意识在逐渐

---

　　① 见元庆烈：《大東舆地圖의 研究》，《장안지리》第 5 卷第 1 期，1989 年，第 1—172 页；吴贞熙：《清潭李重焕의 實學思想 및 그의 著書〈擇里志〉에 對하여》，《綠友研究論集》1977 年第 19 期，第 23—37 页。

　　② 이수광（李睟光）：《芝峰類說》卷二《地理部・海》，景仁文化社影印本，2016 年，第 104—105 页。

　　③ 이수광（李睟光）：《芝峰類說》卷二十《卉木部・花》，第 625 页。

　　④ 안대회：《李睟光의〈芝峰類說〉과 조선 후기 名物考證學의 전통》，《진단학보》第 98 集，2004 年，第 273—274，281—282，287—288 页。

减弱,①同时引论朝鲜文献也变得更具有灵活性。② 另外,虽然没有达到完全推翻从文献中找依据的传统方法,但这种变化也体现出脱离文献进行实际观察、看重切合当地生活并具有实用性的事实的趋势。③

朝鲜国语不同于汉语,因此参考中国文献总归感到隔阂,"考据态度"的必要性亦因此更加突出。朝鲜后期实学派代表人物——茶山丁若镛(1762—1836)在《竹栏物名考》(1820)的跋文中曾如此描述:

> 右竹栏物名考一卷,余所辑也。中国言与文为一,呼一物便是文,书一物便是言,故名实无舛,雅俗无别。东国则不然,由是言之,中国学其一已足,东国学其三犹不足也。余为辑物名,主之以本名,释之以方言,类分汇辑,共三十叶,其漏者过半。然规模既立,庶儿曹继而成之。竹栏静者书。④

朝鲜学人注意到,在朝鲜存在物名混淆的情况在中国并不存在,因此要对这种情况进行纠正。关注其他问题的朝鲜学人也有类似的问题意识。例如,星湖学派的一些文人关注到使用汉语和韩语的双层语言体系会出现的现实问题,因而把对本国语言的关心反映在他们的著作中。⑤

---

① 见安大会:《李睟光의〈芝峰類説〉과 조선 후기名物考證学의 전통》,第 288页;홍윤표:《物名考에 대한 고찰》,《진단학보》第 118 号,2013 年,第 199 页。
② 정승혜:《물명(物名)류 자료의 종합적 고찰》,第 106 页。
③ 见김일권:《〈성호사설〉"만물문"의 실학적 만물관과 자연학》;김용태:《박영교(朴泳教)(1849—1884)의〈해동이아〉(海東爾雅)에 대하여 서술방식과 저술의식을 중심으로》。
④ 丁若鏞:《與猶堂全書》第一集《詩文集》第十四卷《文集・跋・跋竹欄物名考》,影印本,韩国文集丛刊第 281 集,韩国古典翻译院,1934—1938 年,第 309 页。
⑤ 李瀷의《百諺解》《星湖僿説》、丁若鏞的《耳談續纂》《雅言覺非》、李家煥의《貞軒瑣録》、李晳煥의《物譜》都是一些例子。정승혜:《물명(物名)류 자료의 종합적 고찰》,第 106 页。

对支持实学的朝鲜士人来说，编纂类书成为最能够体现他们关心现实生活、注重考据以及知识实用性的学术实践活动。他们往往通过编著类书来整理并考订文献知识，并将这一过程视为实践"格致之学"以及表达个人实学思想的主要方式。实际上，类书基本上仍以采录及整理为目的，单纯罗列从各种书籍中提取的信息，除了"注疏"之外，中国类书中很少有编者针对资料或个例而发表的个人见解及议论。仅在以《格致镜原》为首的《仙堂玮考》《玉海》《事物纪原》等类书上，添加了少许考证内容。[1] 朝鲜后期类书不仅对资料进行了整理，还添加了个人见解或考证的观点。它们以考证的方式记录日常事物，与此前朝鲜士人普遍看重的观念思维和性理学争论完全不同。

因此，朝鲜后期的类书与传统的中国类书不同，掺入了大量编者的个人见解与考证内容，以加强笔记或杂著等著作的性质。在书写方式和内容方面也体现出其独特性质。[2] 朝鲜后期的类书还具有按类细分的独特编纂方式，逐渐形成了一种新的类书体裁，现在可以称之为"考据与实证兼备的类书"。[3]

这种形式的类书发轫于17世纪初李睟光的《芝峰类说》，在18世纪形成一种典范性的文体。《芝峰类说》在充分继承类书编目结构的同时，还附加了作者的考证和见解，从而在笔记类著作中引入了类书的形式。[4] 此书中，李睟光展现了对世间万物的关注，还突出了这样的学术态度：以个人实践经验为依据，或参考各类

---

① 양영옥：《조선 후기 類書의 전통과〈松南雜識〉》，第265页；최환：《한국 類書의 종합적 연구(Ⅱ)》，第81—82页。
② 최환：《한국 類書의 종합적 연구(Ⅱ)》，第83页。
③ 이정우、심경호、이상욱：《분류의 다양성과 원리：지식의 탄생을 중심으로》，第99—101页。
④ 안대회：《李睟光의〈芝峰類說〉과 조선 후기 名物考證學의 전통》，第279页。

文献资料,通过鉴别及阐明事实真伪,从而追求真实正确的知识。① 举例如下:

> 《本草》曰,菊有两种:紫茎气香而味甘,叶可作羹,为菊;青茎而大,作蒿艾气,味苦不堪食者,名薏,非真菊也。《菊谱》曰,新罗菊名玉梅,开花以九月末,干叶纯白。今白菊是也。②

> 补骨脂,一名胡韭子。按《本草》,生广南及波斯国,语讹为破故纸。昔东医不识,认作故休纸,入药用,至今笑之。按《舆地胜览》,我国歙谷等地,亦产此物,无乃异而同者耶?《本草》曰,《周礼》以嘉草除蛊毒,嘉草即蘘荷也。观此则蛊毒之害亦久矣。有医吴忾者,尝言:在海西,有人买吃虾醢,患腹痛甚暴,知其中毒,即多与烧酒饮之,乃吐所食醯物,已蠢动作鱼形,其病遂愈云。③

《芝峰类说》体现的具有开创性的类书形式,被18世纪的一连串类书传承,并正式发展开来。18世纪末,积极进行实证考订与信息甄别的学术取向普遍地体现在李瀷(1681—1764)的《星湖僿说》(1720—1762)、李德懋(1741—1793)的《青庄馆全书》(1795)等著述中。进入19世纪后,博物学学风大兴,清代考证学的影响体现得愈来愈明显,诸如李圭景(1788—1863)的《五洲衍文长笺散稿》(19世纪初)、徐有榘(1764—1845)的《林园经济志》(1842)、赵在三(1808—1866)的《松南杂识》(1855)等各具特色的类书在朝鲜相继出版。

《五洲衍文长笺散稿》反映了大幅度接纳清代学术的趋向,这

---

① 见安大会:《李睟光의〈芝峰類説〉과 조선 후기 名物考證學의 전통》,第267—289页。
② 이수광(李睟光):《芝峰類説》卷二十《卉木部·花》,第625页。
③ 이수광(李睟光):《芝峰類説》卷十九《食物部·藥》,第615—616页。

也是 19 世纪的学术特征。正如其中"博学多识，谓即君子所宜铭念不谖者也"所反映的，编者明确地表达了朝鲜实学思想中的学术理想，即追求严谨的观察和经验实证知识。李圭景给各个主题配上了一段"辩证说"，论述了各种自然物、事物及现象，在引述图书典籍的同时提出了自己的看法。这样的编著态度，通过下列例子可知一二：

> 蝴蝶蜻蜓为虫胎辨证说
>
> 余处草野，但知注虫疏鱼，故如闻樵童、牧竖所传虫鱼之事，则必细录之。如见古今人士所记鸟兽之文，则更翻钞之。自知其无所用、无所益，然其无用无益中，亦有可考可据之益。①

二、朝鲜后期名物学学风以及"物名类类书"的流行

值得注意的是，现今被称之为"考据学"的学术倾向，在当时的朝鲜被学人们称作"名物度数之学"。朝鲜后期的学人们无论是出自对"理"的探究，还是出自对生活世界的探求，都把考察事物之事称为"名物度数之学"。这样的学术追求以博学与考证为核心，并认为这与追求"实事求是"如出一辙。② 且看下列记述：

> 世之为论者，以为名物度数之学，汉代以后，绝已久矣。然而不佞所见，殆不然也。苍篆既讫，此学亦随而亡矣，而才智迭出于历代，其高下虽不齐，而亦得古先已明之遗躅，意匠

---

① 이규경(李圭景)：《分類　校勘〈五洲衍文長箋散稿〉》，《萬物篇·蟲魚類·蟲·蝴蝶蜻蜓爲蟲胎辨證說》，韩国古典翻译院数据库。
② 见김근수：《조선 실학과 명물도수학》，《정신문화연구》第 5 卷，1982 年，第 86—97 页。

所到,自能造其阃域。故所谓名物度数者,未尝间断,而其情绝之奥旨,则无人发明,类东人没不传矣。[①]

实际上,朝鲜后期的诸多学人高度关注"物名"问题,出版了各种相关书籍,使朝鲜后期的实学得到了发展。

朝鲜后期编撰的类书,除了以其独特的体裁引人注目以外,其明显的实用趋向也自成一家。随着高度关注日常事物和物名的类书开始面世,不少实学家写过所谓"物名类类书"(简称"物名书")。[②] 目前由韩国研究者所确认的物名类类书共有 40 种,包括李嘉焕、李载威的《物谱》,李晚永《才物谱》,《广才物谱》(编者未详)等"物谱类"类书,以及与柳僖的《物名考》、丁茶山的《物名括》有关的多种异本。[③]

以主题来看,这些类书题材与前一时期的类书有着明显差异。[④] 18 世纪中期或在此之前面世的百科全书式类书,记述范围相对固定,网罗了包括政治、制度、风俗、物产等内容。自 18 世纪中期以后,物名类类书无论是在项目数,还是分量方面,均侧重于"物"一类,即主要以与人类生活联系紧密的、与现实生活相关的事物作为主题,从而形成了强调实用性的独特体裁。甚至如《物谱》《物名考》《物名括》等内容仅以"物"(即自然动植物或产物等具体物品)构成的书籍也不在少数。[⑤] 在中国和韩国此前已有的类书

---

① 이규경(李圭景):《分类　校勘〈五洲衍文长笺散稿〉》,《序》。

② 对"物名类"文献,或"物名书"的研究相当多,最近的主要成果有:홍윤표:《物名考에 대한 고찰》;정승혜:《물명(物名)류 자료의 종합적 고찰》;장유승:《조선후기 물명서의 편찬동기와 분류체계》。

③ 정승혜:《물명(物名)류의 특징과 자료적 가치》,《국어사연구》第 22 卷,2016年,第 81—135 页。

④ 정승혜:《물명(物名)류 자료의 종합적 고찰》,第 104—106 页;홍윤표:《物名考에 대한 고찰》,第 198 页。

⑤ 对此,张维胜将物名书归类为两大类——与传统意义上的类书一样,以抽象概念以及具体事物为主题的"万物物名书"和以具体事物为主而组成的"事物物名书"。장유승:《조선후기 물명서의 편찬동기와 분류체계》。

当中，则难以发现像这样在"天、地、人、物"中"物"占比较大的比重的现象。纵观现存的历代百科全书式类书，很难找到与朝鲜后期事物类物名书相仿的体裁及分类体系。

有研究者据此主张朝鲜后期物名书的典范应该是本草书而非类书。也就是说，这些物名类类书形式、格式和排序上的主要参考标准来自中国的本草著作。另外，郑丞惠通过考察《物名括》，推测"抄写人最初抄录《物名括》的根本目的，应该是为了掌握药材的正确名称"。他也同时暗示，草木类之所以在各类目中占据了压倒性的比例，是因为抄写人的初衷是服务于"医生或处理药材的人"。金炯台列举了可与朝鲜物名类的类书作对比的书籍，分别是中国的《本草纲目》与日本的《倭汉三才图会》。[①] 这些近期研究都揭示了朝鲜后期物名书与药材知识之间、物名书体裁与中国本草书之间可能存在的密切联系。[②]

许多学者也指出，名物训诂、小学传统与本草学一直有着密切的关系，但很少提及类书和本草文献之间的关联性。[③] 本草学书籍和类书从主题和学术范式来看有着明显的共同之处，明明同是分类记述各种事物的著作，但类书和本草书在体裁上相互融合并发展为生产知识的新体裁，却仿佛是朝鲜的独有现象。实际上，最积极接纳并引用《本草纲目》的朝鲜著作也是类书，特别是物名类类书。《本草纲目》一书首次被介绍到朝鲜也要追溯到 17 世纪初的《芝峰类说》——其中有关花木和禽虫的叙述就引用了《本草纲

---

① 김형태:《조(朝)·중(中)·일(日) 유서류(類書類)의 특성 비교 연구》；안대회:《李睟光의〈芝峰類說〉과 조선 후기 名物考證學의 전통》。

② 정승혜:《물명류 자료의 종합적 고찰》，第 228—229 页。

③ 见王育林:《论清代小学家的本草名物考证》，《北京中医药大学学报》第 9 卷，2008 年，第 594—597,599 页；黄巧玲:《浅议〈本草纲目〉释名的名物训诂》，《湖南中医杂志》2010 年第 4 期，第 109—110 页。

目》的相关内容。^① 关于这点，将在下文详述。

三、朝鲜物名类类书与《本草纲目》在朝鲜的传播

《本草纲目》中收载药物 1 892 种，附药图 1 000 余幅，流入朝鲜后引起了朝鲜学人的强烈关注，为朝鲜士人更好地了解本国环境和物产提供了重要参考。总之，《本草纲目》的传入不仅在韩中医学交流方面具有重大意义，对推动朝鲜后期医学史、学术史的发展也起到了不可忽视的作用。朝鲜后期的各种文集和笔记也引用了《本草纲目》，尤其在 18 世纪后，朝鲜实学士人们在他们的类书著作中大量引述了《本草纲目》。[2]

承接《芝峰类说》，成书于 1710 年左右的《山林经济》中也存在直接或间接引自《本草纲目》的篇目。在此值得注目的是，类书也是朝鲜后期对《本草纲目》接受度最高的文献类型。例如，李圭景在《五洲衍文长笺散稿》一书中，以诸如"尽信书，不如无书，然至于东璧之书，足可尽信故也"，[3]"而如李东璧之传，亦以

---

① 关于《本草纲目》流入朝鲜的时间，一直存在意见分歧。三木榮曾将《本草纲目》流入朝鲜的最早记录视为《老稼斋燕行日记》中出现的《所买书册》，主张其时间为1712。三木榮：《朝鮮醫學史及疾病史》，第 401 页。此后，许多研究者都继承了这一观点，包括：马伯英、高晞、洪中立：《中外医学文化交流史》，文汇出版社，1993，第 74页。对此，吴在根将 1690 年徐文重《燕行日录》中记载的购书目录视为《本草纲目》流入朝鲜的最早记录。但李贞以《芝峰类说》的具体内容为依据，认为购入时间更在此之前。见이정：《식민지 조선의 식물 연구(1910—1945)》，首尔大学博士学位论文，2012 年，第 50 页；오재근：《〈본초강목〉이 조선 후기 본초학 발전에 미친 영향》，《의사학》第 21卷第 2 号，2012 年，第 193—226 页。

② 홍윤표：《물명의 연구 방법과 과제》，《한국어사 연구》，第 4 卷，2018 年，第246，261 页。

③ 이규경(李圭景)：《分類　校勘〈五洲衍文長箋散稿〉》，《人事篇・技藝類・醫藥・鮓答馬墨辨證説》。

为未详何用，则孰能详其所用邪"①等句子，来表达他对《本草纲目》的信任。该著作共有1 416篇"辩证说"，其中109篇都引用《本草纲目》作为依据或参考，《本草纲目》无疑是该书引用最多的书籍之一。② 因此为了探讨《本草纲目》在朝鲜学界的传播和作用，我们必须理解这个关键而特殊的书写类型，需要关注朝鲜后期的类书在种类和内容方面出现的变化及其对朝鲜固有的本草知识的影响。

朝鲜士人对《本草纲目》的参考和引用也衍生出一些值得注意的问题。《本草纲目》等医书或类书记载虽然丰富而准确，名称与实物却难以对应。显然只有确立、统一植物与其名称，才能正确普及其栽培法、保存法、医疗法等信息，并将知识运用到实际中。若无法准确地将《本草纲目》中记述的动植物名称、形貌等与现实中的样态对应起来，就很可能引发误认药材、用错药物等危险。李用休《好问说》记载了这样一桩逸事：

> 莫知于生知，然其所知者，理也。若名物度数，则必待问而后知，故舜好问，宣尼问礼问官，矧下此者乎？余尝读《本草》后，野行见有草，茎叶嫩肥欲采之，问于田妇，妇曰是名草乌，有大毒。余惊弃去，夫读《本草》而几为草毒，以问仅免。③

李阅读《本草纲目》后，在野外发现了某种草药想要采食，询问农女，却被告知该草有毒，只好将之丢弃。19世纪继承实学精神的开化思想家朴珪寿（1807—1877）亦曾忠告百姓，《本草纲目》的

---

① 이규경(李圭景)：《分类　校勘〈五洲衍文长笺散稿〉》，《万物篇·鸟兽类·兽·鹿瑀斑龙辨证说》。

② 见이규경(李圭景)：《分类　校勘〈五洲衍文长笺散稿〉》，《校勘记典据现况（661种）》。

③ 이용휴(李用休)：《欻欻集》，《好问说》，韩国古典翻译院数据库。

插图不够精细，分辨实物时容易出错、引发危害，需要小心。他写道：

> 每恨李东璧《本草纲目》，为本草家集成之书，而诸家形色同异之辨，纷然未已。李氏虽一一考据订正，而其绘画未精，到今有误采谬用者甚多。盖未遇良画师之故，流害民生，有如是矣。①

据记载，李德懋(1741—1793)为了解决此一问题，曾一边解读《本草纲目》，一边拜访田父野老，向他们请教草木鸟兽虫鱼的方言叫法。② 他写道："恨不与足下赍《本草纲目》《群芳谱》《和汉三才图会》等书，逢田父野叟，验其俗名，因为图经也。"表明他曾想要携带《本草纲目》《群芳谱》《和汉三才图会》等书拜访老农，确认各种植物的本地名称，并制作图谱。③

同样，李圭景在引用《本草纲目》时也遇到了一些问题，或是中国和朝鲜产物种类不同，或是《本草纲目》里找不到韩语中某些动植物的名称。下面是其中的一个例子：

> 唐菊辨证说
>
> 今京乡所种有唐菊，而《菊谱》七十余品，似无此菊，则未知其原委，而博雅多识草木者，亦不能辨别证据，故略取所尝闻者以记之。【予尝以唐菊之不知为唐菊，花叶无为蔬而食，又无药用处，则草中之无用者，何种？遍考诸《类聚》及丛书与《本草纲目》，并无可征，诚可怪也。以唐菊为称，则厥初自中原来者。有红、白、紫，千、单瓣之别。其茎叶又为菊类。自五

---

① 박규수(朴珪寿)：《瓛斋集》卷4《録顾亭林先生〈日知録〉論畫跋》。
② 이덕무(李德懋)：《青莊館全書》，《刊本雅亭遺稿》卷8，"先考府君遺事"，韩国古典翻译院数据库。
③ 이덕무(李德懋)：《青莊館全書》，《刊本雅亭遺稿》卷7，"與元若虚有鎭書"。

六月始花,至九月犹开,极为繁丽,而比菊无香。且以子种,最
宜沙瘠之地,恶卑湿以繁殖,故人多贱之,然实可爱者也。更
有一种红质白缘,白质红缘者,如披锦绣,而年年变其本质,或
自改为红白如常品,亦可异矣。问于柳阴竹问庵本学,则唐菊
乃绣菊也。问于南和中,则以为丁茶山镛日此是钱葵,而李公
莒姜山日秋海实。竟未知见于何书而云然也。】①

这些认识实践导致了朝鲜后期名物学的产生与盛行。一个本
草实物的汉语名会随着时代、地域的不同而改变,并因此衍生出许
多异名。尤其在朝鲜语环境下,动植物汉语名既脱离了具体实物,
又无法与朝鲜语名准确对应,呈现出汉语名、实物、朝鲜语名三分
离的局面,因此仅用汉语名进行名物辨识着实不易。对依赖汉语
文献的朝鲜士人来说,准确理解它们的汉语名显得尤为迫切。名
物学(又称名物考证学)在本草知识传播中的意义在于准确考订,
把朝鲜人身边的事物与来自中国的文献所提供的信息一一对应起
来,其目标在于将自然物有效应用于生活。

第三节　《林园经济志》作为
实学类书的特点

朝鲜后期实学学风下对博物学高度重视的态度、类书与《本
草纲目》产生的独特关系都反映在19世纪初的《林园经济志》
中。1806年起,徐有榘不懈搜查、编纂及增删,历时三十年完成
了这部典范性的“实用百科全书”。《林园经济志》共54册113

---

① 이규경(李圭景):《分类　校勘〈五洲衍文长笺散稿〉》,《万物篇·草木类·
花草》。

卷,250 万余字,卷帙浩繁,集田园生活所需一切知识为一体。它不仅是近代朝鲜规模最大的博物学著作,还作为朝鲜特有的本草著作在韩国科学史上占据了一席之地。[①] 2005 年起,韩国历史学界一直致力于《林园经济志》的翻译和研究,从多方面重评其学术价值。[②]

徐有榘创作《林园经济志》时,是将其作为一本涉及乡村生活所需全部知识的百科全书来编辑的,从"凡耕织种植之术,饮食畜猎之法,皆乡居之需也"等自述能看出他的著述意图。[③] 也就是说,书中收录的内容囊括了一般老百姓日常生活中可能需要的各种诀窍及智慧,以及当时士人可以接触到的所有实学知识。[④]《林园经济志》仿照了类书的形式,按照主题分卷分部,制定标题,并设计了更细的条目排列各种词条。值得注意的是,该书虽然模仿了类书的形式,但与传统的类书以世界上的所有事物为主题不同,它只以与乡村生活有关的日常事物为主题。

首先,从此书"例言"中阐明的著述意图来看,徐有榘认为自己搜集了对朝鲜有用的知识:

> 吾人之生也,壤地各殊,习俗不同。故一应施为需用,有古今之隔,有内外之分,则岂可以中国所需,措于我国而无碍哉? 此书专为我国而发。故所采但取目下适用之方,其

---

① 김두종:《한국의학사》,탐구당,1993 年,第 354—355 页;三木荣:《朝鲜医书志》,大阪:三木荣家,1956 年,第 338 页;三木荣,《朝鲜医学史及疾病史》,第 248 页。

② 2012 年出版了《林园经济志》的概论书,介绍并整理该书翻译过程中取得的所有新的研究成果。서유구(徐有榘):《〈林園經濟志〉——조선 최대의 실용백과사전》,정명현、민철기、정정기、전종욱等编译,씨앗을 뿌리는 사람,2012 年。近二十年韩国学者以枫石文化财团为中心进行《林园经济志》的全篇现代韩文翻译项目,从 2017 年至 2022 年为止出版了 32 卷,相关信息见于:枫石文化财团网站,*http://pungseok.net/*。

③ 서유구(徐有榘):《〈林園經濟志〉——조선》《例言》,第 404—405 页。

④ 전종욱、조창록:《〈임원경제지·인제지〉의 편집 체재와 조선후기 의학 지식의 수용 양상》,第 404 页。

不合宜者，在所不取。……其所叙但取今日适用之道，非我邦产者，若杨梅、枇杷、橄榄、楠樟之类，在所不收耳，览者详焉。①

徐有榘指出了大量引用中国文献和学术成果会产生的问题，并强调在参考和引用这些外来文献时，朝鲜人应作为参与主体，积极鉴别对本地有用的内容。

传统类书的编纂目的在于从现有文献中收集、整理信息，并不附加评论，但《林园经济志》以考订和实证的方式探索适用于现实的知识，是朝鲜后期新型类书的典范，体现了明确的实证倾向。这本实证兼备的类书也属于朝鲜文化、文物的一部分，虽然运用了很多中国的著述，这与朝鲜后期学术思想上明显呈现的追求实用的趋势息息相关。

《林园经济志》仿照类书的形式，按主题分类收录了从852本中、日、韩文献中选取的篇章。其中绝大多数来自中国书籍，②占比高达72％以上，③朝鲜著作也占了相当的数量（共占27.1％）。《林园经济志》的第11志《仁济志》收录其本人著述占总文献数量的8.1％，其他朝鲜文献占2.9％，全书朝鲜文献仅占11.7％。④与同时代朝鲜的其他著作相比，《林园经济志》引用中国文献的数量之多也足以令人称奇，全书超过70％的内容源自中国文献。那么促使《林园经济志》成为具有浓厚地方性的朝鲜类书的关键因素有哪些呢？对中国文献的引用几乎贯穿全书，徐有榘又是如何使本书"符合朝鲜现实"的呢？

我认为，《林园经济志》并不是单纯的引用文献的集合，还创造

---

① 서유구(徐有榘)：《〈林園經濟志〉——조선》《例言》，第406—407页。
② 见정명현：《林園經濟志解題》，《林園經濟志——조선》，第316—323页。
③ 전종옥：《仁濟志解題》，《林園經濟志——조선》，第1089页。
④ 其中日本书籍只有《倭漢三才圖會》。

了一些新知识,从而体现了朝鲜后期实学风貌。徐有榘虽然大量引用《本草纲目》,但能明确意识到《本草纲目》作为中国书籍与朝鲜实地情况不相符合之处。接下来,我将通过《林园经济志》对《本草纲目》的引用来考察徐有榘为了实现知识本土化和重构知识体系而采用的方法,主要从以下两个方面入手:第一,《本草纲目》所载内容在《林园经济志》中的分类与排布情况;第二,徐有榘在引述《本草纲目》时进行的选择和提炼。

第四节 《林园经济志》中的
知识分类及排布

一、十六志的编目方式

　　类书以及百科全书以特定标准和方式分类知识,反映出当时士人认识、理解世界和事物的方式。① 此外,分类这一知识活动还能从全新脉络上利用和解释现有的信息,从而以新方式创造知识。② 《林园经济志》既继承类书格式,又采用了全新的目录构成方式,从而呈现出一种具有朝鲜本土性的百科全书形态,因此其在学术史脉络中所具有的意义及特殊性可以从贯穿著述整体的知识分类方式中寻找。

---

　　① 关于百科全书在人类智力历史中的中心地位,见 Findlen, *Possessing Nature*, pp. 48—96; Burke, *Social History of Knowledge: From Gutenberg to Diderot*, pp. 81—115. 关于近代早期的欧洲学术语境中百科全书式意识的出现和作用,参见 Anthony Grafton, "The World of the Polyhistors: Humanism and Encyclopedism", *Central European History* 18. 1 (1985), pp. 31—47; Foucault, *The Order of Things*, pp. 17—45.

　　② 见 Emile Durkheim and Marcel Mauss, *Primitive Classification*, Routledge, 2009.

　　从这一角度来看，《林园经济志》的知识分类方式和对事物的信息编目方式非常独特，与中国的一般类书不同，且与任何一部类似的东亚著作都有区别，值得关注。简言之，与类书中的"物"关联的部分以及本草学方面的著作一般都依据事物本身的性质来编目，而《林园经济志》则根据物质在实际生活中的应用情况共分为十六大类，即十六志——《本利志》《灌畦志》《艺苑志》《晚学志》《展功志》《魏鲜志》《佃渔志》《鼎俎志》《赡用志》《葆养志》《仁济志》《乡礼志》《游艺志》《怡云志》《相宅志》《倪圭志》。这体现出作者对实用知识投以密切的关注。

　　每一志中分出各"大目"，再往下分出各"细条"，每"细条"内容又由数条"各论"构成。（详见表1）徐在《例言》中对自己设置的分类体系进行了说明："分别部居为志者十六，此纲也。于各志之内，有大目领之，大目之下，有细条以从之，于细条之下，乃搜群书而实之。此乃例也。"这样的分类形式与当今学术分科或具体专业领域分类法如出一辙，十分系统且比较合理。

表1　《林园经济志》之《仁济志》和《灌畦志》的目录编目（部分）①

志	大目（卷）	细　条	各　　论
仁济志	1～3：内因	……	……
	4～6：外因	中风	形证；治法；汤液；砭焫；调将。
		风痹	（同上）

① 表格基于相关研究，由笔者整理。见전종욱：《仁濟志解題》，《林園經濟志——조선》，第1134—1220页；서유구（徐有榘）：《林園經濟志·灌畦志》，노평규、김영译注，소와당，2010年。

志	大目(卷)		细　条	各　　论
仁济志	4～6：外因		伤寒	（同上）
			中寒	（同上）
			中暑	（同上）
			……	……
			温疫	（同上）
			师祟	（同上）
	7～11：内外兼因		……	……
	12：妇科		……	……
	13～15：幼科		……	……
	16～21：外科		……	……
	22～23：备急		……	……
	24～28：附余	24：炮制序例	论药品	……
			论药性	……
			论修制	……
			论分剂	……
			论合药	……
			论煮药	……
			论服药	……
			禁忌诸法	……

续　表

志	大目(卷)		细　条	各　　论
仁济志	24～28：附余	24：炮制序例	制造杂方	……
			研粘硬诸药法	……
		24～25：收采时令	总论	……
			草部(231)	甘草；黄芪；人参；沙参荠；桔梗；长松；黄精萎蕤；知母；天麻；术……地黄……
			谷部(42)	……
			菜部(55)	……
			果部(40)	……
			木部(53)	……
			服器部(25)	……
			蛊部(52)	……
			鳞部(45)	……
			介部(20)	……
			禽部(31)	……
			兽部(46)	……
			人部(25)	……
			水部(27)	……
			火部(6)	……
			土部(38)	……

志	大目(卷)		细　条	各　　论
仁济志	24～28：附余	26：针灸腧穴；刀圭器具；附正骨器具	……	……
		27：汤液韵汇	……	……
		28：救荒	……	……
灌畦志	1：总叙		……	……
	2：蔬类		……	……
	3：蓏类		……	……
	4：药类		人参	名品；土宜；时候；种艺；论参不宜生；论身不易长；护养；医法；宜忌；收采；收藏；收种；藏种；琐言。
			黄精	名品；择种；种艺；制造；功用。
			萎蕤	名品；种艺；功用。
			地黄	名品；土宜；时候；种艺；收采。
			当归	名品；土宜；种艺。
			桔梗	名品；土宜；种艺；择种；浇壅。
			……	……

　　在这样的分类体系下，与本草相关的信息依花卉、水果、蔬菜、医药、养生等主题分布于各"志"中。例如，《仁济志》主要记述医药知识；《灌畦志》考究蔬菜、树木、海藻、药材等名称及栽培方法；《葆养志》收录养生与预防医学领域的知识；《艺苑志》考究花卉名称及其栽培方法；《晚学志》考究果实、草果、树木名称及其栽培方法；《佃渔志》考究饲养家畜、狩猎、各式渔具、钓鱼法与鱼名；《鼎俎志》记述饮食相关的内容；《怡云志》记述生活用品、文房用品、艺术品鉴赏方法等内容；《倪圭志》记述全国产品与市场交易品目，等等。

　　因为分类标准不同，《本草纲目》中对某一种本草植物药效、用法等信息的集中描述散布在《林园经济志》的十六志中。例如，黄精既可用于养生亦可用于医疗、烹食等，便被分别记述在《林园经济志》的《葆养志》《仁济志》《灌畦志》中。① 其中《葆养志·服食·服草木方》引述了《本草纲目》黄精条下"发明"的部分内容；《仁济志》以病症分类，《仁济志·外科·癞风·汤液》下择要记录了《本草纲目》"附方"中使用了黄精的处方的内容；《仁济志·附余·炮制叙例·禁忌诸法》中引述了《本草纲目》"气味"中描述黄精的部分内容，《收采时令·草部》中记录一则黄精单方，并再次引述了《本草纲目》"气味、主治、修治"部分的内容以补充说明黄精的医药属性。《灌畦志·药类》亦出现了对黄精的叙述，在"名品"与"制造"两个各论中引述了《本草纲目》"释名"和"集解"中的相关内容，以阐明黄精的名称释义以及与栽培、收割、制药、应用等相关的内容。也就是说，《本草纲目》以植物为单位记述了各种植物的多方面信息，而《林园经济志》则把这些内容按主题和应用情况进行了重新编排。

　　《林园经济志》按主题分类记载了本草相关内容，是一个根据

---

　　① 黄精（*Polygonatum sibiricum*）是百合科黄精属的植物，本草文献中的"黄精"一般指这种植物的根茎蒸制而成之物。

多元化主题、以实学的角度去重编各种文献的独特体系。传统意义上的本草学将动植物作为"药"来研究,《林园经济志》突破了这一旧思路,将本草视作具有普遍属性的可用事物。徐以实际应用情况为分类标准整理知识,以自己构建的日用百科全书框架重编本草学以及与实际生活相关的各种著作中的信息,最终以一种特殊的朝鲜实学角度去寻求传统的重构。这样的重构和重编手法恰恰是朝鲜实学倾向于知识实用性的核心体现。因此,我们既不应以"本草学"或"博物学"等标签来定义《林园经济志》,又不能以中国、日本的特定学术领域或著述来评价它的学术意义。

二、《仁济志》的组织方式及其与本草著作的关系

若从《林园经济志》受《本草纲目》影响的角度来分析"分类"问题,则需要着重研究《仁济志》。《仁济志·附余·收采时令》综述了关于药材功效的核心知识,与本草知识高度相关。其受《本草纲目》影响颇为明显,完全按照《本草纲目》的分类记载了共计799种食品、药材,收录顺序也非常相似。《仁济志·附余·收采时令》的目录顺序为:草部、谷部、菜部、果部、木部、服器部、蛊部、鳞部、介部、禽部、兽部、人部、水部、火部、土部、金石部;《本草纲目》的顺序为:水部、火部、土部、金石部、草部、谷部、菜部、果部、木部、服器部、虫部、鳞部、介部、禽部、兽部、人部。

从《仁济志》中除《收采时令》以外的部分,可以看出《仁济志》的分类体系其实更具有典型性。徐有榘在《仁济志》的《序》中阐述道:"况林园之居,不暇于大方家之肄习,惟当取简便之道,如李濒湖针线可也……且念穷蔀①苦乏书籍,仓卒构疾,难于考阅。此所

---

① 在这里,"穷蔀"其词意思等于"穷僻"。

以略缀医家言,仿三因方之目而兼以妇、幼、外科等目,总为二十八卷耳。"①此处的"针线"意为索引,从卷一到卷二十一按照疾病种类编撰,明显与《本草纲目》有别。

《仁济志》的二十一卷分为《内因》《外因》《内外兼因》《妇科》《幼科》《外科》《备急》等"大目",大目之下根据疾病、症状罗列"细条"。每一个疾病又按照五个"各论"进行叙述——"形证""治法""汤液""砭焫"和"调将",其中"汤液"下又按照先复方后单方的顺序开列了医疗处方,大多引自《本草纲目》"附方"中的内容。② 总之,与《本草纲目》按照药材来编排信息不同,《林园经济志》的编目思路是"先罗列种种疾病,再载录对应的处方",③即以本草著作的内容为基础加以改编。在这样的结构编排下,医者可以依照病症检索内容,更便于对症下药;即便在药材供应不足的情况下,也能为临床作好准备。

三木荣在评价朝鲜学术史时,提到《林园经济志》是"朝鲜博物学领域篇幅最大的著作,可以说是一部尽心竭力的著作",但"在医学和本草学上的学术价值并不高"。④ 意思是朝鲜后期与本草有关的著作只用于临床,因此本草学只是医学的辅助手段。三木荣还认为,由于没有摆脱这种"医方的本草学"状态,朝鲜本草有关的著作都没能取得较大的学术进步。⑤

为了理解朝鲜学人在编纂本草知识上的这种著述倾向及其历史意义,我们应该充分考虑朝鲜时代重视医药知识的实际临床价

① 서유구(徐有榘):《林園經濟志——조선》《仁濟志·引》,第1130—1131页。

② 서유구(徐有榘):《林園經濟志——조선》,第1095—1096页。

③ 关于《本草纲目》的篇目方式,参见龙致贤、边长宗:《从本草纲目析李时珍的科学观》,钱超尘、温长路主编,《李时珍研究集成》,北京:中医古籍出版社,2003年,第864页;刘德权:《李时珍反方士思想浅谈》,《李时珍研究集成》,第875页。

④ 三木榮:《朝鮮醫書誌》,第338页。

⑤ 三木榮:《朝鮮醫學史及疾病史》,第361页。

值的倾向。包括《东医宝鉴》及《仁济志》在内的朝鲜后期本草相关著述都具有这种实用的特征，这是由于朝鲜后期医疗需求的扩大——宣祖下令扩大医疗服务的覆盖面，使之囊括穷人。按照病情对文献进行重排和重构，是为了在正确诊断病情的前提下，有效率地开出处方药材。《东医宝鉴》据此整理了大量中国、朝鲜医书，使得缺乏医疗条件的穷乡僻壤也能使用这本医书治病。①

步入19世纪后，朝鲜改编《本草纲目》"附方"内容的处方书籍大量出版，都按病症种类把所有内容重新整理编排。吴俊昊通过对19世纪三种朝鲜医书的深入研究，厘清了朝鲜后期《本草纲目》的全球在地化过程，即对《本草纲目》中的"附方"进行重新整理，使其可根据症状被灵活运用。他认为，朝鲜的医师们将《本草纲目》变成了"处方汇编"，而非"本草著作"，这种整理形式很好地体现了朝鲜医学的实用学风。具体而言，《本草类函》(1833)、《本草附方便览》(1855)、《本草方》(1860?)，这些书籍虽然名为"本草"，却并不属于中国传统意义上的本草著作，而是以简便、实用为目的，改编自《本草纲目》的临床书。②朴尚荣的观点与他相似，认为朝鲜医书摆脱了以"本草学"框架看待《本草纲目》的做法，对《本草纲目》进行了借鉴和发展，将其应用为处方书，使其与朝鲜临床医疗相结合。③《本草纲目》的"附方"内容大致为"单方"或只选用两三种药材的简易处方。这些书籍能够被灵活快捷地应用于日常处方正是充分利用了《本草纲目》的处方优点，《仁济志》便是其中的代表作之一。

总之，从《东医宝鉴》到《仁济志》，朝鲜与药材知识有关的著作

---

① 参见김홍균、박찬국：《조선중기(朝鲜中期)의학(醫學)의 계통(系统)에 관(關)한 연구(研究)》，《대한원전의사학회지》第5卷，1992年，第252—305页。

② 오준호：《19—20세기 조선 의가들의 본초강목 재구성하기》。

③ 박상영：《조선후기 실학자의 의학문헌 연구》，博士学位论文，高丽大学校，2016年。

最大的学术贡献在于，系统地整理中国、朝鲜丰硕的医学成果，使之便于查找信息和使用。其中大部分著作只摘录了中国本草书中方便开具药方的部分，更注重每种药物的效用和使用方法，并以处方为中心展开了研究。这样的本草学反而在医学的框架内使人提高了对朝鲜药用植物的理解，积累了临床经验，方便在更广阔的民间范围内应用医药知识，提高了民众的生活质量。

第五节　徐有榘对《本草纲目》的选择性引用

案说、引文、引注是《林园经济志》的结构三要素，其中"案说"是记述作者徐有榘个人见解、考证引用文献的关键部分，因而加入大量的论辩。[①] 全书引用的朝鲜著作约有七成来自徐有榘本人的著述。[②] 具体而言，徐在该书里大幅征引自己的著作《金华耕读记》，从而加强了考证的性质。[③] 书中作者的个人见解和观察内容非常丰富，以全面呈现自己的考证和分析态度。这些都应该归类为仅出现在朝鲜后期的、特殊的类书编纂文化，《林园经济志》由此突破了传统类书与农业书籍鲜有作者个人观点的局限。

在《仁济志》和《灌畦志》中，"案说"所占比例相对较高。《仁济志》被视为"医学百科全书"，共 28 卷 14 册，1 111 604 字，在《林园经济志》十六志中所占分量最重，占总内容的 44%。《仁济志》中徐有榘的"案说"出现了 1 757 次，共计 46 392 字，以字数来算占全

---

① 徐兼用"按"和"案"，二者没有意思上的区别。
② 정명현：《林園經濟志解題》，《林園經濟志——조선》，第 318—319 页。
③ 심경호：《〈임원경제지〉의 문명사적 가치》，《쌀삶문명 연구》，第 2 卷，2009 年，第 6 页。

书总字数的 4.2％。尤其在《收采时令》部分,他就"本国的食用、药用动植物"分享亲历亲知的事实相当多。①《灌畦志》被称为"蔬菜、药材农耕百科全书",共 4 卷 2 册,40 693 字,在《林园经济志》中所占比例最小。奇怪的是,《灌畦志》中徐的"案说"出现了 62 次,共计 1 993 字,占该志总字数的 4.9％,甚至高于被引用最多的文献。②

一、《灌畦志》对《本草纲目》的引用——当地物种、别称的考辨

　　徐有榘是一位继承了实学,尤其是名物学传统的实学家,他从小接触到《本草纲目》《倭汉三才图会》等中国和日本的先进的书籍,继承了徐氏一家的博物学学术传统——爷爷徐命膺、父亲徐浩修、叔父徐滢修等都是有所成就的博物学家。③ 徐强调名物学是解决诸多日常问题的基础性学问,因此通过比较中国文献记载的鱼种和在朝鲜亲见到的鱼种,辨识出各鱼种的诸多异名。他通过查看类书、子书和本草书,试图考证出每一种鱼的正确朝鲜语名称,比如他写道,"今考小学本草诸家, 参互校勘于土产方言"。④

　　徐在《晚学志》的"序"中写道:

　　　　不宁犹是,并其名物不之究焉,以山樱为柰,以五粒松为柏。指杉曰桧,不几于鼠扑乎? 舍楚曰柤,奚翅于菽麦乎? 坚

---

　　①　전종욱:《仁濟志解題》,第 1087 页。
　　②　정명현:《灌畦志解題》,《林園經濟志——조선》,第 514 页;전종욱:《仁濟志解題》,第 1077,1085 页。
　　③　见한민섭:《서명응 일가의 박학과 총서 유서 편찬에 관한 연구》,博士学位论文,高丽大学校,2010 年,第 34—78 页。
　　④　서유구(徐有榘):《楓石全集　金華知非集》卷 4《樂浪七魚辯》,影印本,韩国文集丛刊第 288 集,韩国古典翻译院, 2005 年,第 392 页。

韧有用之材自生于山泽，呼之以俚语曰朴达也，曰哥沙也，茫然不辨为何名，至于清海镇折尔苦之内，概多美材之经冬不凋者，总呼曰冬生树。名犹不综，奚暇究其用乎？务实之家所讲明者，政在于此矣。[①]

这是说，准确考究"物名"是有效应用特定事物或自然物的前提，而朝鲜民众最迫切需要解决的问题，就是他们并未准确地认识树木名称。徐有榘明确意识到考究名称的重要性，认为这是求知的基础，因此在《林园经济志》中引用、考订了《本草纲目》所载的物名信息。[②]

朝鲜后期的实学家引用中国本草知识时体现出独特的名物研究意识，就这一点而言，《林园经济志》中最值得研究的部分是大量引用《本草纲目》的《灌畦志》。《灌畦志》下的每一"细条"分别介绍了某种可食用或入药的植物。这些词条无一例外都从第一条"各论"——《名品》开始。在《名品》中，该植物的异名异种被一一列出。《名品》不仅在编排上处于章节之首，其字数也明显多于其他部分。这充分反映了徐有榘在研究蔬菜、树木、海藻、药材等时，视物名为最优选项，对考究名称与品种极为重视。显而易见的是，"名品"下所记载的内容大多引自《本草纲目》的"释名"和"集解"。

以下将举例说明徐有榘引用《本草纲目》的方式。人参自古被视为最重要的药材，在国内、国际贸易上占据着重要的地位。清代中国和同时期的朝鲜、日本都出现了许多人参专书，这反映出人参消费的繁荣。人参是《灌畦志·药类》中记述的第一种药材，篇幅极长，包含了最多的"各论"，主要引用了朝鲜书籍《种参谱》。另外，在《药类》记述的二十种药材中，人参的"案说"议论也是最长、

---

① 서유구(徐有榘)：《林園經濟志——조선》《晚學志·引》，第616—619页。
② 参见정명현：《林園經濟志解題》，第333页；정명현：《晚學志解題》，《林園經濟志——조선》，第597页。

最丰富的。

人参

名品

一名神草，一名地精。

《本草纲目》参本作薓，为其年深浸渐长成者。根如人形有神，故谓之人薓，神草。得地之精灵，故又名地精。

按：《本草》："薓以上党者为第一，新罗、百济、高丽者次之。"则吾东之产，固天下之选也。東俗以产于岭湖南者为罗参，产于关西江界等地及江原道诸郡者为江蔘，产于关北者为北参。上以贡御，下给间阎，南输于倭，北市于燕。用殷价翔，为国重货。近自数十年来，山产渐罄，而家种之法，作始于岭南，遍于国内，谓之家参，所以别于山产已。李时珍云人参，十月收子，待春下种，如种菜法。则中国家种之法，已先于吾东矣。①

值得留意的是，《本草纲目》中记述了人参的九种异称，而《灌畦志》只摘录了其中两种，②省略了除这两种名称、起源以外的长篇内容，而代之以"案说"，阐述朝鲜各地人参种类、别称，如罗参、北参、江参等。"案说"还介绍了人参的生产和贸易情况，指出当时自家栽培人参的情况越来越多，这种人参被称为"家参"。临近文末，作者还根据《本草纲目》记载的人参栽培法，指出"家参"的栽培在中国由来已久。

关于"黄精"别名的记载相对较多。《本草纲目》中记述了十二种之多：

---

① 서유구(徐有榘)：《林園經濟志·灌畦志》《藥類·人参·名品》，第105—106页。
② 李时珍写道："人薓音参。或省作参。黄参吴普，血参别录，人衔本经，鬼盖本经，神草别录，土精别录，地精广雅，海腴皴面还丹广雅。"李时珍：《本草纲目》卷十二上《草之一·山草类上一十三种·人参·释名》，第563页。

　　黄芝瑞草经，戊己芝五符经，菟竹别录，鹿竹别录，仙人余粮弘景，救穷草别录，米铺蒙筌，野生姜蒙筌，重楼别录，鸡格别录，龙衔广雅，垂珠。①

然而在《灌畦志》只介绍了其中九种：

　　又名戊己芝，又名黄芝，又名救穷草，又名仙人余粮，又名鹿竹，又名龙衔，又名垂珠，又名野生姜。

　　《灌畦志》同样是只引用了《本草纲目》"释名"里面的内容，并在其后的"案说"中补记了朝鲜本土的黄精品种，只是内容不及人参详尽："吾东之产，以关西宁边者为最。今湖西木川等地亦有之。"②这种记述形式，如"某地出产了某品种"，"某地品种的质量较好，抑或较差"，与李时珍的"集解"的叙述方式非常相似。但《本草纲目》记载的内容主要围绕在中国产出并交易的本草，而《林园经济志》则是站在朝鲜的角度，大幅删减了不适用于当地的知识，替换成更具实用性的信息。徐有榘还重点记述了一些"适应"朝鲜饮食文化的信息。例如，关于"沙参"，他写道"近峡州郡，多有之。其根可作蔬茹，与桔梗同"，紧接着阐述"沙参与桔梗都可烹饪、食用"。③ 这充分反映了徐接受《本草纲目》的观点和体系，但又以朝鲜本地情况为编纂重心的特征。

　　同样，关于"地黄"，徐虽然没有直接引用《本草纲目》，但还是在"案说"里谈及了《本草纲目》里的相关内容，并附加了自己的考证和意见。

　　按：陈嘉谟《蒙筌》云："地黄，江浙壤地种者，受南方阳气，质虽光润而力微。怀庆山产者，禀北方阴气，团皮有疙瘩

---

① 李时珍：《本草纲目》(金陵版排印本)中册，第580页。
② 서유구(徐有榘)：《林園經濟志·灌畦志》《藥類·黄精·名品》，第125页。
③ 서유구(徐有榘)：《林園經濟志·灌畦志》《藥類·沙参·名品》，第205页。

而力大。"我国,则南北俱罕种之,惟海西黄州之产为初中第一。土人种之园圃,利倍奴田。盖由莳培之得其方,初不似南北鲰。①

在记述地黄时,徐有榘先是引用了明朝陈嘉谟所著《本草蒙筌》中的内容,指在南方和北方生长的地黄,由于土壤不同,外观和药性也略有不同。徐介绍了朝鲜的地黄生产情况,认为应该和中国一样,分别记述南方、北方的情况,却得出结论:朝鲜的南北差异不如中国那般明显。他强调,地黄在黄海道的部分地区被当作特产,不仅品质好,规模化生产带来的经济效益也很大。徐有榘对人参的记述与此同理,都体现出作者对药材的生产、消费、流通及贸易的关心。这种态度将自然产物视为具有商业价值的对象,反映了18世纪后实学强调的"利用厚生"理念。②

二、文献与现实的矛盾:《仁济志》对《本草纲目》的引用

《东医宝鉴》对乡药进行了独立的研究,被认为是异于中国本草学传统的朝鲜药材研究;③而《仁济志》被认为超越了《东医宝鉴》,其与《本草纲目》的渊源更是令人瞩目。《林园经济志》中的《仁济志》被称为"19世纪扩展版的《东医宝鉴》",是对于这种研究传统和问题意识的忠实继承和发展。④ 吴在根认为,《仁济志》本草分类来源于《本草纲目》。具体而言,草部的药用本草按照甘草、

① 서유구(徐有榘):《林園經濟志·灌畦志》《藥類·地黄·名品》,第139页。
② "利用厚生学派"形成于18世纪后期朝鲜,以朴趾源为中心,具有追求商品流通及生产技术革新的特点。徐有榘作为"利用厚生学派"成员的面貌,见안대회:《임원경제지를 통해 본 서유구의 이용후생학》,《한국실학연구》第11卷,2006年。
③ 见오재근、김용진:《〈東醫寶鑑·湯液篇〉의 本草 분류에 대한 연구》,《대한한의학원전학회지》第23卷第5号,2010年,第55—66页。
④ 박상영:《조선후기 실학자의 의학문헌 연구》,第93—102页。

黄芪、人参的顺序排列，与《本草纲目》相同，体现出后者的影响。①
同样，朴商英分析了《仁济志》的转引条目，指出其引自《本草纲目》
的内容比学界所熟知的更多。②

《仁济志》对《本草纲目》的引用，集中于"集解"中对动植物外
观、生态特性、药效、特征等部分的记述，但并非单纯引用，而是摘
录了其中适用于朝鲜的部分。"案说"还会对比《本草纲目》与《东
医宝鉴》的内容，分别批评指正或提出新见解。徐有榘还建议朝鲜
民众先辨识动植物及其功效，再行使用。

首先，对卷二十三《备急》中记载的用于治疗"饿死"的药材"千
金木"，徐有榘作出了如下记述：

> 《山林经济补》："饥而有浮气者，千金木皮不限多少，煮取
> 汁，以末称汁，做粥，量气力而与之，消肿如神。"
>
> 案：《千金木自注》云："俗呼北树。"今考《本草》无之，而
> 《东医宝鉴》以五倍子为北树实，疑千金木即指五倍子树也。③

徐在此引用了一本朝鲜后期的农业书《山林经济补》，以说明
这种"朝鲜独有草木"的用法与药效，并在"案说"中特别注明《本草
纲目》未见"千金木"。徐又与《东医宝鉴》中的说明对比，认为"千
金木"即本草书籍所言的"五倍子"。

以《东医宝鉴》为依据，徐指出《收采时令·鳞部》中的"虺"即
朝鲜的"蛇"。他先引《名医别录》和《本草纲目》，简单整理了"虺"
的外观和特性，又附了两则"案说"。④ 第一则指出各本草著作对

---

① 오재근：《〈본초강목〉이 조선 후기 본초학 발전에 미친 영향》，第 207—
208 页。

② 박상영：《〈인제지〉의 조선후기 의사학적 위상과 의의》。

③ 서유구（徐有榘）：《仁济志》卷 23《备急·奇疾·饿死千·金木》，《林园经济
志》5 册，影印本，보경문화사，1983 年。

④ 서유구（徐有榘）：《仁济志》卷 25《附馀·收采时令下·鳞部·虺》。

"虺"的概括:"案,诸家本草,治破伤风、大风恶疾。"另一则先引《东医宝鉴》中有关土桃蛇特征、用法的内容,再表达自己的看法:"案,《东医宝鉴》云:'土桃蛇黄色,在土窟中,入秋则吼,其声远闻。取肉烧灰酒服,治大风、诸风。'疑即此也。"①即,"土桃蛇"与各本草著作所述的"虺"是同一物。

对《收采时令·草部》中的"马兰",徐先简单概括了《本草纲目》对其外观、生态与特征的描述:"《本草纲目》生湖泽卑湿处甚多。二月生苗,赤茎白根,长叶有刻齿,状似泽兰,但不香,花罢有细子。"接下来再附上两则案说。第一则案说概括了多位本草学者所说明的马兰的性质、味道与治疗用途:"案,诸家本草,根叶辛平无毒。破宿血,养新血,治疟。"第二则记:"案:此乃血分要药,枝叶同功,与泽兰相似,陂泽之间当多有,而东人不辨,故《东医宝鉴》不载此名,更当访求收用。"②即《本草纲目》记述的"马兰"颇有药效,也生长在朝鲜,但民众不识,《东医宝鉴》中也没有相关记载,因而未被应用。

与之类似的是"长松",见于《本草纲目》而不见于《东医宝鉴》,但朝鲜有产且十分实用,徐有榘也附了两则"案说"说明:

> 《本草纲目》:"长松生古松下,根色如荠苨,长三四寸,味甘微苦,类人参,清香可爱。"
>
> 案:诸家本草,甘温无毒。温中去风。
>
> 案:《东医宝鉴》不载此名,然其形状,与荠苨、独活相类,我国亦当有之,乃酒料良剂也。说见《葆养志·长松酒方》。③

除此之外,《仁济志》亦多次综合《本草纲目》与亲身见闻,修正

---

① 서유구(徐有榘):《仁濟志》卷25《附餘·虺》。
② 서유구(徐有榘):《仁濟志》卷24《附餘·收採時令上·草部·馬蘭》。
③ 서유구(徐有榘):《仁濟志》卷24《附餘·收採時令上·草部·長松》。

《东医宝鉴》的谬误。《收采时令·草部》中的"羊踯躅"条便是如此。此条下，徐首先引用了《蜀本草》和《本草图经》，记述了羊踯躅的采摘时机、采摘方法、形态、颜色与毒性。然后写道：

> 案：诸家本草，辛温有大毒，治贼风、诸痹、邪气、鬼疰。
>
> 又案：《东医宝鉴》以此为即今红踯躅，然此非也。羊踯躅花黄，而我国未见黄花者。且云羊食则死，而今踯躅花，小儿啖之一无中毒者，此可以辨矣。《本草纲目》"羊踯躅"下，附录"山踯躅"，其花叶形状、小儿食无毒之说，明是今之红踯躅，而只云味酸无毒，无主治疗病，不可以红踯躅认作羊躅而用之。①

徐有榘首先综合诸本草著作对羊踯躅特性、毒性和药效的描述，又根据亲身体验描述了朝鲜羊踯躅的形色、毒性，指出红踯躅与山踯躅才是同一品种，纠正了《东医宝鉴》将红踯躅作羊踯躅之误。同理，《兽部》"豪猪"条先引《本草纲目》，次以第一则"案说"整理诸本草著作对豪猪肉特性、药效的记述，最后以第二则"案说"指出《东医宝鉴》分别记述的"野猪""豪猪""山猪"实际上是同一品种。

> 《本草纲目》："深山中有之，多者成群害稼。状如猪而项脊有棘鬣，长近尺，粗如箸。怒则激去射人。"
>
> 案：诸家本草，肉多膏甘，大寒有毒。
>
> 又案：野猪、豪猪明是二物，形状不同，功用迥殊。今俗所谓山猪即豪猪也。《东医宝鉴》以野猪为山猪，而豪猪阙之，谬矣。②

由此可见，《仁济志》在引用《本草纲目》时，参考并批判了《东医宝鉴》的相关内容，从而撰写了适应于朝鲜的实用本草书籍。本

---

① 서유구(徐有榘)：《仁濟志》卷24《附餘·收採時令上·草部·羊躑躅》。
② 서유구(徐有榘)：《仁濟志》卷25《附餘·收採時令下·獸部·豪猪》。

书并不是单纯的知识集合，而是作者以在生活中亲身获得的见识和体验为依据来修正谬误的学术成果，而且节略了仅适于中国、不适于朝鲜的内容。这种以博物学视角把文献信息与实际应用相结合的做法，证明《林园经济志》已经超越了传统类书囿于文献整理的局限性。

在这一点上，《林园经济志》中的其他例子也值得关注，作者在其中揭示出他对中国书籍的态度，特别是他对日本书籍《倭汉三才图会》价值的评价。对于在《佃渔志》的《鱼名考》中记载"鲸（고래）"，徐有榘作出了如下记述：

> 崔豹《古今注》谓"其大千里"，罗愿《尔雅翼》、王思义《三才图会》皆沿其说。盖鲸处大海深洋，其出有时，非生长海国，则罕有目睹者。中国人徒凭海外传闻，无怪其有此张皇荒唐之言也。日本人有掷鈝捕鲸法，而我国渔夫无此技，一得沙上自死鲸，则齿须筋骨，皆为器用，皮肉熬之取油，鲸之大者，得油数百斛，利溢一方。[①]

这一案例一定程度上反映了当时朝鲜学人对中国著作的态度发生了变化，从而以对比和客观的角度来看待那些记录。在这里，他认为日本人的记载显得更真实和可靠。相反，他认为《古今注》《尔雅翼》《三才图会》等中国书籍的内容是基于谣传、毫无根据的"荒唐之言"。《本草纲目》中也有如此荒谬的内容。例如：

> 《和汉三才图会》云："鲔，鳣属，鲟之类也。"《本草纲目》以为一物者，未精矣。鲟青白色，……渔人取之，肉中脍炙，亦可熬取油。

> 按：据此，则鲟鲔一类二种。上所引《本草纲目》，合鲟鲔

---

① 서유구(徐有榘)：《林園經濟志》2 册，影印本，보경문화사，1983 年，第209 页。

为一，故其所云"鼻长与身等"者，即所以形容鲟鱼者，鲔亦鼻长，而不至与身等也。其所云肉色纯白者，亦所以形容鲟鱼者，鲔则肉色淡赤也。然《尔雅正义》云"鲔似鳣，长鼻"，陆玑《诗草木虫鱼疏》云："鲔大者为王鲔，小者为叔鲔，一名鮥，肉色白则混。"鲟鲔为一，自古已然，其失不自《本草纲目》始也。[①]

这与《倭汉三才图会》的作者经常指出中国书籍中的错误有关，他通过观察来考订事实，更详细地描述了不同鱼类的区别。徐有榘比较了《本草纲目》与《倭汉三才图会》的不同观点，并亲自查阅《尔雅正义》和《诗草木虫鱼疏》等中国文献，得出了自己的结论。最终他选择采用日本书籍的内容，否认了《本草纲目》和其他中国文献的记载。

总体来说，《本草纲目》是《林园经济志》引用次数最多的参考书籍之一，其中与本草知识最为相关的是《仁济志》和《灌畦志》。[②]《仁济志》引用文句 23 996 条，引《本草纲目》993 次，引用次数位居第三。《灌畦志》引用文句 740 条，引《本草纲目》111 次，高于其余75 种参考书籍。[③] 然而，当涉及《林园经济志》是如何根据朝鲜的环境条件与实际情况去吸纳、考订《本草纲目》中的知识时，我们发现虽然徐有榘大量引用《本草纲目》，却能明确意识到《本草纲目》作为中国书籍，其内容与朝鲜的实地情况未必完全匹配。

---

① 서유구(徐有榘):《林園經濟志》2 册，第 216 页。
② 노기춘:《"林園十六志"引用文献分析考(2)—仁濟志를 중심으로》，《書志學研究》35 集，2006 年，第 242 页。
③ 在《林园经济志》中收录的引用文献总数很多，但作者实际查阅的图书数量就很少，而转引的书籍相当多。比如，在《灌畦志》中被引用 30 次以上的书籍并不多，包括《本草纲目》《增补山林经济》《齐民要术》《王氏农书》《农政全书》《山居录》《杏蒲志》《群芳谱》等。按国家来看，韩国文献总共 15 种(167 次)；日本文献 1 种(44 次)；中国文献57 种(557 次)。

小　结

　　本章将《林园经济志》对《本草纲目》的引证倾向,解释为18世纪后期朝鲜士人关注实际生活和日常事物、重视实用性知识的体现。徐从实用与否出发,创造了一种独特的知识分类体系,重新组织和排列信息,形成了一套适合朝鲜的实用百科全书。他还通过增加"案说"来陈述作者个人对引文的考证和见解,从而将中国的本草知识与朝鲜现实相结合。我由此在朝鲜后期的学术思想的背景下,考察了中国文献《本草纲目》在朝鲜的本土化、接受与发展。

　　关注药材及自然事物的朝鲜学人将注意力更多地放在药物的使用上,而不关注信息的获取或扩充。实际上,星湖学派学者强调本草学的重要性,并编写实用、准确、简洁的本草学书籍,正是因为他们视之为改善民间医疗环境的方法。[①] 同理,《林园经济志》对于文献资料和经验事实的汇编及辩证,不是为了寻求所谓的"学术成就"或客观真理,最终目标是探索出一种适用于朝鲜人民实际生活的临床处方药物集成,以实现"利用厚生"。整套《林园经济志》尤其通过信息的组织和排列来体现出这样的目的意识,可被视为是一本以实用性为主而聚合本草研究中的药材知识的典范。在这一点上,它与传统定义上的类书或本草书都有很大的不同。

　　三木荣曾评论说,朝鲜后期的本草学没有发展成一门"纯正的本草学",处于没有进步的"萎靡"状态。[②] 重温这一观点,我们应当将日本、朝鲜对药材的关注放回18世纪日、朝学术差异巨大的

---

　　① 조성산:《조선후기 성호학파(星湖學派)의 고학(古學) 연구를 통한 본초학(本草學) 인식》,第483—489页;심경호:《〈임원경제지〉의 문명사적 가치》,第33页。
　　② 三木榮:《朝鮮醫學史及疾病史》,第248,561页。

背景中。值得注意的是，在20世纪之前的朝鲜，"本草学"并不是一门具有明确边界的、独立的学科。① 换句话说，在18世纪以前的朝鲜，虽然有《证类本草》等中国本草著作传入，却几乎从不把本草本身纳入研究对象，甚至可以说几乎没有传统意义上的本草学。关注和阅读中国本草学书籍的士人，要么是包括如前所述的实学家在内的儒学士人，要么是医生。前者通常认为，透彻地理解自然事物是追求"博学"和"格物致知"的一种手段。

若要从知识史的角度，探讨地理位置与文化背景不同的多个主体间的知识的形成、发展、变化的历程与线路，就有必要跳出从近代科学中诞生的学科划分和定义。同样，想要公允地评价各地固有的动植物知识的形成、差异和历史，就不应囿于"本草学"这一学科。因此，应当将朝鲜后期受到《本草纲目》等中国书籍影响的一系列著作——如前述的《芝峰类说》《五洲衍文长笺散稿》以及《林园经济志》等——所引述的内容与原文对照，观察它们作了怎样有别于中国观点、体系的改编，进而在药材、动植物、自然知识上有所发展。

评价朝鲜对中国本草信息的引入和本土化，应摆脱本草学或者博物学等既定框架，从更丰富的层面来分析。也就是说，与其把中国或日本的本草学传统作为比较标准，不如结合朝鲜的乡药研究传统和实学的风行等特殊历史脉络，研究朝鲜本地的药材知识传统是如何成立和发展的。对于厘清东亚汉字文化圈内本草学知识、书籍的流通过程以及其地域性的产生和发展，这一视角可以提供丰富的研究思路。

---

① 见박상영：《조선후기 실학자의 의학문헌 연구》，第123—124页；전종욱、조창록：《〈임원경제지·인제지〉의 편집 체재와 조선후기 의학 지식의 수용 양상》，第441—442页。

第六章 日本博物学的开端与本草知识的实体化

——以日本对朝鲜药材的调查为中心

由前一章可见，东亚本草学、实学学者对经验知识自然细节从不缺乏兴趣，洋溢着对自然事物的兴趣和智识的研究成果都可以说得上是常见。但是东亚传统的本草学并没有走上一条与文艺复兴时期的欧洲大学或宫廷科学研究相似的发展之路——后者孕育了现代植物学，而前者并未做到这一点。[①]

许多日本科学史研究者和最近的研究指出，18世纪研究本草学的日本学者体现出一种关注点的由文献到视觉信息转变，体现在研究手段上，则是更多地采用实际观察、精确描述，甚至引入图片和标本。[②] 有学者据此认为，18世纪的日本本草学正在转变为一个与欧洲的博物学十分相似的特殊学科。也就是说，注重准确描述动植物、将之分门别类地放置在有效的系统中——这些欧洲

① Bian He, "Assembling the Cure: Materia Medica and the Culture of Healing in Late Imperial China", Doctoral Thesis, Harvard University, 2014, pp. 14—15.

② 19世纪初日本植物视觉表现分析，见于山田慶児编：《物のイメージ・本草と博物学への招待》，東京：朝日新聞社，1994年；Maki Fukuoka, *The Premise of Fidelity: Science, Visuality, and Representing the Real in Nineteenth-Century Japan*, Stanford University Press, 2012.

自然哲学所具有的特征也出现在了 18 世纪的日本本草学研究之中。

　　从结果上来说，经过 18 世纪的发展，19 世纪的日本本草学确实呈现出高度的繁荣，并被认为在描述形式和研究观点上，与近代早期的欧洲自然研究非常相似。[①] 比如，麦孔（Federico Marcon）认为，那个时期日本本草学者和欧洲自然哲学家之间具有以下相似之处：他们都重视真实准确地描述动植物，并将之归类到一个"能够揭示它们本质"的系统中。[②] 这样的突破使我们不得不提出一个疑问——哪些因素使得 18 世纪日本的本草学发展得如此独特，使其与原来的本草学发生了重大的背离？

　　为了回答这个问题，我想要引入新的案例，重新验证被现代学术语境所认可的"18 世纪的日本本草学"，探究其研究工作究竟存在什么特点，"重视实际观察"的工作方式又是如何产生的。我探讨的案例是德川吉宗时代的朝鲜药材调查。1718 年至 1751 年间，日本通过当时负责对朝鲜外交的对马藩实施了三次朝鲜药材调查，依据朝鲜汉籍《东医宝鉴》，收集相关动植物的图像、标本和描述文本。

　　为了了解中国医书中相关药材的汉语名如何与朝鲜语名、日语名对应，实现人参、甘草等重要药材的国产化，幕府先是将幕府医官林良喜（1695—1721）拔擢为奥医师，在后者的主持之下，开展了与赴日朝鲜通信使的医事问答。林良喜病亡之后，幕府仍通过对马藩和朝鲜译官获得了大量的药材图片和标本。"药材质正官"越常右卫门（1686—1733）由此被对马藩派驻朝鲜釜山倭馆开展药

---

　　① 西村三郎：《文明のなかの博物学：西欧と日本》（上、下），東京：紀伊國屋書店，1999 年。

　　② Marcon, *The Knowledge of Nature and the Nature of Knowledge in Early Modern Japan*, pp. 24—25.

材调查,并因此留下了不少问答书信和报告。在越常右卫门等对马藩役人或明或暗的活动下,人参国产化的目标得以实现,药材调查的成果也最终凝结为丹羽正伯(1691—1756)所编的《东医宝鉴汤液类和名》以及《庶物类纂》。

这场药材调查在学界被长期遗忘,直到 1999 年田代和生发掘出相关史料,才被重新审视。这场旷日持久、耗资巨大的朝鲜药材调查,其原始调查报告已经亡佚。所幸《对马宗家文书》中保留了一些对马藩报告记录的存根,尤其包括第二次调查时期(1721—1723)越常右卫门的调查报告,以及他与江户幕府及对马藩的往来书信。[①] 对马藩厅曾将这些存根汇编为四卷《药材质正纪事》,保存在万松院宗家文库。如今《药材质正纪事》的第一、第三卷保存在韩国国史编纂委员会,第二、第四卷则保存在长崎县立对马历史民俗资料馆。2012 年,《对马岛宗家文书资料集》在韩国出版,其中第五卷便是《药材质正纪事》。[②]

《药材质正纪事》共四卷,从药材调查的命令、幕府医官的指令内容、派遣专门官员到倭馆等处调查准备情况,到江户和倭馆之间交换的问答、报告内容等,都有详细记载。[③] 众所周知,享保时代(1716—1735)是日本实学发展的重要阶段,然而更多的细节则受限于史料,我们无法清楚地了解。稍晚的 1735 年至 1739 年间,日本国内的"帝国产物调查"或许比朝鲜药材调查更为知名,却同样

---

① 见안상우:《〈藥材質正紀事〉① 한一일 양국에 분산된 조선약재 조사기록》,《民族医学新闻》2018 年 9 月 22 日,2019 年 5 月 25 日读取。

② 关于《对馬宗家文書》的保存与变迁,可参考田代和生解说。古典籍资料室编:《国立国会图书馆所藏〈宗家文书〉目录》,《参考书志研究》76,第 1—271 页,2015 年 3 月。

③ 《藥材質正紀事》,《对馬島宗家文書數據集》第 5 卷,나애자、박경희、신은영编译,과천:국사편찬위원회,2012 年。该史料现在可以在韩国国史编纂委员会官网上阅览、下载,见 *https://db.history.go.kr/id/ts*。

面临史料匮乏的窘境。[①] 因此，《药材质正记事》可以作为 18 世纪德川吉宗奖励实学的例证，让我们了解江户幕府是如何收集朝鲜的药材信息的。

目前关于这场朝鲜药材调查的研究仅有田代和生的《江户时代朝鲜药材调查的研究》一书。[②] 该书以对马宗家文书为核心史料，论述了朝鲜药材调查与先后发生的一系列吉宗时代本草学探索活动的内在联系。田代已经指出，朝鲜药材调查中存在一种倾向——引入图片和标本以规避语言不通带来的误解，这与当时的实学思想有一定的联系。[③] 但是田代的关注点主要在于勾连这场药材调查前因后果，以期给予其恰当的历史定位，而不在其科学史意义。

有鉴于此，本章将以《药材质正纪事》为中心，考察这场科学活动的开展方式以及其参与者在考订药物名称过程中使用的新的研究方式，进而梳理本草学在 18 世纪日本的演变过程并阐发其意义。我将依次讨论日本本草学研究者们对"鮰鱼""麇""棜樿""木瓜"等几种动植物调查过程，尝试指出其学术工作的执行方式及特征。

---

① 1735 年至 1739 年间，一场针对日本全境的"帝国产物调查"在丹羽正伯的主持下展开。首先，诸藩诸领调查并编制了各自的"产物帐""产物书上帐"，层层上交之后，经丹羽正伯之手编订为超过千册的"诸国产物帐"。然而不知何故，编成的产物帐竟很快丢失了。幸运的是，今天我们仍然能够通过一些藩国的古文书看到当年上交的部分产物帐的存根（控え）。见木村阳二郎：《江戸期のナチュラリスト》；田笼博：《萩藩における产物帐の编纂过程》，《岛根大学法文学部纪要文学科编》16（1），第 1—34 页，1991 年。日本学者据此复原了一部分诸国产物帐，见盛永俊太郎、安田健编：《享保元文诸国产物帐集成》，诸国产物帐集成（第 1 期），19 卷，東京：科學書院，1985—1995 年；安田健编：《江戸后期诸国产物帐集成》，诸国产物帐集成（第 2 期），21 卷，東京：科學書院，1997—2008 年。

② 田代和生：《江戸时代朝鲜药材调查の研究》。山田庆儿从科学史的角度曾写过这本书的书评，见于山田庆儿：《田代和生著〈江戸时代朝鲜薬材调查の研究〉へのコメント——科学史の立场から提出されている史料を読む》，《日本医史学雑志》第 48 卷第 4 号，2002 年。

③ 田代和生：《江戸时代朝鲜薬材调查の研究》，第 108 页。

第一节　17、18 世纪日本本草学的发展和实地药材调查的起源

一、《本草纲目》之后日本本草学研究的展开

日本的"博物学"通常被认为是植物学的前身，而博物学的历史一般从林罗山将《本草纲目》和《多识编》进献给德川家康讲起，以西博尔德（Philipp Franz von Siebold，1796—1866）宣扬林奈分类法结束。① 日本博物学一个重要特征正是通过搜集标本、图画或实地观察来确定动植物名称的做法，这与此前注重典籍阅读、名物考证的学术习惯存在不小的差异。② 总之，18 世纪日本博物学的学术由中国的《本草纲目》促动，而呈现出与中国的本草学截然不同的风貌。为了理解这一现象，首先要回到日本的 17 世纪，重温《本草纲目》在日本药材研究史上的影响和历史意义。

早在 1604 年以前，《本草纲目》就已传入日本，随其他中国本草学书籍一同流行一时，甚至引发了本草研究的热潮。③ 仅在 17

---

① 见上野益三：《日本博物学史》，東京：平凡社，1973 年；矢部一郎：《江戸の本草：薬物学と博物学》，サイエンス社，1984 年；木村陽二郎：《江戸期のナチュラリスト》；大場秀章：《江戸の植物学》，東京：東京大学出版会，1997 年；大場秀章：《植物学史・植物文化史》，東京：八坂書房，2006 年。《本草纲目》的和刻本统计为 8 次，若加上刊印年不详本实际刊印了 13 次。渡边幸三：《本草书の研究》，大阪：武田科学振興財団，1987 年，第 136—144 页。

② Willy Vande Walle, "Linguistics and Translation in Pre-Modern Japan and China: A Comparison", in *Dodonaeus in Japan: Translation and the Scientific Mind in the Tokugawa Period*, ed. by Kazuhiko Kasaya, Leuven University Press, 2001, pp. 124—47.

③ 关于本草学向日本流传的概括马伯英、高晞、洪中立：《中外医学文化交流史：中外医学跨文化传通》，上海：文汇出版社，1993 年，第 72—75 页。

世纪日本学者就出版了 400 多种和医学、本草相关的书籍（包括已刊和未刊），而这种本草学研究热潮主要来自《本草纲目》相关的名物学、物产学、博物学研究。① 根据真柳诚的研究，1601 年至 1870年之间，从中国流入到日本的医书至少有 804 种，其中本草类书籍占 87 种，但大部分集中在 1681 年至 1770 年间传入。② 这时来自中国的本草学书籍仍具有相当的权威性和影响力，但是阅读并处理这些学术典籍的人并不是具有明确自我意识的"本草学者"或"博物学家"，而是关注药材胜于其他一切动植物的医生，抑或想要以"格物"方式理解自然的朱子学者。

东亚各国之间的知识交流有一个重要特征，即大多数的中文文本不需要翻译，而是通过标记语音、添加注释等方式进行释读和编写。尤其在日本，大量的中国文本通过训读系统的简单校订而被民众广泛阅读。③ 两地虽然共享着相同的书面文字——汉字，但是由于完全分隔的地理位置与口语的差异，可以看做是两个不共通的、分离的世界。这样背景下的知识碰撞带有非常特殊的性质，而书籍流入致使中国知识与日本学者间产生了奇妙的碰撞。

在这样的环境下，"知识的翻译"通常不成为问题，但对本草学著作而言则不然。名称的鉴定一直是本草学的一个核心问题，这在 17 世纪和 18 世纪一直困扰着日本的博物学者。④ 他们面临的学术问题是，来自中国的权威文本总是与日本的实际情况存在一

---

① 见真柳誠：《中医典籍的日本化》，《环球中医药》2008 年第 1 期，第 57 页；真柳誠：《绪言、凡例、七三三年～一七一一年》《茨城大学人文学部紀要　人文コミュニケーション学科论集》第 1 号，第 53—76 页。

② 真柳誠：《日本江户时期传入的中国医书及其和刻》，《中国科技史杂志》2002年第 3 期，第 232—254 页。

③ Marcon, *The Knowledge of Nature and the Nature of Knowledge in Early Modern Japan*, p. 73.

④ Métailié, "Concepts of nature in Traditional Chinese Materia Medica and Botany (Sixteenth to Seventeenth Century)", pp. 554—567.

些不相吻合之处，从动植物的名称到特征，这些差异对实际应用产生了不小的影响。于是他们采取名物学和考据学的方法，试图从文献的角度解决名称舛错、指物不详的问题，生产出因应本地实际情况的动植物知识。①

因此，林罗山（1583—1657）参考《本草纲目》撰述的《多识编》并不是本草学著作，而是名物学研究。② 林的主要兴趣是解读物名，而不是观察事物；其材料来源于书籍，而不是实际的植物。③ 尽管《多识编》被认为是日本博物学的第一部著作，但它更接近于一部日汉词汇表，一部关于"物名"的著作。④ 他从《本草纲目》中撷取有用的信息，完成自己的学术研究，这门被称为"名物学"的学问在日本发展成为儒家研究的一个重要分支。⑤ 这种物名考证不是建立在对植物和动物的观察基础上，而是从先前的词典和文献中考据出每一个汉语名对应的和语名。

稻生若水（1655—1715）继承了这种名物学传统，他主要关注的仍然是"正名"，也就是通过考证命名来识别本草著作里罗列的各种事物。他编纂《庶物类纂》的目的正在于消除命名混乱带来的歧义，以便在医疗实践中利用《本草纲目》。换言之，这些 17 世纪的日本学者更倾向于通过考察文献的方式研究来自中国的本草学典籍，而不是观察和描述实际的自然。某种程度上，这些从中国和

---

① 见 Georges Metailié, "Le Bencao Gangmu de Li Shizhen et l'histoire Naturelle Au Japon Durant La Période d'Edo（1600—1868）", *Études Chinoises. 汉学研究* 25, No. 1（2006），pp. 41—68.

② 矶野直秀：《日本博物志総合年表》，東京：平凡社，2012 年 4 月；木场贵俊：《林罗山によるかみの名物：〈多識編〉をもとに》，《日本研究》47，2013 年，第 31—52 页。1607 年，林罗山从长崎带回了金陵本《本草纲目》40 卷，进献给德川家康。

③ 见 Marcon, *The Knowledge of Nature and the Nature of Knowledge in Early Modern Japan*, pp. 55—71.

④ Marcon, *The Knowledge of Nature and the Nature of Knowledge in Early Modern Japan*, pp. 65—67.

⑤ 西村三郎：《文明のなかの博物学：西欧と日本》，1999 年，第 1 卷，第 106 页。

朝鲜传入的自然著作比本土的研究更受 17 世纪日本学者青睐。[①]

然而，贝原益轩（1630—1714）的《大和本草》却体现出了一些迥异的风貌。《大和本草》可以称得上是江户时期（1603—1867）日本自然研究的顶峰，具有经验主义的倾向。[②] 贝原益轩强调实证研究和实地观察，认为来自经验的信息与来自文本的具有相同的重要性。他将采访、观察等个人经验与文本结合起来，兴趣点逐渐从文字转移到实际事物。益轩的工作不像朱子学学者那样推理抽象的宇宙规律，而是实地观察具体的自然物产。他还热衷于将动植物的种类与它们的生长环境联系起来考察，这种地方性意识在同时代的中国和日本博物学家中也很少见，也是林罗山的《多识编》和稻生若水的《庶物类纂》皆不具备的新风格。[③]

此后的小野兰山（1729—1810）在《本草纲目启蒙》（1803—1805）一书中明确地指出古代文献，尤其是中国文献，往往在描述自然物的精确性上有所欠缺。为了选择正确的命名，不免要求助于中日两国的前代文献，作者却将主要的精力放在了对自然物形态、生长环境的详细描述上。[④] 这些描述体现出作者对实际观察的重视。平贺源内（1728—1780）对自然产品的研究更进一步，专注于对自然产品的描述和编目。直到 19 世纪，致力于自然物研究

---

① 见 Marius Jansen, *China in the Tokugawa World*, Cambridge, MA: Harvard University Press, 1992; David Pollack, *The Fracture of Meaning: Japan's Synthesis of China from the Eighth through the Eighteenth Centuries*, vol. 4888. Princeton: Princeton University Press, 2017.

② 见井上忠：《贝原益轩》（人物丛书）；Métailié, *Science and Civilisation in China: Volume 6*, *Biology and Biological Technology*, Part 4, *Traditional Botany: An Ethnobotanical Approach*, pp. 562—563.

③ Marcon, *The Knowledge of Nature and the Nature of Knowledge in Early Modern Japan*, pp. 94—97.

④ 矶野直秀：《小野蘭山年譜》，《慶応義塾大学日吉紀要　自然科学》(46)，第 71—94 页，2009 年；Métailié, *Science and Civilisation in China*, Vol. 6, Part 4, pp. 562—563.

的文化俱乐部——赭鞭会、尝百社以及其他团体——纷纷出现。大多数研究仍然沿用了《本草纲目》的分类框架，在此基础上对动植物的细节进行了许多精确和有价值的描述。①

二、《东医宝鉴》催动的两次药材调查

稻生若水和贝原益轩两人的著作相隔 25 年，风格却迥然不同。在这期间，也就是 18 世纪初，到底发生了哪些事情导致了如此巨大的变化？以一个单一事件作为对象来分析某一现象产生的原因自然有失准确，同时期传入日本的朝鲜医书《东医宝鉴》以及由此催动的朝鲜药材调查活动也应当被纳入研究视野。

如上所说，远在 18 世纪以前，日本学者就一直致力于把医学、本草书籍中的汉语动植物名翻译成和语名。18 世纪前半期朝鲜《东医宝鉴》传入日本，更是直接促使幕府亲自出面解决这一问题。1718 年 1 月，对马藩将长达 25 卷的《东医宝鉴》进献给幕府第八代将军德川吉宗（1716—1745 在位）。② 其中，吉宗尤其关注整理药材品种的《汤液篇》。在《汤液篇》提到的近一万四千种药材中，百分之七十的药材在汉语名下都标注了韩语名。③ 吉宗认为有必

---

① 见尾藤正英：《江戸時代中期における本草学——近代科学の生成と關連する面より—》《東大教養学部人文科学科紀要 11》，1957 年，第 67—86 页；城福勇：《平贺源内の研究》，创元社，1976 年，第 113 页。平野満：《天保期の本草研究会"赭鞭会"——前史と成立事情および活動の実態》，《駿台史学》98，1996 年，第 1—47 页。

② 关于《东医宝鉴》流入日本的过程及其影响，见신동원：《동의보감과 동아시아 의학사》，第 342—347 页；朴현규：《일본에서의 조선 허준（許浚）〈동의보감〉（東醫寶鑒）유통과 간행》，《일본연구》第 29 卷，2018 年，第 149—182 页。关于《东医宝鉴》在中国出版的版本和运用，见朴현규：《〈東醫寶鑑〉중국판본고찰》，《中国学論丛》43 集，2014 年，第 235—260 页；朴현규：《〈東醫寶鑑〉의 중국전래 시기와 활용에 관한 고찰》《韓中人文學研究》44 集，2014 年，第 365—387 页；朴현규：《전통시기 동아시아에 표상된 조선 許浚의〈東醫寶鑑〉》，《中國學報》76 集，2016 年，第 387—408 页。

③ 田代和生：《江戸時代朝鮮薬材調査の研究》，第 63 页；신동원：《동의보감과 동아시아 의학사》，第 269 页。

要对其中记载的药材信息进行鉴别——包括原料、动植物的名称、是否见于日本等，因此命当时主管对朝鲜外交的对马藩着手调查《东医宝鉴》中出现的药材。① 这就是朝鲜药材调查的起因。

　　1718 年一月，幕府大学头林凤冈向对马藩发出了调查"朝鲜土产之品"（朝鲜本地产出之物）的命令。对马藩接到此命令后，由藩儒松浦霞沼选定了包括鸟、兽、草、木和矿产在内的 171 项物名，于同年四月转交给釜山倭馆，委托后者进行调查。倭馆代官多田新藏、金子九右卫门等仅用四个月的时间，就向倭馆馆守提交了报告，确认了一部分物产名称。得到这一粗略结果的幕府并不满意。

　　1721 年一月，幕府医官林良喜代替大学头林凤冈，成为药材调查的主导者，展开了第二次调查。② 同月，幕府老中井上正岑向对马藩江户家老平田隼人下达了仔细调查"朝鲜国鳥獸草木吟味"（朝鲜国鸟兽草木）的命令，并要求后者向林良喜寻求进一步的指示。很快，对马藩江户家老平田隼人便偕同对马守御手医仁位元春拜访林良喜，从后者那里收到两册"物名之帐面"。其中一册罗列了 104 种动植物的汉语名，都是《东医宝鉴·汤液篇》提及却不能确定其和语名的物产；另一册则列出了 34 种动植物的和语名，两册共计 178 项。③ 林良喜要求对马藩调查这些动植物是否存在

　　① 이태진：解題，《分類紀事大綱Ⅰ》《对馬島宗家文書數據集》第 1 卷，이근택、이훈、桑嶋里枝、佐伯弘次编译，국사편찬위원회，2005 年，*http://db.history.go.kr/id/ts_001_$3exp*。신동원：《동의보감과 동아시아 의학사》，第 346—347 页。

　　② 林良喜是一位江户中期幕府的医官。1719 年朝鲜通信使访问日本时，曾于九月末至十月中旬在东本愿寺停留。值此良机，朝鲜医员权道、白兴铨、金光泗与日本医员仁位春、林良以、成嶋道筑等进行了笔谈，林良喜也参与其中。1720 年，林良喜被将军任命为奥医师，同年参与了校正《东医宝鉴》的事业，在幕府医药行政中担任核心职位，深受将军信赖。

　　③ "平田隼人致杉村采女、杉村三郎左卫门、大浦忠左卫门的信"，《藥材質正紀事》卷一，第 417—422 页；"林良喜交予仁位元春的帐面"，《藥材質正紀事》卷一，第 423—436 页。本书中引用《药材质正纪事》的书信、帐面等文件名均由作者翻译，以下凡引此书资料均仿此，不再赘述。

于朝鲜境内,以及向朝鲜人确认汉语名是否确凿无误。①

1721 年三月,对马藩将时任"朝鲜方"的越常右卫门派往釜山倭馆,专门从事药材调查工作,后来又为之创立"药材质正官"一职。② 越常右卫门曾于 1715 年和 1718 年两次被任命为"纪事大纲役",并于 1719 年着手编纂《分类纪事大纲》,③而"朝鲜方"则是对马藩负责整理和保管外交资料的职务,两者都需要极高的儒学素养以及对朝鲜足够了解,这正是对马藩选中他执行药材调查的原因。越常右卫门于 1721 年六月到达釜山倭馆,到 1723 年一月回到对马岛为止,在朝鲜停留一年,负责对朝鲜动植物的实地调查,一共撰写并提交了十二次报告。④

由此可见,相比第一次调查,第二次调查不但更加清晰地指示了研究对象——"朝鲜国鸟兽草木"而非一般的朝鲜产物,而且任命具有草木、药材相关经历的人员专门负责,不再由倭馆代官兼行其事。幕府一方以医官林良喜统领药材调查,对马一方任命越常右卫门为药材质正官,都显现出他们吸取了前一次的经验,并对这次药材调查十分重视。

---

① 田代和生:《江戸时代朝鲜薬材调查の研究》,慶應義塾大学出版會,1999 年,第 103—108 页。

② 越常右卫门于 1711 年进入对马藩工作,直到 1733 年病死于釜山倭馆。他具有较高的儒学素养和丰富的朝鲜知识,历任"通信使真文清书役""御书物佑笔役""纪事大纲役""朝鲜方添役"和"药材质正官"等职务,主要从事朝日交流文件、记录的管理工作。关于他的事迹可参考田中健夫:《对外関係と文化交流》第 2 部《対馬史の諸問題》,思文閣史学丛书,1991 年;泉澄一:《対馬藩の研究》,大阪:關西大学出版部,2002 年;深井雅、海竹内誠:《日本近世人名辞典》,東京:吉川弘文館,2005 年。

③ 《分類紀事大綱》共 39 卷,是关于朝鲜王朝与江户时代日本交流情况的集大成之书,越常右卫门利用对马岛藩厅文书以及个人史料等,成功地完成了这项工作。田代和生:《왜관:조선은 왜 일본사람들을 가두었을까?》,정성일译,서울:논형,2005 年,第 268—269 页。

④ 见田代和生:《江戸时代朝鲜薬材调查の研究》,第 112—121 页;이태진:《解题》。

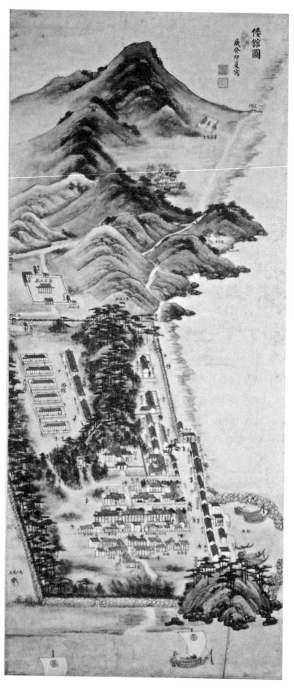

图 3 卞璞：《倭馆图》，1783 年，韩国国立中央博物馆收藏。

第二节　动植物名称的判定与
实物的对照

一、第二次药材调查的准备

此后,平田隼人写信向对马藩国元家老杉村采女、杉村三郎左卫门、大浦忠左卫门等转述林良喜的要求,并将两册帐面附在信的末尾。[①] 我将举"林良喜交予仁位元春的帐面"中《草部》的例子,分析林良喜在第一册帐面中拟定的调查内容:

> 菟丝子:是否存在于朝鲜,在日本被称作什么,等等。
> 升麻:如上。
> 木香:如上。

如果是特别需要注意或有疑问的项目,则询问得更为详细,如:

> 白术:如上。这似乎不是日本的"びゃくじゅつ"。
> 独活:如上。这似乎不是日本的"うど"。
> ……
> 五味子:如上。这似乎与日本的"さねかづら"存在不同的地方。其果实的大小和叶子的形状如何?

林良喜以这种方式要求对马藩对值得留意的部分进行描述,并与类似的日本品种进行对照。在《草部》的最后还记下了要调查的具体事项,如:

---

① "对马藩国元家老"指服务于对马宗氏家族、常驻于对马藩的老中,与常驻于江户的"对马藩江户家老"相对。

以上各项之中，若有存在于朝鲜却不能确定其日本名称的（植物），应将其其根、叶和果实寄送过来。又及，手边就有的先寄出，不易求得的反复收集后发送。如果眼下没有根、叶等，应将其植株全体绘成图，然后寄来。

用作药材、在药店出售的，应当直接寄来。最好是额外附上枝叶。

生长于日本和朝鲜两地，然而（两地的品种间）存在差异，则应当说明其不同之处。据传存在于朝鲜，却由于稀少而鲜有目击的种类，应当予以说明。①

第二册《物名之帐面》与第一册相反，给出动植物的日文名，要求对马藩查证其汉字名、韩文名，以及是否见于朝鲜。以下同样举《草部》的例子：

つくづくし：朝鲜有没有呢？这个在朝鲜用汉字怎么写？

ちゃらん：如上。

だんどく：如上。

はぎ：如上。

みずひき：如上。

考虑到朝鲜一侧可能无法直接以日语交流，在涉及比对的情况下，林良喜还要求他们以实物或图画展示相关动植物，并询问其名称：

上面的植物中，对马藩内存在的种类，应该向朝鲜人展示实物并询问，不能用实物展示的除外。

---

① "林良喜交予仁位元春的帐面"，《藥材質正紀事》卷一，第 428—429 页。

难以用实物的,应给他们展示图片并详细询问。

日本和朝鲜都有,但两地之间有所不同的,应当予以说明。

林良喜的要求中有几点值得注意。他强调"不明名称的,将实物运往江户",另外,"如果像禽兽等难以搬运的,则要将绘图送过来"。[①] 尤其在为第二册询问朝鲜语名称时,特别强调的是必须使用实物,如果实在难以展示实物,就必须使用正确的图片。有时,江户的负责人员不仅要求注明朝鲜语名称,还会寻问当地方言里的叫法:"在调查中,即使用朝鲜的方言,也需要将其写下,整理一下。"[②]确定名称以后,还要详细说明该物产的形状和大小。[③] 林良喜的指令巨细无遗,从生叶的处理流程到向朝鲜人提问的方式均一丝不苟。[④]

这些详细的指令是为了远程指导每个科学家的行为,确保获得正确的标本。对处在科学研究中心的科学家来说,最主要的问题是能够最有效地控制在外科学家所做的考察实践,并训练考察者具备客观性的眼睛,以观察个别客体。[⑤] 一些指令源源不断地下达给那些被派往远处的收集者,就是为了获得样本的真实面貌。为使科

---

① "平田隼人致杉村采女、杉村三郎左卫门、大浦忠左卫门的信",《藥材質正紀事》卷一,第 420—421 页。

② "樋口孙左卫门、杉村采女写给樋弥五左右卫门的书状",《藥材質正紀事》卷二,第 611 页。

③ "平田隼人致杉村采女、杉村三郎左卫门、大浦忠左卫门的信",《藥材質正紀事》卷一,第 421 页。

④ 见"平田隼人致杉村采女、杉村三郎左卫门、大浦忠左卫门的信",《藥材質正紀事》卷一,第 419—420,422 页;"杉村采女致中原勘兵卫的书状",《藥材質正紀事》卷一,第 448—451 页。

⑤ 见 Lorraine Daston and Peter Galison. *Objectivity*. Princeton：Princeton University Press,2021,p. 44；Schaffer, "Astronomers Mark Time：Discipline and the Personal Equation".

学网络的成功运作，需要控制的不仅是标本，更包括考察者。①

二、越常右卫门在解读文献和判定名称中的角色

正如林良喜的《物名之帐面》所显示的，这一调查中首要的问题就是名称的考证和判定。在被提问的 178 个物产中，越常右卫门只能确定其中一部分名称，并把这些物产的和语名和汉语名在报告中罗列。他是如何寻找对应汉语名的日语名的呢？他让朝鲜人看一些当地名称，并让他们带来相应的实物。因为"仅仅给朝鲜人看《东医宝鉴》中的汉语名，可能无法让一般人看懂"，所以越常右卫门及调查负责人事先在各动植物的汉语名后附上了韩语名。②

如果越常右卫门在倭馆能自己鉴别出和语名称，则只要撰写简单的报告，无需寄送图或标本。比如：

郁李　こむめ

樏樝　くわりん

（我）将以上的汉字与谚文一同写给对方，请其寻找实物。收到实物一看，郁李就是日本的"こうめ"，樏樝就是"くわりん"。因此，就不再寄送其绘图或压干的叶片了。③

蛇含　のこぎり草④

（我）将以上的汉字与谚文一同写给对方，请其寻找实

---

① Spary, *Utopia's Garden*, pp. 54—55.
② "杉村采女致樋口弥五左卫门的书状"，《药材质正纪事》卷一，第 504 页。
③ "越常右卫门交给樋口弥五左卫门的帐面"，《药材质正纪事》卷二，第 596 页。
④ 蛇含应该不是のこぎり草。据《本草纲目》，蛇含"细叶有黄花"，为蛇含委陵草（*potentilla kleiniana*）。のこぎり草为高山著，《本草纲目》描述其"形似蒿，高五、六尺，（花）色红紫如菊"。或因此二者均可用于解蛇毒而被混淆。

物。收到实物一看,这就是日本的"のこぎり草"。我考察
《本草》中的记述,发现其形态存在一些不同之处,所以又仔
细调查了一下,不过,医师和采药人都说朝鲜的"蛇含"就是
这种草。因此我又请庆州医师李参奉为我寻找其实物。结
果他也送来了"のこぎり"的花朵和叶子,称这就是
"蛇含"。①

布谷 かつこうとり

朝鲜语发音近似"ボコクサイ"的,就是日本的"かっこう
とり"。它们在倭馆里也叽叽喳喳地叫着,很吵,我问了朝鲜
人,它确实是かつことり。我查阅了一下《东医宝鉴》,发现韩
文上写着"ボコクサイ",但实物无法找到,只能告诉您日语
名称。②

从以上事例中可以看出,在药材调查过程中,他主动参考了各
种本草书籍,确定了大多数动植物的名称。实际上,包括对马藩藏
书以及在京都和大阪新购的书籍在内,越常右卫门拥有大量当时
最具权威性的本草书籍,③例如《本草纲目》《东医宝鉴》《本草图
经》④《训蒙图汇》⑤《新校订本草纲目》⑥《和尔雅》⑦《大和本草》《救

---

① "越常右卫门交给樋口弥五左卫门的帐面",《藥材質正紀事》卷二,第595页。
② "越常右卫门交给樋口弥五左卫门的帐面",《藥材質正紀事》卷二,第543页。
③ 田代和生:《倭馆:朝鲜为什么要把日本人都关起来?》,第269—270页。
④ 古代中药学著作。苏颂(1020—1101)等编撰,共20卷。图成于1061年。
⑤ 江户时代早期的绘画百科全书,共20卷。中村惕斋编写,初刊于1666年。分
为天文、地理、动植物等部门而构成,在每一项中都加上了简单的讲解。在越常右卫门
的调查中使用的日本书籍中,这本书被参考得最为频繁。
⑥ 又名《本草纲目新校正》,稻生若水著,65卷45册。《藥材質正紀事》原文记为
《改正本草》或《改正本草别集》。
⑦ 江户时代前期的类书,1694年刊行。模仿中国的《尔雅》,把在日本使用的汉
字词汇按照意思分为24门,用汉文注释,标注音训。

荒本草》等。不过，最后三种似乎被利用得较少。①

　　其中被引用最广的书籍无疑是《东医宝鉴》和《本草纲目》。这里出现了一个有趣的现象，即中国医书在日本的出版和流传状况要远远好于其朝鲜的传播，在朝鲜寻找相关书籍遇到了困难。关于《东医宝鉴》，越常右卫门刚到倭馆就写信给对马藩："我在这里（倭馆）调查过，但和当初预想的不一样，现在没有人看《东医宝鉴》。"他还说："没有这本书就很难进行调查，因此希望尽快将《东医宝鉴》中《药性》与《食性》的部分送过来。"②不久，在日本出版的《东医宝鉴》就被寄到朝鲜。③此外，协助收集药材的朝鲜译官李硕麟希望通过越常右卫门购买日本出版的《本草纲目》，对马藩亦即刻应允并将之寄去。④越常右卫门还经常在报告中引述《考事撮要》和《舆地胜览》等朝鲜书籍。⑤由此可见，相关朝鲜书籍在日本广为流通，在对自然博物感兴趣的人之间也有着相当的认知度。

　　在确定药材名称时，不仅是《本草纲目》，中国其他代表性医籍如《救荒本草》《本草图经》等也被纳入了参考范围之中。但在不同

---

① 倭馆调查过程中所利用的书籍传递情况，见于"中原勘兵卫写给杉村采女的信的副本"，《藥材質正紀事》卷一，第472页；"三浦酒之丞、樋口弥五左卫门写给杉村采女的书状"，《藥材質正紀事》卷一，第488—489页；"越常右卫门写给樋口弥五左卫门的帐面"，《藥材質正紀事》卷二，第543页；"享保七年(1722)壬寅12月7日"，《藥材質正紀事》卷四，第775页；"享保六年(1721)辛巳11月25日"，《藥材質正紀事》卷四，第733—734页。

② "越常右卫门、年寄交给樋口弥五左卫门、三浦酒之丞、组头众的帐面"，《藥材質正紀事》卷一，第475—476页。

③《藥材質正紀事》卷一，第485页。

④ 例见"杉村采女写给樋口弥五左卫门的书状"，《藥材質正紀事》卷一，第525页；"药材吟味之为本草纲目相调度之旨……"，《藥材質正紀事》卷一，第525页；"樋口弥五左卫门写给杉村采女的书状"，《藥材質正紀事》卷二，第528页；"享保七年(1722)壬寅8月19日"，《藥材質正紀事》卷四，第756页。

⑤ "樋口孙左卫门、杉村采女写给樋口弥五左右卫门的书状"，《藥材質正紀事》卷二，第611页。"越常右卫门交给樋口弥五左卫门的报告"，《藥材質正紀事》卷二，第626—627页。

的医籍之间,名称和实物对应不一致的情况屡见不鲜,木香就是其中一个例子。越常右卫门根据该名称在东莱药房获得了一株样本,发现无法查到它的日语名称,于是将根叶标本和真实形态的图画寄到了日本。[①] 越常右卫门自己在进行文献考察的过程中发现,"朝鲜的木香"与《本草纲目》中出现的"广州木香"的图像有很大的差异,反而与《本草图经》中的木香长相吻合。他将自己的发现如实报告,并对这一点做了反复确认和调查。[②]

此外,同一医籍的多个版本对同一药物的记载也存在差异。例如,越常右卫门收到江户送来的对《本草纲目》中所载"蒿雀"的考证资料后,感到疑惑,他明确表达了自己的看法:"蒿雀形似麻雀,颜色青黑,……看来绝对不会是云雀。"这相当于驳斥了江户的判断。为了阐述这一主张,他在朝鲜细读了手中的《本草纲目》,并参考了《东医宝鉴》及稻生若水的《改定本草别集》,结果发现确实与江户的说法不符,并认为江户的《本草纲目》一定与一般的版本有出入。[③]

另一种常见情况是,《本草纲目》中记载的草木鸟兽与朝鲜所产的同名不同物。下面即有一例:

> 鮰鱼:
>
> (我)将以上名称书写给(朝鲜人),请他们找到了实物,现在献上其图绘。以此看来,"鮰鱼"就是日本人常说的"にべの魚"。但是,由于其和名并不十分清楚,只好暂不填写,仅将图片献上。谨慎起见,特将其腹中鱼鳔绘作一图,以便查验。据

---

①　"对药材、禽兽等的调查报告",《藥材質正紀事》卷二,第 573 页。

②　"对药材、禽兽等的调查报告",《藥材質正紀事》卷二,第 573 页;"越常右卫门交给樋口弥五左卫门的帐面"《藥材質正紀事》卷二,第 543 页。

③　"越常右卫门交给樋口弥五左卫门的帐面",《藥材質正紀事》卷二,第 583—584 页。

说，这种鱼鳔可以制胶。①

　　关于"鮰鱼"，《本草纲目》有"鮠鱼，又名鮰鱼"，由此可知其为无鳞鱼。《本草纲目》中还记载"鮠鱼，生江淮之间"，这样看来，应该是河鱼。②《东医宝鉴》引用《医学入门》，记有"鮰鱼，生南海中，鱼鳔可用于制胶"，这样看来，又是海鱼。③《东医宝鉴》和《本草纲目》的说法相抵牾。我认为《本草纲目》所见之鮰鱼与朝鲜之鮰鱼应该是不同的种类。特有一点，朝鲜确实用"にべ"的鱼鳔制胶，这应该可以证明"にべの魚"就是"鮰鱼"。当然，它又有"民鱼"之俗称。无论如何，请向上级报告此鱼在朝鲜被称为"鮰鱼"。④

对于"鮰鱼"，越常右卫门提出这可能是在日本被叫做"にべ"的鱼，但他自己对日语名称没有把握，所以就附上了一幅图绘。（图 4）从朝鲜获得的实物与文献相矛盾，这也成为问题。在朝鲜根据汉语"鮰鱼"寻得的实物看起来像是在日本被叫作"にべ"的鱼，但其生长环境和形态特征与《本草纲目》中记载的"鮰鱼"有所不同。另外，《东医宝鉴》中记载的"鮰鱼"可以"用其鱼鳔制胶"，而这种在朝鲜寻得的"鮰鱼"，其鱼鳔也可用于制胶，在朝鲜这种鱼还有一个俗称为"民鱼"。据此越常右卫门推测"日本的'にべ'在朝鲜被称为'鮰鱼'"。⑤

---

① "越常右卫门交给樋口弥五左卫门的报告"，《藥材質正紀事》卷二，第 533 页。
② 越常右卫门引述的内容见于《本草纲目》第四十四卷，"鳞部・鳞之四・鮠鱼"条，下册，第 1993 页。原文为"迩来通称鮰鱼""〔时珍曰〕鮠生江淮间，无鳞鱼……"
③ 《东医宝鉴・汤液篇》，卷二，"鱼部・鮰鱼"记有"生南海，味美无毒。膘可作胶，一名江鳔。《入门》一名鱼鳔。治破伤风。《正传》疑是今之民鱼。"《東醫寶鑒》，韓醫學古典 DB，2020 年 6 月 20 日，_https://mediclassics. kr/books/8/volume/21/#content_142._。
④ "越常右卫门交给樋口弥五左卫门的报告"，《藥材質正紀事》卷二，第 541 页。
⑤ "对药材、禽兽等的调查报告"，《藥材質正紀事》卷二，第 571 页。

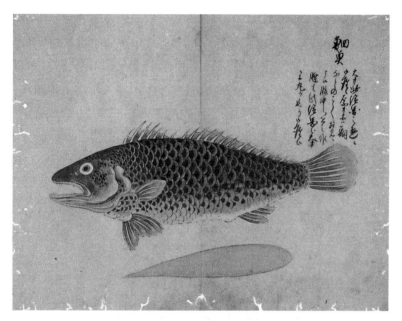

图 4　"鮰鱼"图谱

表 2

文　献		实　物	
《本草纲目》	《东医宝鉴》	日本	朝鲜
鮠鱼（又名鮰鱼）	鮰鱼	形似にべ	鮰鱼（俗名"民鱼"）
河鱼	海鱼	—	—
无鳞	鱼鳔可制作鱼胶	待查验	鱼鳔可制作鱼胶

　　总之，《东医宝鉴》和《本草纲目》的说法有出入——在朝鲜寻得的同名实物与《东医宝鉴》中标明的该物细节可以对应，与《本草纲目》中标明的则有较大出入。"麂"和"蒿雀"等例子中也出现了

同样的问题。①

　　这种矛盾无疑突出了越常右卫门的权力——判断按汉语名寻来的朝鲜物产是否有对应的日本品种，判断物产细节是否与《本草纲目》《东医宝鉴》等记载相等，绘制物产画像等工作均由他主导。我们可以看到，越常右卫门的主观判断在"中心"和"边缘"的信息传递中产生了不小的影响。我将在下一节重点讨论这一问题。

第三节　植物图像在药材 调查中的作用

一、忠实的图像与科学判定的决定权

　　指挥调查的中心和在当地收集实物和信息的边缘，两者之间如何协调、分配科学判定的决定权是一个有趣的问题。上述的事例表明，在文献的解读和判断中，后者更有主导权。但另一方面，木香和鮰鱼等例子也表明，存在疑点时，越常右卫门仍然需要保留所有的可能性，必须寄送实物或图片。最重要的是，他在倭馆亲自确认实物后，仍有很多动植物无法确定日语名称。

　　关于植物，压干的叶子等标本必须跟图画一起被送往江户。例如"胡葱"，越常右卫门发现其实物与《东医宝鉴》中的记述一致，但不能确定其日语名称，于是绘图记录其形象和颜色，将图像送往日本。② 另外，像升麻、白附子和草乌等植物，越常右卫门先将其

---

　　① "越常右卫门交给樋口弥五左卫门的报告"，《藥材質正紀事》卷二，第 533 页；"越常右卫门交给樋口弥五左卫门的帐面"，《藥材質正紀事》卷二，第 584 页。
　　② "古川图书、樋口孙左卫门、杉村采女、平田隼人致大浦忠左卫门的书状"，《藥材質正紀事》卷三、第 663 页。

汉语名和韩语名写给李硕麟和东莱药房，请他们取来实物。实物到手后，越常右卫门难以判断其日语名，于是将叶片、根部压干，又绘制压干前的图样，将两者一同寄往日本江户。① 关于动物，除了特殊情况外，凡是活着的动物被送到倭馆之后都需被绘画记录形貌特征，图像将会被送去日本江户。越常右卫门通过朝鲜人获得了鸳鸯，但是它与日本的"おし鸟"相差甚远，于是他画下鸳鸯的形体，将图片送往日本。②

接下来我们来看看江户和倭馆之间围绕"麖"问题的争论。这一案例有助于我们了解江户、对马和倭馆的越常右卫门这三者之间"科学判定"的主动权和权力是如何通过图像传递的介入而调整变化的。

> 麖：
>
> （我）根据这个汉语名字和其韩语名字拿到实物，然后根据实物绘图。现在把它发过去。谨慎起见，我参考了《本草纲目》，发现麖与鹿相似，呈青绿色，大小与小牛一样，看起来眼底像有两个洞。我认为这边的"麖"，形态和《本草纲目》的"麖"没有区别。当然，雌雄的区别我也调查过，发现雌性通常与母鹿的长相相同。总之，在朝鲜叫做"麖"的就是这种野兽。虽然我还想向您描述一下雌性的麖，但由于外形与普通母鹿一模一样，也符合《本草纲目》，所以就没有必要了。引进一只雄麖倒是一件非常困难的事情……③

在找来麖的同时，越常右卫门亲自参考了《本草纲目》并得出

---

① "越常右卫门交给樋口弥五左卫门的帐面"，《藥材質正紀事》卷二，第 543 页。

② "古川图书、樋口孙左卫门、杉村采女、平田隼人写给大浦忠左卫门的书状"，《藥材質正紀事》卷三，第 663 页。关于鳍（鱼）也是一样：见"越常右卫门交给樋口弥五左卫门的帐面"，《藥材質正紀事》卷二，第 594 页。

③ "越常右卫门交给樋口弥五左卫门的报告"，《藥材質正紀事》卷二，第 532 页。

结论,他在朝鲜求得的"麜"与《本草纲目》里的内容一致。他还把引进倭馆的麜的模样做了详细的彩绘,跟他的意见一起送到日本去。但是在对报告内容和提交的图片进行检查后,对马藩的家臣杉村采女指出"中国和朝鲜的东西形态不同",即该书内容与实物之间有不同之处,故要求对其差异再作详细报告。杉村采女指出的内容是:1)《本草纲目》中麜是"肉蹄",但从越常右卫门寄来的图画和文件的内容来看,其与普通鹿的蹄子一样;2)毛的颜色在画中看起来和鹿没有什么差别;3)从《本草纲目》中的插图来看,"麜"的角在中间分为两半,与鹿分为五六条的角不同,而越常右卫门所报告的"麜"的角与鹿角没有区别。① 他们指出了非常详细的细节,与那幅足以乱真的画非常相符。(图5)

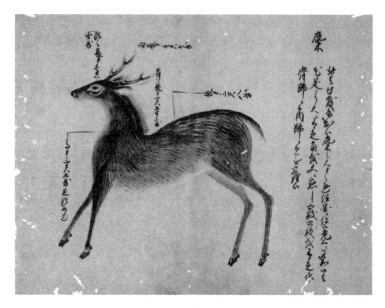

图5　"麜"图谱

---

① "杉村采女写给樋口弥五左卫门的书状",《藥材質正紀事》卷二,第535页。

越常右卫门对这种指责的反应相当有趣。首先,他承认杉村采女所说的意见都是对的:"麋的确是鹿的一种,朝鲜人也说过其韩文名称(큰사合,大鹿)本身意味着'比鹿更大的野兽'。"但他继续解释自己的观点,"麋"并不是随着年龄而体形增长的鹿,坚持主张"它与鹿是完全不同的种类"。又补充说道:

> 《本草纲目》还说:现在的猎人们大多数分不清二者,偶尔会把"麋"叫做"鹿"。可见在中国也很难分清"麋"和"鹿"。我坚持认为,《本草纲目》中的"麋"指的正是朝鲜人称之为"麋"的动物。①

尽管如此,在最终完成并提交给江户的报告书中,越常右卫门对有关麋的内容做了如下整理:

> 在朝鲜寻找这种动物,带来进行考察,其结果如下:据《本草纲目》,麋与鹿相似,颜色发青,跟小牛一样大,眼底有两个洞。但朝鲜的麋,毛色跟其图像一致。另外,《本草纲目》上虽然写着"肉蹄",但朝鲜的麋是"骨蹄"而不是"肉蹄"。②

最后得出的结论是,《本草纲目》的"麋"和在朝鲜统称的"麋"不同。总之,这无异于拒绝了越常右卫门原来提出过的观点——"朝鲜的麋和《本草纲目》中的麋没有区别"。

像这样,在对名称进行对照的过程中,遇到日语名称不确定或与文献有差异等特殊情况时,这种动植物都是要被绘制成图画的,部分植物还有可能被制成标本,这些图画和标本都会通过对马藩寄到江户。考虑到绘出详细到可以再现实物的图画非常重要,可知一些技术人员对这一重大的任务付出了多大的作用

---

① "越常右卫门交给樋口弥五左卫门的帐面",《藥材質正紀事》卷二,第 541 页。
② "对药材、禽兽等的调查报告",《藥材質正紀事》卷二,第 569—570 页。

和贡献。① 平川幸右卫门就是和越常右卫门一起被派到倭馆的画工兼技工。他费劲完成的那些图像被编成《本草图绘》，附在第二次调查过程中制作的《药材禽兽御吟味被仰出候始终觉书》（关于受命调查药材禽兽一事始末的纪录）里。② 该书是第二次调查时搜集的动植物的写生图册——总共有44种动植物，47张画。这些也许是对马藩向幕府医官上交的每份报告中附着的绘图副本。③ 该图谱也与正文卷一中林良喜制作的物名目录相同，按禽部、兽部、鱼部、虫部、果部、菜部、草部和木部的顺序排布。④

　　这些画的空白处大多记载了对所绘之物的简单说明。例如那幅"麋"图，旁边有注文云："这是按照这次获得的麋的实际大小绘制的。麋长大了，就会比这个大，角也会相应分为五六支。麋的蹄子是骨蹄，不是肉蹄。"（见图5）⑤ 在前面讨论的鲖鱼图谱中，同样附有简单的说明："大小和图一样。厚度等与鲷鱼相同。肚子里的鱼鳔也和画一样大，又圆又长。"（图4）

　　通过图像，常常会发现同一名称在韩国和日本所表示的不同事物。以"楤榠"和"木瓜"为例，在林良喜的问题列表中出现了两

---

　　① "四月廿四日町人平川幸右卫门仪……"，《藥材質正紀事》卷一，第454—455页；"五月十二日，关于遣盐川常右卫门赴朝鲜一事"，《藥材質正紀事》卷一，第445页。
　　② 药材图(本草图)印成全彩色，《药材禽兽御吟味被仰出候始终觉书·本草图绘》刊载在2012年出版的对马岛宗家档案资料集《药材质正纪事》的前面。共44页。与本报告部分资料不同，由东京大学史学所收藏。现在，这些插图也可以在国史编纂委员会韩国史数据库（*http://db.history.go.kr/id/ts_005_$1ill*）上查看。在本文中的图3至图6就是从这一网页转载的。
　　③ 이태진：《解题》。
　　④ 其排列顺序如下：百舌鸟、鸳鸯（雌雄两图）、麋、麞、麂、猯、鳝、鲖鱼、缘桑螺、土桃蛇、斑猫、木瓜、荠苨、胡葱、苜蓿、菟丝子、升麻、木香、远志、细辛、蓝藤、漏芦、王不留行、麻黄、秦艽、白芷、黄芩、白鲜、白薇、泽兰、玄胡索、草蒿、白头翁、白附子、野茨菰、草乌、白朮（两种）、羌活、五味子、酸枣、食茱萸、山茱萸、紫檀、楸。
　　⑤ "对药材、禽兽等的调查报告"，《藥材質正紀事》卷二，第569—570页。

个汉语名;其中"榠樝"的汉字旁还写下了韩文名。当越常右卫门找到实物时,判断这是日本的"くわりん",①因此既没有送画也没有送标本。② 与此相反,将"木瓜"二字写下来展示给东莱的药房而引进来的东西,越常右卫门却无法判断日语名称,于是便将枝、叶、果实以及图像一起寄往江户。③（图6）

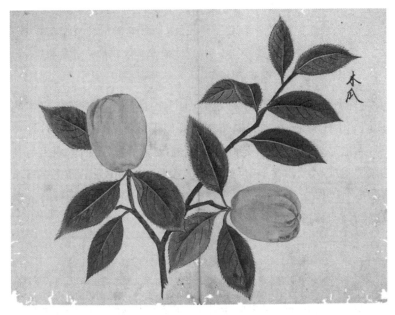

图6　"木瓜"图谱

在此出现一个问题,以"木瓜"之名求得的植物,即上图所示,其形状似乎与日本的"榠樝"相符。几年后,丹羽正伯在《东医宝鉴

① 　カリン,汉字写为花梨。又名榠樝。它的学名为 *Pseudocydonia sinensis*。
② 　"越常右卫门交给樋口弥五左卫门的帐面",《藥材質正紀事》卷二,第596页;"古川图书、樋口孙左卫门、大浦忠左卫门、杉村采女、平田隼人交给杉村三郎左卫门的书状",《藥材質正紀事》卷二,第618页。
③ 　"越常右卫门交给樋口弥五左卫门的帐面",《藥材質正紀事》卷一,第513页。

汤液类和名》中，以第二次朝鲜调查的报告为依据，对"木瓜"进行考证。①他对从倭馆寄来的这幅画，作出了如下解释：

> 木瓜　カラボケ
>
> 贞机谨按，从来自朝鲜的绘图看来，（日本的）榠樝在朝鲜被称为"木瓜"。图片上的确实是（日本的）榠樝。（日本的）木瓜有凸出的果蒂部分，榠樝则没有。《东医宝鉴》也将这种说法记录在"榠樝"一条之下。又及，请求确认的文书中，"榠樝"二字旁标注了假名"くわりん"。看来，绘图者应该是将"くわりん"误当作木瓜了。②

丹羽注意到画里的果蒂没有凸出，由此判断这应该是日本的榠樝。由此看来，日本的榠樝在朝鲜似乎被称为"木瓜"。这样一来，无论是画的内容，还是画旁标记的汉字和假名，都体现出与其标题"木瓜 カラボケ"相反的事实。于是，他们找到了日文中写作"木瓜"、读作"ボケ"的植物实物③，将它拿给朝鲜人李硕麟看。李硕麟看后，写下了如下报告：④

---

　　①　江户时代中期的本草学者。本名为贞机。继承父亲学习医学后，进入京都的稻生若水门下学习本草学。1720 年后，他接受幕府的命令，以采药师的身份走遍全国采收药材。1726 年完成《东医宝鉴·汤汁篇》的所有药材名的日语翻译，从而把《东医宝鉴汤液类和名》献给吉宗将军。正伯在该书上卷的开头写道："在总共 1 387 种药材中，没有确认的有 132 种"，也就是说他把 90%左右的收录药材已确认好了。之所以能做出这样的工作，是因为他会利用从药材调查获得的一切报告内容。可以说，查药材工作是做好《东医宝鉴汤液类和名》的基础性工作。见日本国史大辞典编集委员会：《国史大辞典》第 11 卷，东京：吉川弘文馆，1985 年，270 页；上野益三：《博物学者列传》，東京：八坂書房，1991 年，第 11—25 页。

　　②　田代和生：《江戸時代朝鮮薬材調査の研究》史料篇Ⅱ品目别调查一览"28 木瓜"之⑤"丹羽正伯《東醫寶鑒湯液類和名》"条，第 370 页。日语的"くわりん"相当于今天的"カリン"或"花梨"，即"榠樝"。其学名为 *Pseudocydonia sinensis*。

　　③　"ボケ"为"木瓜"的日语发音，其学名是 *Chaenomeles speciosa*。

　　④　"五月十二日，关于遣盐川常右卫门赴朝鲜一事"，《藥材質正紀事》卷一，第456 页。

ボケ　木瓜

贵州赍来者,比我国木瓜则稍似短小,虽然,气味不异,而花叶枝干亦相类也。若其大小,恐是水土不同之所致耶?[①]

李硕麟认为这种来自日本的"木瓜",与朝鲜的"木瓜"应该是同种,只是由于风土不同而有细微的差异。

究竟是应该遵从图文所传递的内容,还是应该遵循用语言沟通而获取的信息?从结果来看,丹羽详细观察图像后得出的结论——按照"朝鲜的木瓜"画出的就是榠樝——似乎是正确的。两种名称的不一致持续到现在。在日语词典中查找"花梨"(カリン),对应的词条的确就是韩国所说的木瓜。另外,"ボケ"在日语的汉字写作"木瓜",但日语词典上则与韩国的榠樝更相似。[②] 也就是说,正如丹羽所推测的那样,在朝鲜被称为"木瓜"的,在日本被称作"榠樝";反而在朝鲜叫"榠樝"的,在日本被叫作"木瓜"。可见,朝鲜和日本虽然使用相同的汉字"木瓜",但它们所指的植物各不相同。这种以实物图像为中心的考证方法,可谓十分得当。

第三次调查在丹羽正伯的领导下于 1732 年开始,越常右卫门被再次派到倭馆。[③] 从对马藩抄录的 1726 年丹羽正伯指示书——

---

① "古川图书、樋口孙左卫门、大浦忠左卫门、杉村采女、平田隼人写给杉村三郎左卫门的书状",《藥材質正紀事》卷二,第 630 页。

② 韩国《标准国语大辞典》里写"*Chaenomeles sinensis*,'모과나무'(木瓜树)和'명자나무'(榠樝树)都广泛使用,所以两者都当作标准语。见《标准语　规定》3 章 5 节 26 项。反而,在日语词典把两者区分开来,写道:"ボケ(木瓜、学名:*Chaenomeles speciosa*)","カリン(花梨、榠樝、学名:*Pseudocydonia sinensis*)"。但另一方面,在《日本薬局方》外生药规格中把"カリン"的果实规定为"木瓜",在日本市场上作为木瓜流通的其实是"カリン"(榠樝)。《漢方のくすりの事典—生薬・ハーブ・民間薬》第 1 版第 7 刷发行,东京:医齿薬出版株式会社,2004 年。可见,关于两种名称之间,现在还存在着相当大的混乱。

③ 1732—1733 年的危机促使德川吉宗颁发了一项农业方面的新政,鼓励研究并生产抗虫害的农作物。1734—1736 年的调查可以说是他农业改革计划的一个重要组成部分。

《薬材御尋覚書写》（关于调查药材的记录之抄写本），可以看出他已经注意到第二次调查中的疏漏之处，并尝试调整原有的调查模式。值得留意的是，他对图像的重视的根本目的是为了把个人放在调查研究的核心位置，以此加强处在"中心"（江户）的科学家的特权，此处所指的特权是以中心（而不是边缘）为本的科学判断主导权。与往次调查明显不同的是，丹羽在指示书中多次强调"尽可能详细和准确地调查每个动植物的形态和生态特性"，以及"一定要与实物进行精密的对照，然后发送标本"。即要求尽可能送出实物标本，细致的画图或更详细、更准确的说明。① 这与第二次调查中"在倭馆已经确定好日本名字，就不用发送实物或图片"的要求完全不同。这意味着越常右卫门正在失去自己考察动植物并鉴定名称的主导权。正如"木瓜"事例所示，正因为倭馆赋予了命名的决定权，使得调查出了问题。丹羽认为，作为"权威的中心科学家"，他在江户亲自收到实物或图片后再作最终决定，这才符合客观的验证，才能保证正确的鉴定。

　　总之，越常右卫门被派往远处并在当地工作，但无权根据自己的考察下结论，而他的责任越来越局限于准备一套完整的标本或正确的插图。与此同时，他受到江户非常详细和严格指导，以确保在倭馆坚持一套严格、具体的描述规范。对于处在中心的博物学家来说，这些方法使得中心能够起远程控制的作用。② 被派往异乡的旅行家最好成为不带个人意志的工具，一个透明的"望远镜"，处于中心的科学家可以通过它观看远处。③ 如何进行收集和调查的详细说明对实现这一目标至关重要，对所看到的提供解释是中心博物学家的特权。

---

① 见田代和生："史料編Ⅱ：品目別調査一覧"，《江戸時代朝鮮薬材調査の研究》。

② 见 Latour, *Science in Action*, pp. 215—257.

③ Spary, *Utopia's Garden*, pp. 82—84.

二、承载博物学知识的植物图像

如此,在朝鲜进行的调查中,大量精确而逼真的动植物图绘被生产和传送,以补充文字描述的不足。这些图像成为中文、日文这两个语言世界间科学交流最关键的组成部分。每个图像用汉字标识后,再根据以前的文献或通过实地考察确认相应的日文命名。可见,图像成为名与物之间、俗名与学名之间的媒介。然而值得注意的是,最初出版《本草纲目》时,图像所起的作用非常有限,仅被视为有助于补充文字信息。毕竟,书中的插图都是在李时珍去世后才加上去的,而不是最早版本(金陵本)的一部分。李时珍在写《本草纲目》时很可能并不关注插图,没有将插图视为理解其著作的重要组成部分。[①]

我们将在16至18世纪东亚书籍和知识大量流通的大背景下,讨论这些图像在日本本草学与博物学中的角色。从日本的角度来看,来自中国和朝鲜的信息和书籍流通是混乱的、随意的,而且经常是矛盾的,因为不同地方的书籍常常用不同的名称指代同一种植物。[②]对于故纸堆中的学者们来说,面对繁杂的自然知识,他们立即关注到的不是自然事物本身而是事物的名称。《本草纲目》在日本的第一个本地化成果是《多识篇》,这是林罗山通过翻检早期词典或者根据单个汉字的意思推测词组的方式

---

① 尚志钧、林乾良、郑金生:《历代中药文献精华》,北京:科学技术文献出版社,1989,第284—296页;Roel Sterckx,"The Limits of Illustration: Animalia and Pharmacopeia from Guo Pu to Bencao Gangmu 本草纲目",in Vivienne Lo and Penelope Barrett, eds., *Imagining Chinese Medicine*, Brill, 2018, pp. 135—150.

② 参见山脇悌二郎:《近世日本の医薬文化——ミイラ アヘン コーヒ》,東京:平凡社,1995年;大庭脩編著:《江戸時代における唐船持渡書の研究》,大阪:關西大学出版部,1995年。

完成的日汉对照物名书。[①] 他的日语翻译并不建立在对动植物的直接观察上。[②] 在之后的一个世纪中，这仍然是主流做法，例如稻生若水在《庶物类纂》中通过名物学的方式建立可靠的语言和分类系统，以便未来的博物学家能够精确地识别不同的动植物。[③] 对于稻生若水而言，克服名称和文字的混淆而建立秩序，最有效的方法是对详细阅读文本——考证名物，也就是本草书籍中药物名称的鉴定。

对于本草学者丹羽正伯和所有直接参与朝鲜药材调查的人以及当时的博物学家而言，只有有助于考证名称对动植物的观察才算得上有意义。同样，实际观察和名称考察这两种方法从不相互排斥。[④] 然而，随着大量的文本跨越地理上的限制广为传播，这种流动性对词语及名字作为识别现实的自然界的有效性和可靠性提出了怀疑。因此，在 18 世纪早期，实地考察和观察虽然相当困难，但它已被视作为了将文本在现实中发挥出实际用途而迫切需要的方法。对于常常不能确定中草药或树木的中文名在日文里的对应词的情况，图片就成为最有效和最可靠的方式，建立每个名字和实物之间联系，从而将文本上的知识翻译为实用性的知识，以满足实际需要。

换言之，忠实再现的图片可以解决一种"信息过载"——过多书籍所产生的混乱的问题。对比图像可以更容易地识别中国或韩

---

① 林罗山(1583—1657)参考《本草纲目》撰述的《多識编》并不是本草学著作，而是名物学研究。矶野直秀：《日本博物誌総合年表》，东京：平凡社，2012 年；木场贵俊：《林罗山によるかみの名物：〈多識編〉をもとに》，《日本研究》47，2013 年，第 31—52页。

② 见 Marcon, *The Knowledge of Nature and the Nature of Knowledge in Early Modern Japan*, pp. 63—74.

③ 上野益三：《博物学者列伝》，第 10 页。

④ Marcon, *The Knowledge of Nature and the Nature of Knowledge in Early Modern Japan*, pp. 167—168.

国等外国文本里记载的各种名称。① 对于日本人来说，使用图像
是在现实生活中利用外国文本的一种非常有效的方式。随着他们
发现名称不足以识别动植物，或实物和名称不一致，便愈发依赖图
像。因此，这些插图的实际功能是精确识别动植物。

18 世纪的日本本草学者通过图像或更细致的描述来试图解
决许多本草书籍之间大量矛盾信息所产生的混乱，在此基本假设
是单纯列出文字名称——正如林罗山、稻生若水等学者以及词典、
类书等其他关于自然物的传统书写所采用的名物考证——不足以
掌握事物。18 世纪后期博物学家的代表人物之一平贺源内概括
道："论述即便千言万语，不抵一瞥图绘。"这表明时人认识到了文
字的局限性和视觉形象的有效性。② 另外，一位业余博物学家秋
田薄主佐竹曙山(1748—1785)则说："天地之大，万物之多，却无法
辨识。因此，古人创造了文字以便用语言传达，制作了图画以便辨
别物象。"③这些陈述都表明他们认为图像作为知识传递的载体，
至少具有与语言匹敌的价值。

在上述例子中最突出的是，对马藩和越常右卫门都在很大程
度上依赖插图来识别和区分自然界中的每个物种。由于样本运输
的限制，他们试图从图片中获取植物、动物的形态特征等信息，这
需要以科学观察者严格的眼睛去进行经验观察，并明确细节。这
表明一种新的自然物认识范式的出现，其不同于本草学者通过书

---

① 关于从众多的书籍所产生的"信息过载"(information overload)状态对在近代
早期欧洲人的自然认识和学术思想所带来的影响，见 Rosenberg, "Early modern
information overload'; Ogilvie, "The many books of nature"; Yeo, "A Solution to the
Multitude of Books: Ephraim Chambers's Cyclopaedia (1728) as 'the Best Book in the
Universe'"; Blair, "Reading strategies for coping with information overload ca. 1550—
1700".

② 入田整三编：《平贺源内全集》上卷，平贺源内先生显彰会刊，1732 年，第
10 页。

③ 武备林太郎编：《秋田蘭書》，秋田魁新报社刊，1990 年，第 134 页。

籍阅读和考证来获取知识的传统模式。因此，这种对视觉描述的转向也可以被解释为一种对语言准确反映现实能力的质疑。

　　详细的彩绘图谱被认为是保存和传达博物学调查内容的一种非常有用的手段。倭馆调查中制作的每幅画都有细致的笔触和如实的颜色，栩栩如生。这一时期，日本博物学家将图谱创作描述得尽可能具体、准确，将图像视为再现的手段。比如，松平赖隆（1630—1707）收集了"草木鸟兽、金银玉石、骨角羽毛"之类东西分类保管在箱子里；其中"草木鸟鱼"等不能保存的，则"命令画工看而临摹其实物"，可见图画被看作是实物的代替品。①

　　从上述的药材调查案例和随后的发展中可以看到，日本博物学家们在面对各种动植物时，越来越重视准确描述感官所觉察到的特征。概念性的知识被视为一种"推测"慢慢被搁置；与此同时，实际的客体和标本被提高到首要地位，它们可以保证确定性的、最接近真实的知识。大量的时间、精力、物力和其他资源被用于获取与自然物精确对应的信息。图谱制作中出现的"个体"的具体描写和细致观察，暗示着获得知识的智力活动发生了一些变化——视觉信息成为理解事物的重要渠道，眼睛作为判断和理解事物的重要手段。② 动植物不单作为"药材"，也作为"事物"，每一个个体的形状、色彩和性质等都被仔细、严格地观察和探究。这种研究方法可以说是18世纪日本博物学的特点，体现了中国的本草学传统如何在东亚书籍流通的过程中发生了改变。具体来说，如实绘图的目的是从个体动植物的外观中抽象出能够定义一个物种（属）的形态特征。我们认为这是东亚本草知识脉络中的一种不同寻常的发

---

　　① 城福勇：《平賀源内の研究》，大阪：創元社，1976年，第436页。日文原文为"畫工ニ命せられ眞物を以て正写し被仰付"。

　　② 尾藤正英：《江戸時代中期における本草学——近代科学の生成と関連する面より》，第67—86页。19世纪初日本对植物的视觉表现的分析，见于Fukuoka, The Premise of Fidelity.

展,日本本草学从中国本草学的传统中偏离出来,发展以对动植物的真实描绘及儒家思想的缺失为特征的一种独特的学术实践,应该用不同的名字来称呼——博物学或物产学。

我们将本草学者们的中心话题作为长时段背景,重新思考丹羽正伯在研究自然物中所表现的知识转向。1734 年,德川吉宗命丹羽正伯增补他老师稻生若水的《庶物类纂》;1738 年,丹羽完成该书的后篇 638 篇,1747 年完成增补篇 54 卷。他的努力使该书成为一部巨著——前、后、增补篇共计 1 054 卷。丹羽一方面续写《庶物类纂》,坚持其导师稻生若水的关注点和问题意识;另一方面也通过真实和直接的观察来更新原来的名物学研究方法。丹羽对朝鲜药材的调查方式充分说明,重视强调严密的实际观察和描述是准确考证名称的必要部分。对于每种动植物的实物或再现实物的极端追求是一种手段,服务于参与合作工作的个人之间的顺畅和协调的沟通。因此,在边缘工作的人员所做的努力最终目的都是以一种有助于中心科学家在远处观察自然的方式提供一组信息。如上所述,该中心的科学家坚持毫不妥协地排除主观性,而这正是他认为从实地"对自然进行观察"这一行为中产生"对自然准确的理解"所必需的关键部分。①

为了用视觉材料代替实物,插图的精确度变得更加重要。因此,参与药物调查的日本博物学家越来越重视对动植物的真实描绘。视觉形象重要性的日益增长,事实上是在自然知识的近代早期脉络中普遍存在的。② 18 世纪的日本与欧洲一样,一队博物学家一边从事药材收集活动,一边迫切地追求准确地描述它们。但我们

---

① Spary, *Utopia's Garden*, p. 199.

② 见 Ogilvie, *The Science of Describing*; Katharine Park and Lorraine J. Daston, "Introduction: The Age of the New", in *The Cambridge History of Science*, Vol. 3, *Early Modern Science*, ed. by Katharine Park and Lorraine J. Daston, Cambridge: Cambridge University Press, 2006, pp. 1—17.

应该关注这种共性的"社会"因素——对两者来说，视觉描述的真实性都是"集体交流"的手段。作为一种"认知美德"（epistemic virtue），这种实践和规范是分布在不同时间和空间的人员合作的结果，而这些参与人员面对广泛而多样的自然现象，为实现集体经验（collective empiricism）的共同目标而努力。① 可见，虽然逼真的（truth-to-nature）以及客观性的（objectivity）视觉描述经常被认为是 18 世纪以后欧洲科学中最关键的发展特征之一，但它并不是从自身中发展出来的，也不仅是所谓对真实的追求而获得的成果。

许多科学史学家已阐明，在连接知识生产中心与知识生产边缘的网络中产生了一些转向——偏向于客观信息、经验观察以及对个体详细的描绘——导致了"科学性"的出现。② 以往的讨论主要是在欧洲及其海外扩张的背景下展开的，但仍值得我们从不一样的语言环境和历史脉络重新审视这个问题。日本博物学家的上述例子也表明了书籍流通的意义——设计一套有效的方案和指令来运输和利用样本，或进行详细的描述，可能首先是由书籍的传播推动的。尤其在东亚，由于书籍传播面临的语言障碍较小，文本的流动性反而使得物质现实（当地自然环境）与书面概念（名称）之间的距离更加显著。③ 因此，对于参与朝鲜药材调查的日本博物学

---

　　① Daston and Galison. *Objectivity*, p. 202.

　　② 见 Steven Harris，"Long-Distance Corporations，Big Sciences，and the Geography of Knowledge"，*Configurations* 6. 2 (1998)，pp. 269—304；David Lux and Harold Cook，"Closed Circles or Open Networks? Communicating at a Distance during the Scientific Revolution"，*History of Science* 36. 2 (1998)，pp. 179—211.

　　③ 见 Métailié，*Science and Civilisation in China*，Vol. 6，Part 4，pp. 560—566；Geoges Métailié，"China as a Model? A Comparative Study of Kaibara Ekiken's Yamato Honzo"，*Gottinger Beitrage Zur Asien Forschung* 1 (2001)，pp. 161—178. 在中国语境中的情况，见 Carla Suzan Nappi，"Surface Tension：Objectifying Ginseng in Chinese Early Modernity"，in Paula Findlen ed. *Early Modern Things*，Routledge，2013，pp. 31—52. 在韩国语境中的考察，见 Soyoung Suh，"Herbs of Our Own Kingdom：Layers of the 'Local' in the Materia Medica of Early Choson Korea"，*Asian Medicine* 4. 2 (2008)，pp. 395—422.

者来说,科学网络的成功在于发现并解决现实与知识之间的错配或脱节。

第四节　"纵向积累"和"横向交流"：东亚博物学的不同发展方向

综上所述,对日本博物学家来说,实证的态度——将客观的眼睛应用于物质特征的细节以及忠实于现实的态度——出现在对国外书面知识的接触、采用和调适的过程中。其目的在于把数量庞大的书籍转化为在国内现实中具有实质性和实用性的知识。换句话说,对"科学眼睛"的要求是应对日益增加的书籍流通所带来的"信息过载"的最有效方式之一,也是将普世知识本土化最可靠的方法。在东亚发生了一种科学的转变,这种转变的重要契机是书籍的传播以及文本与各地物质环境之间的相遇。书籍跨越地理距离的大量流通导致实际与观念之间的分离,这一现象的解决则意味着将知识转化为对现实有用的信息,这些知识才能用于药材开发和产业发展。简言之,大量外国文本的传播流通引发了"来自文字的知识的可靠性"这一根本性质疑,致使他们转向另一种学习模式,以便更好地服务于当地环境与当前现实。

这种转变在日本和朝鲜几乎是同时产生的。正如前一章所讨论的那样,对各种自然现象和事物的研究,需要以实地调查和个人经验来补充,这也是早在17世纪初的著作《芝峰类说》中就出现的一个显著的特点。在17、18世纪,日本和朝鲜都出现了进行实际观察、采用经验知识的现象。17世纪以实证的态度研究本草和自然产物的日本著述也是日本实学的一个重要部分,与一些从名物学和实学的角度研究本草学著作的朝鲜学者有着相似的倾向。

值得注意的是，在日本和在朝鲜一样，中国的文献仍然保持着巨大的权威性和影响，因此，朝鲜学者和日本学者的相同之处不仅在于读书仍然是他们主要的学术实践，更在于他们对处理文本与现实之间的差距的迫切恳望。为了解决这类问题，他们尝试将名物与考据混合，可惜朝鲜学者并没有形成一种考究自然事物的形态特征和细节的新学风。

那么应该如何解释朝鲜与日本在重新解释《本草纲目》时的不同学术倾向呢？如前一章所述，《林园经济志》体现了朝鲜学者试图将该书中的内容重新安排到与本草学完全不同的编目结构中，从而生产出对当地现实有用的知识的努力，而且他们明确认识到了《本草纲目》作为"外来知识"的局限性，认为应该先考察实情，再予以定名。但尽管此类朝鲜学术成果开始将目光放在朝鲜本土的事物上，却仍没有跳出个人笔记或杂记的框架，仅散见于学士们的个人文集之中，没有形成一个被广泛公开的、共享的学术题材，更没有形成配备特定格式的"学科"或学术范式。

在中国，唐慎微的《证类本草》对于之前权威性的文献记载进行引用和编辑，构建了格式规范。这样的书写方式被此后的本草书籍引为规范，提供了本草学书写的基本框架——从过去十多个世纪的大量文献中收集文本证据和论据，并加以编辑和编撰。①这种以文献为绝对中心的学术模式使得在中国本草学传统中，对自然物体的第一手观察和经验，只能从早前作者留下的知识模板里得到定义和积累。即便后学们经常以引文的形式评论、辨析或考证前人留下的知识，从引用部分占全书的比率看来，本草著作仍主要是由征引文献构成的。同样，《本草纲目》被称为中国古代本草学的巅峰之作，它的主要结构和引文形式也承袭自《证类本草》，

---

① 见周云逸：《北宋本草学的特点及影响》。

不能否定《证类本草》的奠基之功。① 引文在《本草纲目》中占极大的篇幅。② 相比之下 18 世纪以后日本的一批本草学家大不相同：日本本草学倾向于视觉观察，因此发展出一种独特的学风，更重视对客体的详细描述，并且具有相应的方法论和专门的语言。在日本，直到 19 世纪初，从"现在"获取的信息，最终瓦解了"过去"文献的权威性，改变了知识的书写结构。

　　理解自然的追求仍停留在以阅读为中心的文字领域，或者仅作为每一位学者个人的单独写作，没有被激发为多名具有共同兴趣和问题意识的研究人员的集体活动——这两种模式都意味着缺乏"横向沟通"的机制。③ 朝鲜名物书籍的作者们通过考据完成名称与实物的对应，中国本草书的作者们通过参考前代著作的方式来积累知识，无论如何，知识的流通和互动只在纵向上发生，而不在横向上起作用。18、19 世纪出版的一些朝鲜的著作创造性地、有意义地利用中国的本草知识、使之本土化，尽管这些尝试显示出重大的变化——他们的注意力逐渐偏离中国文本的权威而转向经验知识，但这些都不是一套"科学形式"和"科学做法"成立的充分条件。

---

　　① 　关于李时珍征引《证类本草》以及它的两部修订版《经史证类大观本草》和《政和经史证类本草》的方式，见郑金生：《试论本草纲目编辑中的几个问题》，《李时珍研究论文集》，武汉：湖北科学技术出版社，1985 年，第 89—95 页；章桂霞、王育林：《〈本草纲目〉引〈证类本草〉考》，《中医文献杂志》2018 年第 6 期，第 1—4 页。

　　② 　见 Georges Métailié, "Note À Propos des Citations Implicites dans les Textes Techniques Chinois", *Extrême-Orient*, *Extrême-Occident* 17. 17 (1995), pp. 131-39; Métailié, "Des mots et des Plantes dans Le Bencao Gangmu de Li Shizhen'; Métailié, "The Bencao Gangmu of Li Shizhen: An Innovation in Natural History'; Elman, *On Their Own Terms*, pp. 30—34.

　　③ 　在现代科学史上，关注"组织""共同体""公共领域""专业化"等社会层面的尝试近年来层出不穷。其中具代表性的是：Yeo, *Defining Science: William Whewell, Natural Knowledge and Public Debate in Early Victorian Britain*. 关于近代早期的博物学实践中科学共同体的意义，见 Findlen, "The Formation of a Scientific Community: Natural History in Sixteenth-Century Italy".

即便个人对现有的、公认的书面知识来源产生了怀疑，却并不总是会让整个知识体系随之变化。虽然现有的权威受到质疑和挑战，结果却未让位给其他的知识来源，这可能就是文献所具有的权威力量程度有多高的问题，但另一方面也是新的信息来源（通过另一种学习模式获得的知识）所具有的相对力量有多大的问题。具体说来，观察的结果、经验的内容光靠个人的独力叙述是很难发挥力量的。当各种证据、观察的实事以及物质信息——标本、视觉资料、文字的报告等——被多个人员互相传递并聚集起来时，它们终于有力量自证为权威的知识。观察和经验知识并没有对先前作者的影响力和权威造成挑战，因为没有出现一个便于进行汇集并累积个别经验的"空间"。更具体地说，这里的空间一词指的是跨越地理界限来积累知识、进行协作的平台，它还可以体现为"网络"，以调动不同的个人进行协作。

我将这种协作称为"横向沟通"，其含义与"纵向沟通"相反，后者是指后人为了写作而不断阅读前代的文本。就纵向沟通而言，著述类型和体裁，如本草书或类书等，都作为交流的框架，使交流成为可能。某种排列、排序和积累信息方式的规范化都将有利于前后辈学者的跨时间交流。相反，许多规则——如分类和命名系统、植物描述的文本形式、绘制植物插图的规律——都起着共同语言或普遍框架的作用，使人员能够跨越地理界限来进行交流。

小　结

从以上对日本人在三个不相邻的地点——江户、对马藩、釜山倭馆——之间展开的医学调查的讨论中，我们可以看到"横向沟通"是如何使学者摆脱以阅读为中心的考据方式从而直接理解自然的。这种转变来自同时代的"共同体",也就是具有相同兴趣和交流意欲的研究人员的集合体。这或许也是 18 世纪日本本草学最突出的特点。这一共同体出现与否很大程度上取决于科学资助者的积极赞助和干涉。

发生在倭馆的药材调查,其背后便有着德川幕府将军吉宗的支持和要求。正是这种国家层面的支持为丹羽正伯提供了经费和人手,使其得以凭借简短而明确的指示与他人分担科学研究的事务性工作,并由此得以成为一个中心科学家。在吉宗治下,许多物产调查活动得以展开,倭馆的朝鲜药材调查仅仅是其中之一。例如,1717 年,就在德川吉宗继承将军位一年后,他下令扩建小石川植物园。药园的开设与日本全国所有草药和动植物产品的大规模考察活动密切相关,这些活动都得到了幕府的赞助。许多本草学专家参与了这项工作,在药园里进行了人参等药用植物的研究。①

日本的本草学采取了通过聚集群体、共同合作来搬运、收集和观察实际事物的方式。在信息交换和材料流通过程中,那些"科学的"准则及规范——如何生产并传达信息和材料——将在由各种人员构成的网络中构思、界定和应用。由此亦可以得见,大量的投入实际上使得同一时间点上从事本草学研究的人员不断增加,为"横向沟通"创造了条件,并最终促使新的知识来源得到了认可。最后值得注意的是,"科学的做法"及其实践的具体方式和规范,正如我在第二章中所展示的,在 19 世纪日益全球化的信息网络成立后才变得普遍。甚至一直到 21 世纪"科学"的具体范式和内容都在不断演变,在集体进行交流、构建认同的过程中得来。

---

① 见笠谷和比古:《新井白石と德川吉宗：德川時代の政治と本草》,山田慶児编:《物のイメージ・本草と博物学への招待》,第 319—335 页;笠谷和比古:《德川吉宗の享保改革と本草》,山田慶児编:《東アジアの本草と博物学の世界》第 2 卷,第 3—42 页。

结　论

　　近代以后,随着经验主义的兴起,洛克等许多学者主张所有的知识都应该通过感官体验获得。此后,以经验或观察为基础,通过实验和测量工具来生产科学知识,已经成为不言而喻的一般观念。"经验"开始占据主导位置,是现代科学史上里程碑式的转折点之一。我们将"科学性"认作一个权威标签,张贴在那些以坚实的证据、批判性的实验、严格的观察和严谨的推理为基础的知识体上。①

　　然而,"科学"也是一个逐渐被"历史化"的概念。近几十年来,科学史研究者们指出"科学"的现代概念是 19、20 世纪学人话语的产物。② 此后才发展成为一个独特的知识领域,被认为比任何其他范式都能更可靠地揭示自然事物的真实。③ 托马斯·库恩的《科学革命的结构》等科学社会史研究撼动了经验主义在科学研究的方法上独一无二的地位,人们开始思考近代科学形成背后的复

---

　　① Dear, *The Intelligibility of Nature: How Science Makes Sense of the World*, p. 1.

　　② Peter Dear,"The Ideology of Modern Science", *Studies in History and Philosophy of Science* 34A (2003), pp. 821—828; Peter Dear,"What is the History of Science? Early Modern Roots of the Ideology of Modern Science", *Isis* 96. 3 (2005), pp. 390—406; Shapin, *The Scientific Revolution*.

　　③ Yeo, *Defining science: William Whewell, Natural Knowledge and Public Debate in Early Victorian Britain*.

杂因素。

　　为何"从外界获得的感官体验"对于理解自然事物如此重要？其背后有哪些历史背景以及具体动机？也许我们可以将之转换为另一个问题，即这种"威望"或"权威"是如何被灌输、强加和认同的。就理解自然物而言，"经验"所拥有的地位和权威对其他获取知识的手段（如文本）有什么影响？什么使一种手段在可信度上胜过其他手段？接下来我希望通过对以上问题的思考，来总结本书。

　　本书旨在回顾我们现在所理解的有关"科学"的"知识创造"的问题。本书所举的例子分别展示了那些为了提供有效的关于自然事物的知识而作出的各种尝试，这是一个塑造理解自然事物的手段和范式的动态过程，并不存在一种既定的做法、写法或实践。

　　放眼于19世纪的朝鲜，它缺乏一个可以被称为"科学"或"本草学"的领域，也没有一个明确的学者群体认为自己是本草学者或博物学者。在朝鲜，百科全书以及各种类书作为从中国接收和重构本草知识的基础起到了主要作用。与此类似，在日本，直到18世纪初还没有出现自认为本草学者的群体，也没有专门从事自然研究的明确领域。其实，在古代东亚语境中，"学者"一词，无一例外指的是儒学学者，而没有"科学家"或"研究自然世界的人"这种明确的职业。[①] 但值得注意的是，19世纪的英国同样如此：正如第三章所说的那样，"科学家"这个词在1833年才出现，一直到19世纪末都未被广泛采用。[②]

──────────

[①]　见乐爱国：《宋代的儒学与科学》，第79页。

[②]　Sydney Ross，"Scientist：The Story of a Word"，*Annals of Science* 18. 2 (1962)，pp. 65—85. 另见 Roy Porter，"Gentlemen and Geology：The Emergence of a Scientific Career，1660—1920"，*The Historical Journal* 21. 4 (1978)，p. 809；Jack Morrell，"Professionalisation"，in *Companion to the History of Modern Science*，ed. by Robert Olby et al.，London & New York：Routledge，1990，pp. 980—990；Golinski，*Making Natural Knowledge: Constructivism and the History of Science*，pp. 67—68.

就追求自然知识而言，只存在共同的问题，而并不存在任何给定的范式。本书已经展示了个体学者之间的巨大相似性——对"有用"知识的追求，对"名称认定"的巨大关注以及对"知识框架"的重视。处理对自然物的命名和分类这类问题时，我们或许应该更多地关注当时学者们的实践和技术细节。这样的考察能让我们回答什么是使19世纪在西方形成"科学做法"赢得特权、获得普遍性的核心要素。

第一节　自然的命名

一、从收集到翻译：建立名称，矫正名称

我们从东西之间的共同点谈起。首先，通过关注"用名字识别事物"这一中心问题来概括在研究植物和其他自然事物的学术行为上，西方和东亚之间的相似性；其次，追溯二者之间的分歧是如何发生的。

在东亚的传统中，自孔子提倡以《诗经》学习动植物的名称以后，"名物"一直是博物学的中心课题。明清两代的医者经常会在著作的序言中指责早期学者在命名上的错误，并以此阐发新文本的学术意义。同时，本草文本通常会罗列出每种药材的异名，也解释这些名称的起源或出处。[①] 因此，本草作者尽可能地收集这些名字——包括方言、口语、土语和俚语以及从医学和其他文献（包括外国文本）中看到的所有名称。李时珍对每一种药物在其他语

---

① 关于《本草纲目》所呈现的这样的特征，见洪静：《〈本草纲目〉释名研究》，博士学位论文，中南民族大学，2013 年；周一谋：《李时珍的科学态度》，中国药学会编：《李时珍研究论文集》，第 52—53 页。

言、文字中的名称都特别重视,而各国、各族对于自然界各种可以充作药用的物质都有自己的命名。[①] 于是,《本草纲目》对所涉近2 000 种药材中的 1 033 种进行了释名,分别列出了每种药材的异名,并尽可能对其含义、缘由进行详尽的解释。

早期本草作者面临的困难之一就是如何确定"标准"名称,因为动植物或矿物的名称都是因时因地而异的。[②] 尤其在中国,随着疆域的扩大,越来越多的物产从外国传入,越来越多的外来文化被吸收,17、18 世纪的本草作者简直要为同一物具有如此多的名称而感到惊讶了。在一个日益多语种化的国家中,许多学术工作围绕翻译展开;而在本草书籍中,名字的收集和汇集是一种识别和表现对象的模式。[③]

欧洲与东亚的实践类似:从名称的整理开始,发展到大量的排序工作。可见,虽然不同的世界观以及物质条件产生了多种分歧,但无论中外古今,自然知识始终围绕着"为每一个自然物命名"这一重点而演变。在欧洲,特别是在林奈之前,每一种草药都是通过一系列同义名来描述和鉴定的。欧洲植物学家在世界各地采取同一种工作方式——引用各种文献,收集拉丁语、法语名称,以及从各地区搜罗并音译当地名称。[④]

一种植物往往与已有的另一种植物存在亲缘关系,前者在后者的名字前后加上若干形容词来命名。也就是说,最初的博物学家致力于精简自然物的名称构架,用已有名称标记他们观察到的

_____

①　蔡景峰:《〈本草纲目〉中的医学交流》,中国药学会编:《李时珍研究论文集》,第 209—210 页。

②　见 Needham, Lu, and Huang, *Science and Civilisation in China: vol. 6, Part I*, p. 312.

③　现在也是如此。一些藏语和满语的文本,以及偶尔也有维吾尔语和其他文本,都收入中国文化研究会编:《中国本草全书》,北京:华夏出版社,1999 年,尤其是第395—398 页。

④　Schiebinger, *Plants and Empire*, p. 78.

每一种植物。① 例如，在1539 年，一位意大利博物学家区分了两种大蒜——"普通的花园大蒜"和"野生大蒜"。到1583 年，克鲁修斯（Carolus Clusius）罗列了四种山蒜，虽然"其中大部分还没有被观察到"。第一种叫做"宽叶山蒜"（Moly montanum latifolium），根据叶子形状、大小和花的颜色与其他大蒜区别开来。② 这种新植物的命名和编目模式在当时十分有效，因为当时他们所认识的物种尚不超过500 种。

　　然而，在16 世纪，伴随着海外贸易和帝国扩张，人们发现自然界的物种数量远超想象。③ "长""短""圆形""卵形"等描述性前缀变得愈发烦冗，从而使命名也变得难以控制，正如在第四章讨论的，这些表述往往带着比较意涵。这种情况最终导致了1735 年《自然系统》的出现。它为欧洲分类实践提供了有序性和简洁性。以一种野生番茄植物为例，"Physalis annua ramosissima, ramis angulosis glabris, foliis dentato-serratis"这样复杂的名称，就可以用二项式名称"Physalis angulate"准确地表达出来。④

　　可见，林奈命名被视为是一种全新的语言和框架，而它的出现来自新的物质、现实的需求。具体来说，在18 世纪的欧洲各种关于博物学（尤其对于自然物的名称）的新框架纷纷涌现，看上去是因为以书籍等"文本传播"为基础的知识普遍化，但其在速度、幅度、范围上都无法跟上"物质流通"的变化。换言之，新物种的大量涌现、文献的泛滥，都可能导致认识上的混乱，而对于一个"开放、不断膨胀的世界"来说，现实世界的物质扩张和人员流动远远超出

---

① Ogilvie, "The Many Books of Nature", p. 33.

② Ogilvie, "The Many Books of Nature", pp. 33—34.

③ Atran, *Cognitive Foundations of Natural History*, p. 167.

④ Koerner, *Linnaeus: Nature and Nation*; Wilfrid Blunt, *Linnaeus: The Compleat Naturalist*, Princeton: Princeton University Press, 2001.

了文本传播的范围。只有建立一种全新、便捷的命名方法，才能解决这种空间（物质）和时间（文本）上的二者的错位。

二、普遍性与地方性

19世纪英国人的研究实践都围绕着生产"全球知识"这一目标展开。19世纪的西方自然知识正处于"全球化"进程中，我认为，由欧洲构建出的现代意义上的"科学知识"，其精髓即在于"全球性"。尽管罗克斯堡、卢雷罗以及汉璧礼等19世纪欧洲博物学家也搜集并处理植物名，却已不再循规蹈矩地沿着18世纪学者的文献路径前进，而是放下书本，转而在世界各地的药材市场展开调查。在这一点上，林奈体系最大的贡献在于提供了横向联结世界的可能性，其扁平而开放的框架与全球化的愿景相吻合。

英国科学家对中国药材及中国本草知识（包括其命名和分类学）的关注和研究也深受这种世界观和学术设想的影响。因此，英国对中国自然和物产的研究应该从科学活动与大英帝国的商贸关系的紧密联系这一角度来看待。"汉璧礼世界药材帝国"对世界各地的业余科学家推行了"帝国"和"科学"的共同愿景，将异国文化下的材料、植物名、书籍以及观察得来的各种信息纳入科学的框架之中，并再现于他在伦敦的庞大植物标本室内。正如第二章中看到的那样，汉璧礼的药材翻译在"全球贸易"与"普遍的科学结构"等要素节点中扮演了至关重要的角色，他们将来自广袤自然和漫长过去的所有名字转换并纳入一个普遍的架构中。这种全面的"翻译"工作就是在植物标本室和林奈结构中积累和排序自然，使人们得以"系统地看待事物"。[1] 因此可以说，19世纪英国科学家

---

① Foucault, *The Order of Things*, pp. 145—146.

的具体科研实践是与他们对世界、现代性和科学的设想同步发展的。

总之，从英国的视角看，认识中国的关键在于把它纳入一个"普遍"的秩序，使其成为已知世界的一个组成部分。与此相反，从东亚的角度来看，中国（或汉字文明圈）才是自己所属的更大的世界，其中的（与中国自然知识相联系的）知识活动是沿着把大量的中国书籍转移到"地方"的方针展开的。

就日本或朝鲜而言，他们既不指望、也"不需要"全新而普遍的命名系统。那些研究药材的学者并不用面对海外贸易导致的混乱，而他们所设想的自然界是有限的，即本国领土边界内可获得的天然资源。日本和朝鲜要解决的问题在于，用正确的名字来考订和编目其自然资源，从而归置到既有的书籍和名录中；而这些书籍必须相应地加以修正、修订或补充，以符合物质现实。当然，这种"积累并修补"的学术倾向也出现在中国，即《本草纲目》一书产生了一些衍生著述。比如，清代出版了一连串《本草纲目》的检索类工具书、摘辑类本草学著作和《本草纲目拾遗》等增补修订著作。[1]

作为不追求全球化的、相对"封闭"的经济体，对汉字文明圈的国家来说，将《本草纲目》等中国文献中的体系和名物系统进行本土化才更加适宜。因此，尽管日本本草学者清楚地认识到本国环境与中国的差异点，西方知识也以兰学形式存在并受到极大关注，一直到19世纪，包括《本草纲目》在内的中国文本所形成的语料库以及其中的大量信息，仍被他们认为是理解地方性的基础。[2]

诚然，东亚的学术文化和环境最明显的特征是在共同的书面

---

[1] 见梁茂新：《〈本草纲目〉对清代本草学的影响》，《时珍国药研究》1992年第1期，第1—3页。

[2] Métailié, *Science and Civilisation in China: Volume 6*, Part 4, pp. 565—566.

语言基础上展开的书籍、文本和知识流通。值得注意的是,在东亚这一文本流通环境中,命名传统发生了有意义的变化。在朝鲜和日本,一方面,"正名"和"名物"这些学术模式在药材知识的形成中起着重要作用;另一方面,知识形成的过程中存在着一种中介语言,这与地方性的文化内涵有关。正如第五章所讨论的,强调朝鲜语的独特性常常被视为看重当地环境和物质现实的一种手段。在这个意义上看,对本国语言的重视往往与朝鲜和日本独特的博物学倾向以及学术文化有关。最重要的是,对这种语言差异的认识起到了按照当地环境来转译外国书籍的作用,即作为中文文本转移到本国的通道。

第二节　自然知识的变化和科学的出现

一、传统与创新

在东亚,文献中的主张仍被认为是"最可靠的"知识来源和最具有权威的命名标准。然而,朝鲜在 18 世纪兴起的实学流派清楚地认识到中国的名称和文本是"外来的",在转移的过程中始终牢牢扎根于自己的地方立场。在研究药材知识时,朝鲜学者建立起一个独特的框架,在其中置放中国本草书籍的内容,这体现出他们对实用性和实际性的重视。也就是说,他们并不是将所有收集到的信息片段都直接注入一个新的知识库体系里,而是在面对历史文献或外来文献中的各方面时——其中收录的片段信息、书写的结构、形式甚至在研究和叙述的范围的设定等方面——都可以采取不同的态度。

正如我在绪论中已经强调的，每一个地点的知识生产者兼读者，无论何时都是"中心"。值得关注的是，那些"中心"的主体，总会由于远离文本来源而受到困扰。我们可以把这里"距离"的轴心转到另一个方向。他们总会思考获取知识的途径，以及在"旧文献"和"新信息"间的对立中徘徊。反而在东亚，"文献依据"主导了知识的习得和生产过程，这在类书的传统中得到了充分的体现。类书编纂的目的是对历史上作者们的说法进行整理、背诵、聚合、学习。同样，"人们都熟悉一句经学中常用的术语叫'疏不破注'，意思就是后人的疏证和解说不可超出原有注释的范围与界限，更不能违背或反驳前人的解释"。[①] 以这样的知识传统为连接通道，现在和过去就能保持着连续的联系。

与此相反，对于 19 世纪研究自然物的英国人来说，文献知识不再是单纯的累积，而是需要通过实证实验和观察不断验证、更新的知识体系。对这些科学家来说，科学知识在其本质意义上已经从以文献记录作为依据的心态下脱离了。19 世纪初期和中期的药材研究者在知识生产中强调与过去的隔绝，但他们在一系列选择、省略和编辑的过程中往往表现出矛盾和含糊的态度。

二、连续与断绝——以时间和空间的维度为视点

我认为，现代科学的核心一在于其与过去知识决裂的倾向（即"时间上"的断绝），二在于"科学"研究者聚集起来并建立人际网络的倾向（即"地理上"的联系）。此二者是相互衔接的。此外，古老的书籍能否当作可靠的信息来源、从中获取多少、采取哪些部分的

---

① 见葛兆光：《中国思想史》第 1 卷，第 459—466 页。

思考,也取决于研究者们在多大程度上信任并依赖同时代人共同构建的集体智力。因此,我们可以把一种新的知识范式的出现(如现代科学)视为时间维度和空间维度在交叉点上发生的"权威的转移"。[①]

19世纪英国药材研究者们所拥有的条件使他们能够在前所未有的时间和空间范围内搜集文献和物质。在此,他们遵循现有的药材学传统继续采用文本实践的同时,也在越来越多地采取日益专业化和分科化的近代科学模式(标本观察和化学分析等),并更加依靠从"现在的"广阔世界中获得的大量新信息的权威。这一变化和妥协的过程也许可以被称为现代科学发展的主线。

例如,18世纪末发表在英国《伦敦医学杂志》(*London Medical Journal*)上的文章,显著地证明了他们对"集体经验"的推崇,其中大多都采用了"实验和观察""案例""叙述"等标题。可见,当时的医学及科学知识不是因提出理论或假设的形式,而是因详细记录真实经验的形式获得了说服力。[②] 这些期刊呈现出的"集体经验的设想"通常被认为是西方科学精神的核心、科学态度的基本素质。[③] 但更值得注意的是,该期刊作为一种"跨越空间的"场域,聚集人员并分享知识,在19世纪欧洲科学革命中起到了重要作用。

对"经验知识"的重视,显然并不足以解释(西方/当代定义上的)"科学"的条件和因素,也不足以界定科学的核心和本质。正如

---

①　我在这里使用的"权威的转移"与罗志田曾经提出的"权势转移"不同。他的《权势转移》一书对二十世纪初中国社会、思想与学术变化的互动进行考察,其中将"思想权势的转移"与社会权势的转移联系起来,阐明了废科举兴学堂等改革的社会意义,追究到中国近代社会与传统社会的切断。见罗志田:《权势转移:近代中国的思想、社会与学术》,武汉:湖北人民出版社,1999年。

②　参见 David P. Miller, "'Into the Valley of Darkness': Reflections on the Royal Society in the Eighteenth Century", *History of science* 27. 2 (1989), pp. 155—160.

③　Daston and Galison, *Objectivity*, pp. 22, 66.

我在第五章中概括的那样，18、19世纪的朝鲜实学学者们清楚地认识到经验知识的重要性以及实际观察和实证考订的明显价值。显然，他们对经验和实证既有明确的意志，也有其视角和态度。

在这一问题上，我们可以通过相对化的方式来尝试重构。在传统（前现代、文献知识）和现在（现代性、经验知识）的矛盾状况下，时间上偏离的陈述仍然占据主导地位。该情况也可以理解为，地理上离得偏远的陈述还未能涉及，或者还未能起到足够的影响力。那么我们可以探讨，包括物质、文字在内的任何一种材料是如何克服地理上的距离，赢得"客观知识"的地位的。

第三节　科学：一场社交

一、网络中的信任、阶层和权威

正如夏平所言，一个人得以认识广阔的世界（在空间和时间上）所含之物，必然是在他们解决了另一个重大问题——"信任谁？"——之后。① 我们所相信的关于世界的一切几乎都不是基于个人经验，相反，我们不可避免地依赖他人的证言和能力，以确保对世界的了解。因此，在日益增加的人口流动中，信任关系呈现在空间上。换言之，对于一种事物，没有亲见过的人会通过信任亲见过的人或者信任那些信任亲见过的人，来获取对这一事物的了解。② 在这个意义上，人们必须知道谁是可以相信的，因此"知识

---

① Shapin，"Placing the View from Nowhere: Historical and Sociological Problems in the Location of Science"，p. 8；Steven Shapin，*A Social History of Truth: Civility and Science in Seventeenth-Century England*，Chicago: University of Chicago Press，1994，pp. 34，36.

② Shapin，"Placing the View from Nowhere"，p. 8.

制造本质上是一个集体的行为"。[1]

就地理的范围来说,做出"可信"的判断取决于网络。我已在第二章揭示过,19 世纪英国科学家的科研活动大部分是围绕着网络运作和人员协调展开的。汉璧礼的案例让我们看到,一个重要的因素来自"网络"——为维护网络的运作而发明了一些新的科研方法。这包括通过网络获取物质材料——标本,以及确保网络里的参与者使用正确的手法获得并处理标本及相关材料。在这一点上来看,关于自然的"科学知识"仍然取决于如何成功地管理和控制他人。[2]　总之,全球网络上发生的许多人员之间的交流、交换和合作都在汉璧礼所展现的"科学实践"中占有主导地位。

值得关注的是,业余爱好者的参与在欧洲现代科学史上的意义一直持续到 19 世纪末。这在鸦片战争后于中国活跃起来的英国博物学网络中最为明显。在这期间,在华英国博物学家由英国领事馆和中国海关等的雇员组成。传教士、教会工作人员、政府工作人员和商人——他们中的一些人已经变成严谨的汉学家或植物学家——在汉璧礼的通讯网络中扮演着临时却又关键的角色。对此,我们应该提出的问题是:英国帝国主义以何种方式将人员的流动和由此产生的社会网络转化为生产科学知识的手段? 日益专业化的科学家如何成功地依靠这种多样的群体而做出"客观"的主张以及"可靠"的科学知识?

确保可靠性的一个重要手段是"共享的修辞"以构建出"共同的身份",以超越地区或个人差异。在网络中,所有参与者都有发言权——只要他们符合那些特定的自我认同标准。他们的自我牺牲和公益精神,即"为公共利益而劳动",赋予了他们道德权威,继

---

[1]　Shapin, *A Social History of Truth*, pp. 26, 410, 436.

[2]　Spary, *Utopia's Garden*, pp. 50—99; Harris, "Long-Distance Corporations, Big Sciences, and the Geography of Knowledge".

而让他们的主张具备了可靠性。① 同样，罗伊·波特（Roy Porter）所说的"具有绅士精神的业余爱好者"（gentlemanly amateur）的身份，可以使这些人提出的观察结果可信。②

此外，使地理网络具有足够的可信度，为知识做出贡献，这一努力形成了一套独特的"学科实践"。③ 那些研究方法、沟通语言、实践、资源等各种具体形式——如何收集和保存植物标本、如何确保通信员对植物做出仔细而正确的观察、如何让绘画者绘制科学植物图——都必须被理解为将每一段经验从远处输入，从而形成一个可靠的判断的手段。汉璧礼从未离开伦敦，但他成功地生产了有关中药的知识，这正是通过采取"跨越空间"的策略和做法来实现的。这些超越距离、接近遥远自然的策略最终组成了一套规范的、标准化的科学的做法，为知识传播铺路。科学，以及所有其他形式的知识生产活动，终究是一种"沟通行为"（communicative action）。④

人们在网络或共同体里横向联系就必然涉及社会动力，由此产生"社会等级"和随后的"权威"问题。虽然自然知识可能是在早期的现代社会中共同产生的，18、19 世纪的科学还是要对其参与者进行定义和区分，从而构建出社会和认知方面的阶层。金字塔的广泛基础包括从事日常工作的工人以及许多热心的业余爱好者。这些人们社会身份各不相同，却都甘愿贡献自己的专业知识、收集植物材料并将其送到邱园的胡克那里，让像胡克那样的高层

---

① Barton, "Men of Science", pp. 100, 110.

② Porter, "Gentlemen and Geology", pp. 814, 817. 见 Jack Morrell and Arnold Thackray, *Gentlemen of Science: Early Years of the British Association for the Advancement of Science*, Oxford University Press, 1981.

③ 关于"学科的框架"（disciplinary mold），见 Golinski, *Making Natural Knowledge: Constructivism and the History of Science*, pp. 66—78.

④ Secord, "Knowledge in Transit". p. 661.

人士进行解读。因此,在这样一个等级下,"业余"和"专业"之间的界限在于"谁有权代表科学的名义而解释自然"。[1]

这个问题使我们回到了"谁有权(力)解释自然"的最初点上。正如本书第一章中指出的,就对自然材料的知识而言,每个作者或读者都是"中心",我们现在发现关键反而在于"对其他人起到影响力"的中心。这里我们不得不追问:哪些因素使一个解释获得了"对他人的权威"?只有当其生产者所具有的社会力量足以对他人施加影响时——一方面让他接近并获得资源(标本、信息等做成知识的材料),另一方面使得社会资源积累起来——他才能在科学知识生产这一等级社会中获得权威。某个社交网络把同时代的人联系起来,形成新的权威,以对抗过去的、文献里的权威。网络创造了一个阶层,它将取代积累而建立知识库的传统。

因此,英国科学家对中国知识的阅读和理解(第四章),必须通过背后的大问题去理解:如何在科学的边界内"定义"和"定位"来自外界和过去的文本。英国科学家在对《本草纲目》的翻译与解读中的挪用,一定程度上可视为上述社会过程的一个表现。在此过程中,他们致力于定义如何与传统联系,以及如何与从远处(在时间意义上,也在地理意义上)而来的书籍建立一个新的关系。也就是说,一位英国科学家与这些中国书籍之间有巨大的距离感,不仅因为它来自中国,更因为它来自过去,在语言、文化和形式上都缺乏可靠的线索。另一方面,这让我们思考,跨文化互动是如何与19世纪西方科学的转变交织在一起的。"科学"自身在19世纪中叶还远未确定下来,因此英国科学家如何理解和适应中国知识与他们划出现代定义上的"科学"和"科学实践"的过程息息相关。

---

[1]　Barton,"Men of Science",p. 108.

二、知识交往场域的形成及其社会条件

将现代科学的开端理解为一种"沟通形式"的形成，或者将它定义为共同的实践、修辞和框架的"集体行为"，都让我们看到 19 世纪英国的科学是一个不断演变的社交场所。在那里，随着帝国的扩张和变异，各种工具、实践和规范都必须被尝试并被灌输给个人。另一方面，我在第六章已揭示过，日本人依靠远程工作，而其中呈现出来的对真实的描绘或实物的重视也是一种交往办法，即他们在中心和边缘之间形成一种"远程行动"的联络关系。那些为交往所采用的手段最终也成为寻求自然知识的主要途径。在这方面，日本和英国之间的相似之处在于，为了实现分散在不同地方的多人之间的沟通以及信息、标本的交换都做出了巨大的努力。

因为 18 世纪初是日本博物学群体迅速确立起来的最初阶段，前面的阐述让我们看到了日本本草学如何从以名物学和文献阅读为中心的研究，最终转向对动植物视觉和生理特征中的"自然细节"（natural particulars）的研究。简而言之，日本在那之前已具备了将不同人群、不同地区聚合到一起的条件。

为了使一系列的知识要素产生流动，人们不可避免地依赖交往行为。这也意味着，既要有物质、材料、信息和其他工具的流动，又要有学者们有意识地主动跨越地理边界的流动，被局限在某一点的知识才会有足够的动力和现实需求去进行有意义的转化。这是日本、英国与朝鲜的知识气质最明显而关键的区别。

接下来凸显出的问题就是：这样的主动性是如何开启的？谁造就了这一活跃的知识场域？科学作为一种交往行为，其背后的主导因素是什么？第一条线索可以从国家的角色中找到。以日本为例，吉宗将军以及之后的江户幕府在日本本草研究和博物研究

的发展中发挥了重要作用,包括全国"药园"的建立和发展以及全国草药调查的进行。再者,江户幕府还发起了朝鲜药材调查这样一场雄心勃勃的跨国项目。[①] 包括丹羽正伯在内的本草学者们能够根据见证实物来追求知识的验证和考订,正是得力于吉宗将军提供的财政援助和政策资源。[②] 正如许多科学史研究者以种种方式所表明的,国家或贵族阶层作为资助者和庇护者扮演了重要角色,为欧洲的科学活动提供了资源、机构、网络和正当性。[③] 那么,接下来的线索可能从社会经济原因中找到,即要求知识用于一个国家经济的稳定、繁荣或者生存的实际动机。这使我们再次注意到知识与经济之间的密切关系。

第四节　想象一个自然知识的全球史

我们应该拒绝目的论的观点,避免将当代的科学态度或科学实践视为"优越"的标志,并以之评价古人。在人类历史的大部分时期,知识活动都很多样,远非可以统合的单一体。每一种知识生产都自有其目的、设想,在作用和实践方面也不尽相同。也就是说,我们应把科学及知识置于不同的社会、文化和经济背景中考虑。

---

① 见유모토 고이치:《일본 근대의 풍경》,연구공간 수유＋너머 동아시아 근대세미나팀译,서울:도서출판 그린비,2004 年,第 406—407 页。(即湯本豪一《図説明治事物起源事典》)。

② 见笠谷和比古:《德川吉宗の享保改革と本草》,山田慶児编:《东アジアの本草と博物学の世界》(下),東京:思文閣出版,1995 年,第 3—42 页;笠谷和比古:《新井白石と德川吉宗—德川时代の政治と本草》,山田慶児编:《物のイメージ・本草と博物学への招待》,第 319—335 页。

③ 见 Shapin and Schaffer, *Leviathan and the Air-Pump*;Jardine, *Ingenious Pursuits: Building the Scientific Revolution*;Shapin, *The Scientific Revolution*.

再者，"可靠的自然知识"这一定义本身也是随时间而嬗变的。我们可以重温一下，在 18 世纪的日本，《本草纲目》的引入催生了一个专事本草、博物的学者群体，他们所关心的领域非常广泛——从物名考据、药效研究、识别自然标本到如何利用自然知识从事生产。在同时代的欧洲，无论是博物学家还是业余科学家，都在收集、积累、展示、保存各种植物，并通过书信发布指令、征询他人意见。许多研究已证明，19 世纪之前西方"科学家"的实践和研究形式，与当代的科学家大不相同。可见，将那个时代的本草学、博物学或是科学固定下来并划出明确的分界线不但不恰当，而且不可能。

因此，那种强调一致性和整体性的全球科学史不能成为唯一的和权威的叙述。如果能够成功地撰写一部较为客观的全球科学史的话，这种全球史也应当是一种承认差异的历史。设想一个多中心的世界并把握知识的多样性和连接性，我们才能借此将"科学如何产生"的老问题调整为"自然知识如何变化"的新问题，并从全球视野下重新审视人类知识活动的过去。

后　记

　　我们应该追求什么样的"知识"，才能实现对他人的理解和对过去的洞察、从而摆脱傲慢和偏见的、以自我为中心的叙述？

　　现代社会"知识分子"的地位多少是自以为是的。在尝试生产关于某个对象的知识时，尝试根据我们的先验知识、智力、理论和以前的经验来"掌握"某些东西的行为会不可避免地陷入权力关系。我们都习惯于站在自己的立场上观察研究对象，只要这一立场不改变，便只能得出同样的结论。

　　从这个意义上说，我觉得历史学家是很奇妙的存在。对于历史学家来说，探究的对象是"过去"，而"过去"不会开口说话。因此，即使历史学家站在万能神的立场上讲话，也不过是与"沉默的过去"的对话。在这里，史学家与过去无法建立"主体与客体"的关系。相反，他通过史料来承担"为过去代言"的责任，因此不能不保持一种低声下气的姿态。最重要的是，史料并不代表"过去是完全可以理解的"。

　　至于历史学，我是一个初学者。在此之前，我燃烧着对"知识"的渴望，曾经有过成为一名社会科学家的梦想。社会科学家实际上是理想主义者，因为他们从当前的世界和现象最终可以被"科学地"理解和掌握这一假设出发进行研究。他们提出"理解"行为所必需的各种分析标准，并通过改进标准，力求呈现精准的可预测性。在一个如此多样化和瞬息万变的现代社会中，社会科学便像是一个拥有多种"视角"的万花筒。当今的社会科学与自然科学一样，主要由定量分析驱动，为了涵盖人类社会中始终会出现的各种不可预测的变量，我觉得它正在持续扩大自己的容量。

事实上，对于从事社会科学的韩国人，尤其是从事政治经济学、国际政治和国际社会研究的韩国人来说，21世纪的前二十年一定是相当艰难的时期。最重要的是，那是一段"混乱"的时期。但回头来看，似乎也没什么新鲜的。自1945年摆脱日本独立以来，韩国的历史一直在几个强国的影响下风云变幻。政治和经济上它直接受到冷战的打击；1992年中韩建交后冷战体制迅速解体，又遭受1997年金融危机的磨难，经历了对于开放资本主义经济的一场幻灭；不久之后，它亲身经历了2008年的全球金融危机；与此同时，随着"中国崛起"，韩国始终为如何与中国这个快速发展的邻国建立新的关系而煞费苦心。在朝鲜八道，时至今日，冷战犹如梦魇般挥之不去。在那里，谁都能生动地感受美国和中国之间以及多种世界秩序间的竞争或转变，仿佛行走在一条并不稳定的钢丝上。

其中，知识分子不得不走一条更艰难的钢丝，经历激烈的思想斗争。这就像着手研究今日的世界，下一刻，就会出现各种意想不到的变数。又像在象牙塔里习得所有社会科学公式后，随着时间的推移，或面对一个完全陌生的政治经济体系和环境时，你会发现那些你一直以为是完美无缺的理论竟完全是无用的。我当初因为想要理解"中国"而立志从事"区域研究"（China Area Studies）以及相关社会科学研究，正是在那时产生了这类疑惑。这也是我此后近七年在中国学习和生活，在目睹中国理解韩国、韩国理解中国的无数错误中获得的一种启示或怀疑。

理解他者本来就是一件极其困难的事情。从外部试图理解他者,更容易陷入误解。如上所述,我认为这一失败可能是因为企图通过接近一个对象以了解它的行为本身就包含一种不平衡的权力关系——因为每个人都别无选择,只能根据自己所在的世界中的框架、语言和价值体系来理解对方。

那我们稍微改变一下此问题的角度。究竟什么才是"正确"理解他者的方法?如果我在这本书中执着而顽强地强调的命题正确,那么就像"科学"的本质一样,每个社会所认同的"求知方法"总是多样的,总是在变化的。一个知识范式的正确性取决于"我"所处的社会、地理、历史条件的需求,也取决于社会成员之间由沟通所构建出来的价值和道德标准。这就是为什么我们作为知识分子、(社会)科学家、记者甚至社会领袖等在谈论"他人"时,必须无限谦虚,不断反省自己。

那么那些以"过去"为理解和研究对象的历史学家呢? E. H. 卡尔曾说,历史是"历史学家与历史事实之间互为作用的过程"和"现在与过去之间永无止境的对话"。如果确实是这样,那么"互为作用"和"对话"的方式和表现将永远是一个不断变化的、开放的结论。于是我们只能承认,我们现在所寻求并获得的知识也是今天历史的产物,应该谦虚谨慎。

然而遗憾的是,这种以互动、对话为本质的求知态度在我们所面对的当今世界却并不总是被践行着。这可能是无法摆脱"我对他者"这一狭隘的思考框架的人性局限,也可能是容易陷入"国家对国家"的爱国主义、民族主义的政治现实上的局限。对话本身就是很困难的,很容易误入歧途。但我仍然想支持我们——连续不断地互动和对话,永无止境地努力理解彼此的我们。

2023 年 2 月
在纽约上西区一个阳光明媚的日子里

参考文献

一、原始文献

(一) 中文文献

1. 中国

陈元龙:《格致镜原》,《文渊阁四库全书·子部》第 1031 册,台北:
台湾商务印书馆,1983 年。

黄怀信等编:《论语汇校集释》,上海:上海古籍出版社,2008 年。

李时珍:《本草纲目》,金陵版排印本,王育杰整理,北京:人民卫生
出版社,2004 年。

李时珍:《本草纲目》刘衡如校点,北京:人民卫生出版社,
1982 年。

中国第二历史档案馆、中国海关总署办公厅、茅家琦、黄胜强、马振
犊编:《中国旧海关史料:1859—1948》,北京:京华出版社,
2001 年。

中国文化研究会编:《中国本草全书》,北京:华夏出版社,
1999 年。

中医大辞典编辑委员会编:《中医大辞典:医史文献分册》,北京:

人民卫生出版社,1981 年。

朱熹:《大学章句》,《四书章句集注》,北京:中华书局,1983 年。

庄芳荣编:《中国类书总书初稿》,索引篇,台北:台湾学生书局, 1983 年。

卜弥格:《卜弥格文集——中西文化交流与中医西传》,张振辉译, 上海:华东师范大学出版社,2013 年。

2. 韩国

정약용(丁若鏞):《與猶堂全書》,影印本,《韓國文集叢刊》第 281 集,韓國古典翻譯院,1934—1938 年。

이덕무(李德懋):《靑莊館全書》,《韓國文集叢刊》第 257—259 集,韓國古典翻譯院,1979 年,韓國古典翻譯院數據庫 *https://db. itkc. or. kr/dir/pop/mokcha? dataId = ITKC_BT_0577A*。

이규경(李圭景):《分類校勘〈五洲衍文長箋散稿〉》,韓國古典翻譯院數據庫 *http://db. itkc. or. kr/dir/item? itemId=GO#/dir/node? dataId=ITKC_GO_1301A*。

이수광(李睟光):《芝峰類説》,影印本,景仁文化社,2016 年。

이용휴(李用休):《欻欸集》,《韓國文集叢刊》第 223 集,韓國古典翻譯院,韓國古典翻譯院數據庫 *https://db. itkc. or. kr/dir/nodeViewPop? dataId = ITKC_MO_0525A_0010_110_0030*。

박규수(朴圭寿):《瓛斎集》,《韓國文集叢刊》第 312 集,韓國古典翻譯院,1913 年,韓國古典翻譯院數據庫 *http://db. itkc. or. kr/inLink? DCI = ITKC_MP_0650A_0010_000_0010_2015_001_XML*。

허준(許浚):《東醫寶鑒》,韓醫學古典數據庫 *https://mediclassics. kr/books/8/volume/21/#content_142*。

서유구(徐有榘)：《林園經濟志》，影印本，보경문화사，1983 年。

나애자、박경희、신은영编译，《藥材質正紀事》，《対馬島宗家文書資料集》第 5 卷，果川：國立韓國歷史研究所，2012 年。

이근택、이훈、桑嶋里枝、佐伯弘次编译，《分類紀事大綱Ⅰ》，《対馬島宗家文書數據集》第 1 卷，果川：國立韓國歷史研究所，2005 年。

《藥材質正紀事》，《対馬島宗家文書資料集》，韓國史數據庫，國史編纂委員會，*http*：//*db. history. go. kr/item/level. do*?*itemId*＝*ts*。

3. 日本

安田健编：《江戶後期・諸國産物帳集成》，《諸國産物帳集成》（第 2 期），21 卷，東京：科學書院，1997—2008 年。

盛永俊太郎、安田健编：《享保・元文諸國産物帳集成》，《諸國産物帳集成》（第 1 期），21 卷，東京：科學書院，1985—1995 年。

（二）西文文献

1. 手稿

（1）英国威康图书馆档案（Wellcome Library）

Hanbury, Daniel. *Notebook Containing Notes on Materia Medica*, October 1851—November 1852, MS. 8354.

Hanbury, Daniel. *Notebook Containing Notes on Materia Medica*, September 1852—April 1855, MS. 8355.

Hanbury, Daniel. *Notebook Containing Notes on Materia Medica*, May 1855—January 1857, MS. 8356.

Hanbury, Daniel. *Notebook Containing Notes on Materia Medica*, *Family History*, *and the History of Plough Court*, January 1857—August 1858, MS. 8357.

Hanbury，Daniel. *Notebook Containing Notes on Materia Medica，Botany and Pharmaceutical Prescriptions*，July 1866—September 1868，MS. 8360.

Hanbury，Daniel. *Notebook Containing Notes on Materia Medica and Botany*，September 1868—March 1871，MS. 8361.

Hanbury，Daniel. *Notebook Containing Notes on Materia Medica and Botany*，February 1871—June 1873，MS. 8362.

Hanbury，Daniel. *Notebook Containing Notes on Materia Medica and Botany*，July 1873—March 1875，MS. 8363.

Hanbury，Daniel. *Out-letter book*，August 1858—November 1860，MS. 5304.

（2）英国皇家药学会图书馆档案（Royal Pharmaceutical Society Library）

Hanbury，Daniel. *Hanbury Collection of Printed Reprints and MS Material，1826—1875*，etc.，Hanbury Collection Manuscripts，Acc. 201. 045.

（3）英国自然历史博物馆档案（Natural History Museum Library）

Banks，Joseph. "Sir Joseph Banks（1743—1820）：Correspondence Transcribed by Dawson Turner"，Botany Manuscripts，MSS BANKS COLL DAW［Banks，Joseph，and Turner，Dawson］，1766，vol. 14—19.

（4）大英图书馆（British Library）

"India Office Records and Private Papers"，IOR/Z/E/4/40/C112，IOR/Z/E/4/42/M581，IOR/Z/E/4/46/C128，IOR/E/4/930，pp. 255—258，490.

"James Cuninghame [Cunningham]: Notes on Botany and Zoology in East Asia and the Canary Islands, plus Correspondence with Juan Baptista Poggio and Isidorus Arteaga de La Guerra", 1706, Sloane MS 2376.

"LETTERS addressed to Sir Joseph Banks, Bart., P. R. S., chiefly on Botany and other subjects of Natural History and Science, many of them written from foreign parts; 1765—1821. With a few drafts of … ", 14 Jun. 1765—2 Jan. 1821, Western manuscripts, Add MS 33977—33982.

(5) 英国皇家植物园档案（Royal Botanical Garden, Kew）

"Letter from C. Parish to Sir Joseph Dalton Hooker, from Moulmein", 23 Jan. 1863, Directors' Correspondence, Kew DC/153/116 Burma.

"Letter from H. F. Hance to Sir Joseph Dalton Hooker", 11 Oct. 1870, Directors' Correspondence, Kew DC/150/521.

"Letter from H. F. Hance to Sir Joseph Dalton Hooker", 28 Jan. 1868, Directors' Correspondence, Kew DC/150/498.

"Letter from H. F. Hance to Sir William Hooker", 24 Jul. 1849, Directors' Correspondence, 54/240, fol. 240.

"Letter from H. F. Hance to William Jackson Hooker", 1 Jul. 1873, Directors' Correspondence, Kew DC/150/532.

2. 书籍

Ainslie, Whitelaw. *Materia Indica, or, Some Account of Those Articles Which Are Employed by the Hindoos and Other Eastern Nations in Their Medicine, Arts and Agriculture.* London: Longman, Rees, Orme, Brown, and Green, 1826.

Ainslie, Whitelaw. *Materia Medica of Hindoostan: And Artisan's and Agriculturist's Nomenclature.* Madras: Government Press, 1813.

Beal, Samuel. "Catalogue of Chinese Printed Books, Manuscripts and Drawings in the Library of the British Museum by Robert Kennaway Douglas." *The Indian Antiquary* 10 (1881): 373—374.

Berkeley, M. J. " Ⅳ. On Some Tuberiform Vegetable Productions from China" *Journal of the Proceedings of the Linnean Society of London. Botany* 3. 10 (1858): 102—107.

Boerhaave, Herman. *Herman Boerhaave's Materia Medica, Or the Druggist's Guide, and the Physician and Apothecary's Table-Book. Being a Compleat Account of All Drugs, In Alphabetical Order. Shewing* Ⅰ. *What They Are.* Ⅱ. *Whence Brought.* Ⅲ. *Their Description.* Ⅳ. *What Plants.* London: Printed for the Author and sold by J. Hodges, 1755.

Boym, Michael. "Medicamenta Simplicia Quae a Chinensibus Ad Usum Medicum Adhibentur." In *Specimen Medicinæ Sinicæ: Sive, Opuscula Medica Ad Mentem Sinensium, Continens:* Ⅰ. *de Pulsibus Libros Quatuore Sinico Translatos:* Ⅱ. *Tractatus de Pulsibus Ab Erudito Europæo Collectos:* Ⅲ. *Fragmentum Operis Medici Ibidem Ab Erudito Europæo Conscript,* edited by Andreas Cleyer. Francofurti: Sumptibus Joannis Petri Zubrodt, 1682.

Bridgman, E. C., and S. W. Williams. "Notices of Natural History 1. the Peen Fuh or Flying Rat and 2. the Luy Shoo or Flying Squirrel Taken from Chinese Authors. " *The Chinese Repository* 7 (1838): 90—92.

British Foreign Office. (1865—1908). "Diplomatic and Consular Reports on Trade and Finance. " Annual Series, London, 1865—1908.

Chanseaume, Père. "MÉMOIRE Sur La Cire d'arbre Envoyée de La Province de Hou-Quang, Par Le Père Chanseaume. " In *Lettres Édifiantes et Curieuses*, *Écrites Des Missions Étrangères*, *Nouvelle Édition. Mémoires de La Chine. Tome Vinct-Troisiéme*, 118—124. A Toulouse: J. Vernarel, 1811.

China Maritime Customs. "Documents Illustrative of the Origin, Development and Activities of the Chinese Customs Service, 7 Vols. " Service Series, No. 69. Shanghai: Statistical Dept. of the Inspectorate General of Customs, 1937—1940.

Christison, Robert. *A Dispensatory, Or Commentary on the Pharmacopoeias of Great Britain: Comprising the Natural History, Description, Chemistry, Pharmacy, Actions, Uses, and Doses of the Articles of the Materia Medica*. 2nd ed. Edinburgh: Adam and Charles Black, 1848.

Cullen, William. *A Treatise of the Materia Medica*. Philadelphia: M. Carey, 1808.

Currey, Frederick, and Daniel Hanbury. " Remarks on Sclerotium Stipitatum, Berk. et Curr. , Pachyma Cocos, Fries, and Some Similar Productions. " In *Transactions of the Linnean Society of London*. 23. 1 (1860), 93—97.

Curtis, William. *A Catalogue of the British, Medicinal, Culinary,* and *Agricultural Plants*, *Cultivated in the London Botanic Garden*. London: B. White, Sewel, Robinson, Payne, and Debrett, 1783.

Editor. "Chinese White Wax." *Bulletin of Miscellaneous Information* (*Royal Botanic Gardens*, *Kew*), no. 76/77 (1893): 84—111.

Editor. "Considerations on the Language of Communication between the Chinese and European Governments——Communicated for the Repository." *The Chinese Repository* 13. 6 (1844): 281—300.

Editor. "Flora Cochinchinensis: Sistens Plantas in Regno Cochinchina Mascerdts. Quibus Accedunt Alia Observatae in Sinenso Imperto, &c." *The Chinese Repository* 5 (1836): 119—122.

Flückiger, Friedrich August, and Daniel Hanbury. *Pharmacographia: A History of the Principal Drugs of Vegetable Origin, Met with in Great Britain and British India*. London: Macmillan, 1874.

Fortune, Robert. *Three Years' Wanderings in the Northern Provinces of China: Including a Visit to the Tea, Silk, and Cotton Countries; with an Account of the Agriculture and Horticulture of the Chinese, New Plants, etc.* London: John Murray, 1847.

Fortune, Robert. *Two Visits to the Tea Countries of China and the British Tea Plantations in the Himalaya*. 3rd ed. Vol. 1. London: John Murray, 1853.

Giseke, Paul. *Index Linnaeanus in Leonhardi Plukenetii Opera*

Botanica (*etc.*). Hamburgi: prostat apud auctorem et Carolo E. Bohn Commissum, 1779.

Grosier, Jean-Baptiste. *A General Description of China: Containing the Topography of the Fifteen Provinces Which Compose This Vast Empire, That of Tartary, the Isles, and Other Tributary Countries,* 2 Vols. London: G. G. J. and J. Robinson, 1788.

Guibourt, Nicolas-Jean-Baptiste-Gaston. *Histoire Abrégée Des Drogues Simples,* 2 Vols. Paris: Méquignon-Marvis, 1820.

Halde, Jean-Baptiste Du. *Description Géographique, Historique, Chronologique, Politique et Physique de l'empire de La Chine et de La Tartarie Chinoise: Enrichie Des Cartes Générales et Particulières de Ces Pays* ... Vol. 3. *Description Géographique, Historique, Chronologique, Politique et Physique de l'empire de La Chine et de La Tartarie Chinoise: Enrichie Des Cartes Générales et Particulières de Ces Pays.* La Haye: chez Henri Scheurleer, 1736.

Halde, Jean-Baptiste Du. *The General History of China: Containing a Geographical, Historical, Chronological, Political and Physical Description of the Empire of China, Chinese-Tartary, Corea and Thibet.* Translated by Richard Brookes. 3rd ed. Vol. 1. London: J. Watts, 1741.

Hanbury, Daniel. *Notes on Chinese Materia Medica.* London: John E Taylor, 1862.

Hanbury, Daniel. *Science Papers, Chiefly Pharmacological and Botanical.* Edited by Joseph Ince. London: Macmillan,

1876.

Hanbury, Daniel. "Historical Notes on the Radix Galangæ of Pharmacy." *Journal of the Linnean Society of London*, *Botany* 13. 65 (1871): 20—25.

Hanbury, Daniel. "Notice of a Specimen of Insect-Wax from China." *Journal of the Proceedings of the Linnean Society of London. Zoology* 1. 3 (1856): 103—104.

Hanbury, Daniel. "On a Peculiar Camphor from China [Ngai Camphor from Blumea Balsamifera] (1874)", represented in Daniel Hanbury, *Science Papers: Chiefly Pharmacological and Botanical*, London: Macmillan, 1876, pp. 393—395.

Hanbury, Daniel. "On the Insect Wax of China (1853)", represented in Daniel Hanbury, *Science Papers: Chiefly Pharmacological and Botanical*. London: Macmillan, 1876, pp. 64—66.

Hanbury, Daniel. "Some Rare Kinds of Cardamom." *Pharmaceutical Journal* 14 (1855): 352—355, 410—422, represented in Daniel Hanbury, *Science Papers: Chiefly Pharmacological and Botanical*. London: Macmillan, 1876. pp. 93—109.

Hance, Henry. "Florae Hongkongensis Supplementum. A Compendious Supplement to Mr. Bentham's Description of the Plants of the Island of Hongkong." *The Journal of the Linnean Society. Botany* 13. 66 (1873): 95—144.

Hance, Henry. "On Liquidambar Formosana." *The Journal of Botany, British and Foreign* 5 (1867): 110—114.

Hance, Henry. "On the Source of the China Root of Commerce. Smilax Glabra." *Journal of Botany, British and Foreign*

10 (1872): 102—103.

Hance, Henry. "On the Source of the Radix Galangæ Minoris of Pharmacologists." *Journal of the Linnean Society of London*, *Botany* 13. 65 (1871): 1—7.

Hedde, Isidore, and Natalis Rondot. *Étude Pratique Du Commerce d'exportation de La Chine*. Renard, 1849.

Henderson, James. *Memorials of James Henderson*, *MD*, *Medical Missionary to China*. 3rd ed. London: J. Nisbet, 1868.

Henderson, James. "The Medicine and Medical Practice of the Chinese." *Journal of the North China Branch of the Royal Asiatic Society* 1 (1864): 21—69.

Hill, John. *A History of the Materia Medica: Containing Descriptions of All the Substances Used in Medicine* ... London: Printed for T. Longman, C. Hitch and L. Hawes ... [et al.], 1751.

Holmes, Edward Morell. *Catalogue of the Hanbury Herbarium*, *in the Museum of the Pharmaceutical Society of Great Britain*. London: Pharmaceutical Society of Great Britain, 1892.

Hooker, Joseph D. "Description of a New Species of Amomum, from Tropical West Africa." *Hooker's Journal of Botany and Kew Garden Miscellany* 4 (1852): 129—130.

Hooker, Joseph D. "On Some Species Amomum, Collected in Western Tropical Africa by Dr. Daniell, Staff Surgeon, etc." *Hooker's Journal of Botany and Kew Garden Miscellany* 6 (1854): 289—297.

Hooker, Sir William J., and Daniel Hanbury. "Botanial and Pharmacological Inquiries and Desiderata", represented in Daniel Hanbury, *Science Papers: Chiefly Pharmacological and Botanical*, edited by Joseph Ince, London: Macmillan, 1876, pp. 173—183.

James, Joseph, and Daniel Moore. *A System of Exchange with Almost All Parts of the World. To Which Is Added, the India Directory, for Purchasing the Drugs and Spices of the East-Indies, &c.* Published for the Editors. New York: John Furman, 1800.

Julien, M. Stanislas. *Industries Anciennes et Modernes de l'Empire Chinois, d'après Des Notices Traduites Du Chinois Par MSJ, ... et Accompagnées de Notices Industrielles et Scientifiques Par MP Champion.* Paris: E. Lacroix, 1869.

Julien, M. Stanislas. "Nouveaux Renseignements Sur La Culture Des Arbres à Cire, Extraits Des Auteurs Chinois; Par M. Stanislas Julien." *Comptes Rendus Hebdomadaires Des Séances de l'Académie Des Sciences: Pub. Conformément à Une Décision de l'académie En Date Du 13 Juillet 1835* 10 (1840): 618—625.

Kaempfer, Engelbert. *Amoenitatum Exoticarum Politico-Physico-Medicarum Fasciculi V: Quibus Continentur Variae Relationes, Observationes & Descriptiones Rerum Persicarum & Ulterioris Asiae: Multâ Attentione in Peregrinationibus per Universum Orientem Collectae.* Lemgoviae: Typis & impensis Henrici Wilhelmi Meyeri, aulae Lippiacae typographi, 1712.

Kaempfer, Engelbert. *The History of Japan: Giving an Account of the Ancient and Present State and Government of That Empire, of Its Temples, Palaces, Castles and Other Buildings, of Its Metals, Minerals, Trees, Plants, Animals, Birds and Fishes, of the Chronology and Success.* Translated by John Gaspar Scheuchzer. London: Printed for the translator, 1727.

Kircher, Athanasius. *China Monumentis, qua Sacris Quà Profanis, Nec Non Variis Naturae & Artis Spectaculis, Aliarumque Rerum Memorabilium Argumentis Illustrata, Auspiciis Leopoldi Primi, Roman. Imper. Semper Augusti, Munificentissimi Mecaenatis.* Amsterdam: apud Jacobum à Meurs, 1667.

Lewis, William. *An Experimental History of the Materia Medica, or Of the Natural and Artificial Substances Made Use of in Medicine, Containing a Compendious View of Their Natural History* ... 4th ed. Vol. 1. London: J. Johnson & R. Baldwin, 1791.

Lewis, William. *The Edinburgh New Dispensatory.* Edited by Joseph Black. 3rd American edition. New Hampshire, 1796.

Lindley, John. *Flora Medica: A Botanical Account of All the More Important Plants Used in Medicine, in Different Parts of the World.* London: Longman, Brown, Green, and Longmans, 1838.

Lockhart, William. *The Medical Missionary in China: A Narrative of Twenty Years' Experience.* London: Hurst and Blackett, 1861.

Loureiro, Juan de. *Flora Cochinchinensis: Sistens Plantas in Regno Cochinchina Nascentes: Quibus Accedunt Aliae Observatae in Sinensi Imperio, Africa Orientali, Indiaeque Locis Variis: Omnes Dispositae Secundum Systema Sexuale Linnaeanum.* Vol. 1. Ulyssipone: Typis, et expensis Academicis, 1790.

Loureiro, Juan de. *Flora Cochinchinensis: Sistens Plantas in Regno Cochinchina Nascentes: Quibus Accedunt Aliae Observatae in Sinensi Imperio, Africa Orientali, Indiaeque Locis Variis: Omnes Dispositae Secundum Systema Sexuale Linnaeanum.* Vol. 2. Ulyssipone: Typis, et expensis Academicis, 1793.

Macbride, James. "XXV. Some Account of the Lycoperdon Solidum of the Flora Virginica, the Lycoperdon Cervinum of Walter." *Transactions of the Linnean Society of London* 12. 2 (1819): 368—371.

Macgowan, D. J. "Use of the Stillingia Sebiferii or Tallow Tree, with a Notice of the Pe-La of Insect-Wax of China." *Journal Of The Agricultural And Horticultural Society* 7 (1850): 164—172.

Magalhães, Gabriel de. *Nouvelle relation de la Chine, Contenant la Description des Particularitez les Plus Considerables de ce Grand Empire.* Edited by Luigi Buglio. Paris: Claude Barbin, 1688.

Martini, Martino. *Novus Atlas Sinensis.* Amsterdam: Joh. Blaeu, 1655.

Mayers, William Frederick. "Gold Fish Cultivation." *Notes and*

Queries on China and Japan 8 (1868): 123—124.

Mayears, William Frederick. "Henna (Lawsonia Inermis) in China." *Notes and Queries on China and Japan*, 1868.

Mayears, William Frederick. "Introduction of Cotton into China." *Notes and Queries on China and Japan*, 1868.

Mayears, William Frederick. "Maize in China." *Notes and Queries on China and Japan*, 1867.

Mayears, William Frederick. *The Chinese Reader's Manual: A Handbook of Biographical, Historical, Mythological, and General Literary Reference*. Shanghai: American Presbyterian Mission Press, 1874.

Mayears, William Frederick. "Tobacco in China." Notes and Queries on China and Japan, 1867.

Medhurst, Walter Henry. *China: Its State and Prospects*. London: John Snow, 1838.

Merrill, Elmer Drew. "A Commentary on Loureiro's 'Flora Cochinchinensis.'" *Transactions of the American Philosophical Society* 24. 2 (1935): 1—445.

Merrill, Elmer Drew. "Loureiro and His Botanical Work." *Proceedings of the American Philosophical Society* 72. 4 (1933): 229—239.

Merrill, Elmer Drew. *Merrilleana: A Selection from the General Writings of Elmer Drew Merrill*. Waltham, Mass. : The Chronica Botanica Co. , 1946.

Milne, William Charles. *Life in China*. London: G. Routledge, 1859.

Möllendorff, O. F. von. "The Vertebrata of the Province of

Chihli with Notes on Chinese Zoological Nomenclature."
*Journal of the North China Branch of the Royal Asiatic
Society* 11 (1877): 41—111.

Morrison, Robert. *A Dictionary of the Chinese Language: In
Three Parts and Six Volumes.* Macao: East India
company's press, by P. P. Thoms, 1815.

Motherby, George. "CARDAMOMUM." In *A New Medical
Dictionary; or, General Repository of Physic. Containing
an Explanation of the Terms, and a Description of the
Various Particulars* .... London: J. Johnson, 1775.

Pearson, A. "Abstract of the Contents of a Work on Chinese
Medicine, Compiled by the Order of the Emperor Kien
Lung, Intended to Be Used, and Resorted to as a Standard
Work on the Subject." *Transactions of the Medical and
Physical Society of Calcutta* 2 (1826): 122—136.

Pearson, George. "Observations and Experiments on a Wax-like
Substance, Resembling the Pé-La of the Chinese, Collected
at Madras by Dr. Anderson, and Called by Him White
Lac." *Philosophical Transactions of the Royal Society of
London* 84 (1794): 383—401.

Pereira, Jonathan. *The Elements of Materia Medica and
Therapeutics.* 2nd ed. Vol. 2. London: Longman, Brown,
Green, and Longmans, 1842.

Pereira, Jonathan. *The Elements of Materia Medica and
Therapeutics.* 3rd ed. Vol. 2, part 1. London: Longman,
Brown, Green, and Longmans, 1850.

Pereira, Jonathan. *The Elements of Materia Medica and*

Therapeutics. 4th ed. Vol. 2. London: Blanchard and Lea, 1854.

Pereira, Jonathan. *The Elements of Materia Medica and Therapeutics.* Vol. 2, part 2. Cambridge: Cambridge University Press, 1857.

Plukenet, Leonard. *Amaltheum Botanicum.* Londini: [s. n.], 1705.

Pulteney, Richard. *Historical and Biographical Sketches of the Progress of Botany in England.* London: Printed for T. Cadell, 1790.

Reeves, John. "Account of Some of the Articles of the Materia Medica Employed by the Chinese." *Transactions of the Medico-Botanical Society of London* 1 (1828): 24—27.

Rémusat, Jean Pierre Abel. *Mélanges Asiatiques, Ou Choix de Morceaux Critiques et de Mémoires Relatifs Aux Religions, Aux Sciences, Aux Coutumes, a l'histoire et a La Géographie Des Nations Orientales.* Paris: Dondey-Dupré, 1825.

Rondot, Natalis. *Notice Du Vert de Chine: Et de La Teinture En Vert Chez Les Chinois.* Ch. Lahure, 1858.

Rondot, Natalis. "Une Promenade Dans Canton. La Manufacture de Laque d'Hip-qua et l'atelier de Tabletterie de Ta-Yu-Tong." *Journal Asiatique Ou Recueil de Mémoires, d'extraits et de Notices Relatifs à l'histoire, à La Philosophie, Aux Langues et à La Littérature Des Peuples Orientaux.* Quatrième Série 11 (1848): 34—65.

Rosny, Léon De. "Lettre à La SBF." *Bulletin de La Société*

Botanique de France 3. 4 (1856): 236—238.

Roxburgh, William. "Descriptions of Several of the Monandrous Plants of India, Belonging to the Natural Order Called Scitamineae by Linnaeus, Cannae by Jussieu, and Drimyrhizae by Ventenat." In *Asiatic Researches, or, Transactions of the Society Instituted in Bengal for Inquiring into the History and Antiquities, the Arts, Sciences and Literature of Asia.*, edited by Asiatic Society of Bengal, London: [s. n.], 1810. pp. 318—359.

Roxburgh, William. *Flora Indica, or, Descriptions of Indian Plants.* Edited by William Carey. 3 vols. Serampore: Printed for W. Thacker, 1832.

Roxburgh, William, Joseph Banks Sir, William Bulmer, D. Mackenzie, and G. Nicol. *Plants of the Coast of Coromandel: Selected from Drawings and Descriptions Presented to the Hon. Court of Directors of the East India Company.* Vol. 3. London: Printed by W. Bulmer and Co. for G. Nicol, Bookseller, 1819.

Royal College of Physicians of London, and George Frederick Collier. *The Pharmacopoeia of the Royal College of Physicians of London, 1809.* London: Highley, 1821.

Royle, Forbes, and Francisco Alvarez Alcalá. *A Manual of Materia Medica and Therapeutics: Including the Preparations of the Pharmacopoeias of London, Edinburgh and Dublin* ... Edited by John Churchill. London: John Churchill, 1847.

Sabine, Joseph. "XXIV. Observations on the Chrysanthemum

Indicum of Linnæus." *Transactions of Linnean Society of London* 13. 2 (1822): 561—578.

Sampson, Thoes. "Wild Chinese Silkworm." *Hardwicke's Science-Gossip*, 1871, 134—135.

Schott, M. "On the Natural-Historical Writings of the Chinese." *The Edinburgh New Philosophical Journal* 34 (1843): 153—155.

Smith, Frederick Porter. *Contributions towards the Materia Medica and Natural History of China, for the Use of Medical Missionaries and Native Medical Students.* Shanghai: American Presbyterian Mission Press, 1871.

Staunton, George. *An Authentic Account of an Embassy from the King of Great Britain to the Emperor of China: Including Cursory Observations Made, and Information Obtained, in Travelling Through That Ancient Empire, and a Small Part of Chinese Tartary.* Vol. 1. London: G. Nicol. OCLC, 1797.

Staunton, George. *An Historical Account of the Embassy to the Emperor of China, Undertaken by Order of the King of Great Britain: Including the Manners & Customs of the Inhabitants & Preceded by an Account of the Causes of the Embassy & Voyage to China.* London: John Stockdale, 1797.

Tatarinov, Alexander. *Catalogus Medicamentorum Sinensium Quae Pekini Comparanda et Detenninanda Curavit Alexander Tatarinov, Doctor Medicinae, Medicus Missionis Rossicae Pekinensis Spatio 1840—1850*, 8 Vols. Petropoli, 1856.

Thunberg, Carl Peter. *Flora Japonica*. Lipsiae: In Bibliopolio I. G. Mülleriano, 1784.

Westwood, John Obadiah. *An Introduction to the Modern Classification of Insects: Founded on the Natural Habits and Corresponding Organisation of the Different Families*. Vol. 2. London: Longman, Orme, Brown, Green, and Longmans, Paternoster-Row, 1839.

Williams, Samuel Wells. *An English and Chinese Vocabulary, in the Court Dialect*. Canton: Office of the Chinese Repository, 1844.

Williams, Samuel Wells. The Middle Kingdom: *A Survey of the ... Chinese Empire and Its Inhabitants ...* , 2 Vols. Vol. 2. London & New York: Wiley & Putnam, 1848.

Wood, William Wrightman. *Sketches of China*. Philadelphia: Carey and Lea, 1830.

White, David. "A Botanical Description and Natural History of the Malabar Cardamom. By Mr. David White, Surgeon on the Bombay Establishment. Communicated by the Directors of the Hon. East India Company. With Additional Remarks by William George Maton, M. D." *Transactions of Linnean Society of London* 10 (1811): 229—255.

Wylie, Alexander. "Jottings on the Science of the Chinese Arithmetic." *North China Herald*, no. 108—113 (1852): 116.

Wylie, Alexander. *Memorials of Protestant Missionaries to the Chinese: Giving a List of Their Publications, and Obituary Notices of the Deceased. With Copious Indexes*, Shanghai:

American Presbyterian Mission Press，1867.

Wylie，Alexander. Henri Cordier，and James Thomas. *Chinese Researches*. Shanghai，1897.

3. 杂志和报纸

New York Times.

The Sailor's Magazine，American Seamen's Friend Society.

二、研究作品

(一) 中文

1. 专著与期刊

常修铭：《认识中国——马戛尔尼使节团的"科学调查"》，《中华文史论丛》2009 年第 94 期，第 345—379 页。

陈玮芬：《日本"自然"概念考辨》，《中国文哲研究集刊》第 36 卷，2010 年，第 103—135 页。

陈滢：《兼采中西的植物画》，刘明倩、刘志伟编：《18—19 世纪羊城风物》，第 60—63 页。

崔英辰、邢丽菊：《朝鲜王朝时期儒学思想的基本问题——以性理学和实学思想为中心》，《哲学研究》2006 年第 4 期，第 91—94 页。

董少新：《19 世纪前期西医在广州口岸的传播》，《海交史研究》2002 年第 2 期，第 21—29 页。

董少新：《奥尔塔〈印度香药谈〉与中西医药文化交流》，《文化杂志》(澳门)2003 年第 49 期。

董少新：《形神之间——早期西洋医学入华史稿》，上海：上海古籍出版社，2008 年。

多米尼克·塞森麦尔：《全球史及其多元潜力》，《历史研究》2013年第1期，第31—36页。

樊洪业：《从"格致"到"科学"》，《自然辩证法通讯》1988年第3期，第39—50页。

范行准：《中国医学史略》，北京：中医古籍出版社，1986年。

范家伟：《大医精诚：唐代国家、信仰与医学》，台北：东大图书，2007年。

冯友兰：《中国哲学简史》，北京：新世界出版社，2004年。

复旦大学历史地理研究中心编：《跨越空间的文化：16—19世纪中西文化的相遇与调适》，上海：东方出版中心，2010年。

复旦大学文史研究院编：《西文文献中的中国》，北京：中华书局，2012年。

葛荣晋：《多元文化与朝鲜实学》，《孔子研究》2001年第5期，第59—70页。

葛兆光：《宅兹中国：重建有关"中国"的历史论述》，北京：中华书局，2011年。

葛兆光：《中国思想史》第1卷，上海：复旦大学出版社，2001年。

葛兆光：《中国思想史》第2卷，上海：复旦大学出版社，2001年。

葛兆光：《中古的科学史、社会史、文化史，抑或是博物学史？——读余欣博士〈中古异相〉》，《中华读书报》2010年12月1日，10版。

国家药典委员会编：《中华人民共和国药典》，北京：中国医药科技出版社，2015年。

韩琦：《17、18世纪欧洲和中国的科学关系——以英国皇家学会和在华耶稣会士的交流为例》，《自然辩证法通讯》1997年第3期，第47—57页。

韩琦：《传教士伟烈亚力在华的科学活动》，《自然辩证法通讯》

1998 年第 2 期,第 57—70 页。

韩琦:《中国科学技术的西传及其影响》,石家庄:河北人民出版社,1999 年。

韩琦:《康熙朝法国耶稣会士在华的科学活动》,《故宫博物院院刊》1998 年第 2 期,第 68—75 页。

韩琦:《科学、知识与权力——日影观测与康熙在历法改革中的作用》,《自然科学史研究》2011 年第 1 期,第 1—18 页。

韩琦:《南明使臣卜弥格的中国随从——教徒郑安德肋史事考释》,《清史研究》2018 年第 1 期,第 121—126 页。

韩清波:《传教医生雒魏林在华活动研究》,博士学位论文,浙江大学,2008 年。

洪静:《〈本草纲目〉释名研究》,博士学位论文,中南民族大学,2013 年。

侯样祥:《传统与超越——科学与中国传统文化的对话》,南京:江苏人民出版社,2000 年。

黄巧玲:《浅议〈本草纲目〉释名的名物训诂》,《湖南中医杂志》2010 年第 4 期,第 109—110 页。

江滢河主编:《广州与海洋文明Ⅱ》,上海:中西书局,2018 年。

金观涛、刘青峰:《观念史研究:中国现代重要政治术语的形成》,北京:法律出版社,2009 年,第 423—426 页。

金观涛:《科学与现代性——再论自然哲学和科学的观念》,《科学文化评论》2009 年第 5 期,第 50—68 页。

乐爱国:《宋代的儒学与科学》,北京:中国科学技术出版社,2007 年。

李军:《19 世纪西人在华博物馆的两种类型——兼论中国最早的博物馆》,《东南文化》2015 年第 4 期,第 98—106,127—128 页。

李绍林：《〈本草纲目〉"释名"研究》，博士学位论文，山东中医药大学，2014 年。

梁茂新：《〈本草纲目〉对清代本草学的影响》，《时珍国药研究》1992 年第 1 期，第 1—3 页。

凌姗姗：《梅辉立与中西文化交流》，硕士学位论文，华东师范大学，2013 年。

刘明倩、刘志伟编：《18—19 世纪羊城风物：英国维多利亚阿伯特博物院藏广州外销画》，上海：上海古籍出版社，2003 年。

刘新成：《"全球史观"与近代早期世界史编纂》，《全球史评论》第 1 辑，第 23—39 页。

刘新成：《文明互动：从文明史到全球史》，《历史研究》2013 年第 1 期，第 4—10 页。

刘叶秋：《类书简说》，上海：上海古籍出版社，1980 年。

刘芝华：《从图文关系看〈本草图谱〉的编撰》，《中国典籍与文化》2019 年第 1 期，第 120—127 页。

龙村倪：《中国白蜡虫的养殖及白蜡的西传》，《中国农史》2004 年第 4 期，第 19—24 页。

廖育群、傅芳、郑金生编著：《中国科学技术史·医学卷》，北京：科学出版社，1998 年。

罗桂环、汪子春编著：《中国科学技术史·生物学卷》，北京：科学出版社，2015 年。

罗志田：《权势转移：近代中国的思想、社会与学术》，武汉：湖北人民出版社，1999 年。

罗竹风主编：《汉语大词典》第 8 卷，上海：汉语大词典出版社，1993 年。

马伯英、高晞、洪中立：《中外医学文化交流史：中外医学跨文化传通》，上海：文汇出版社，1993 年。

梅泰理：《论宋代本草与博物学著作中的理学"格物"观》，《法国汉学》第六辑，北京：中华书局，2002年，第290—311页。

潘吉星：《谈"植物学"一词在中国和日本的由来》，《大自然探索》1984年第3期，第167—172页。

潘吉星：《中外科学之交流》，香港：香港中文大学出版社，1993年，第206—214页。

潘一宁：《海关洋员包腊与晚清中国外交》，《学术研究》2014年第9期，第121—128，160页。

戚志芬：《中国的类书、政书和丛书》，北京：商务印书馆，1996年。

钱超尘、温长路主编：《李时珍研究集成》，北京：中医古籍出版社，2003年。

钱玉林：《陈元龙的〈格致镜原〉——十八世纪初的科技史小型百科全书》，《辞书研究》1982年第5期，第156—161页。

钱远铭：《李时珍研究》，广东：广东科技出版社，1984年。

秦艳燕：《西学东渐背景下的中国传统博物学——以〈康熙几暇格物编〉和〈格致镜原〉为视角》，硕士学位论文，浙江大学，2009年。

尚志钧、林干良、郑金生：《历代中药文献精华》，北京：科学技术文献出版社，1989年。

沈定平：《论卫匡国在中西文化交流史上的地位与作用》，《中国社会科学》1995年第3期，第174—193页。

谭树林：《马礼逊与中西文化交流》，杭州：中国美术学院出版社，2004年。

汪晓勤：《伟烈亚力的学术生涯》，《中国科技史杂志》，1999年第1期，第17—34页。

王明根、吴浩坤、柏明著：《文史工具书的源流和使用》，上海：上海人民出版社，1980年。

王永平：《面对全球史的中国史研究》，《历史研究》2013 年第 1 期，第 25—31 页。

王育林：《论清代小学家的本草名物考证》，《北京中医药大学学报》第 9 卷，2008 年，第 594—597,599 页。

王中：《近代上海西医院及西医诊疗的出现——以仁济医院为例的考察》，《中国外资》2013 年第 16 期，第 357—358 页。

吴国盛：《博物学：传统中国的科学》，《学术月刊》2016 年第 4 期，第 11—19 页。

夏南强：《论"应试类书"》，《图书情报工作》2004 年第 5 期，第 45—52 页。

向玉成：《鸦片战争后"口岸界址"的议定及其原因》，《清史研究》2010 年，第 4 期，第 141—146 页。

杨东方：《〈本草纲目〉征引古籍讹误举隅》，《西部中医药》2016 年第 7 期，第 61—63 页。

杨敏、陈勇、张廷模、肖武、张钟利：《对中国药店荜澄茄名称的思考》，《中药与临床》2010 年第 2 期，第 52—53 页。

余欣：《博物学与写本文化：敦煌学的新境域》，《中国高校社会科学》2015 年第 2 期，第 79—83 页。

余欣：《中古异相——写本时代的学术、信仰与社会》，上海：上海古籍出版社，2001 年。

张春辉：《类书的范围与发展》，《文献》1987 年第 1 期，第 179—190 页。

张帆：《从"格致"到"科学"：晚清学术体系的过渡与别择（1895—1905 年）》，《学术研究》2009 年第 12 期，第 102—114 页。

张国刚：《从中西初识到礼仪之争——明清传教士与中西文化交流》，北京：人民出版社，2003 年。

张顺洪：《乾嘉之际英人评华分歧的原因（1790—1820）》，《世界历史》1991年第4期，第83—91页。

张旭鹏：《超越全球史与世界史编纂的其他可能》，《历史研究》2013年第1期，第17—25页。

张振辉：《卜弥格与明清之际中学的西传》，《中国史研究》2011年第3期，第183—202页。

真柳誠：《中医典籍的日本化》，《环球中医药》2008年第1期，第57页。

郑炳林、刘全波：《类书与中国文化》，《北京理工大学学报》（社会科学版）2011年第5期，第122—126页。

郑金生：《明代画家彩色本草插图研究》，《新史学》2003年第4期，第65—120页。

中国药学会编：《李时珍研究论文集》，武汉：湖北科学出版社，1985年。

中国植物学会编：《中国植物学史》，北京：科学出版社，1994年，第69—81页。

中医大辞典编辑委员会编：《中医大辞典：医史文献分册》，北京：人民卫生出版社，1981年。

周鸿承：《十七世纪中期西方人眼中的中国食物原料研究——以卜弥格、卫匡国和基歇尔为中心》，《中国农史》2018年第1期，第97—105页。

周云逸：《〈证类本草〉征引北宋邢昺〈尔雅疏〉考》，《世界中西医结合杂志》2015年第4期，第445—448页。

周云逸：《邢昺〈尔雅疏〉征引本草文献考》，《浙江学刊》2015年第2期，第8148页。

周云逸：《郑樵〈通志·昆虫草木略〉的本草学渊源及价值——以草类为研究中心》，《复旦大学学报（社会科学版）》2014年第2期，第31—37页。

朱慈恩：《论清末民初的博物学》，《江苏科技大学学报（社会科学版）》第 16 卷第 2 期，2016 年，第 19—24 页。

朱发建：《清末国人科学观的演化：从"格致"到"科学"的词义考辨》，《湖南师范大学社会科学学报》2003 年第 4 期，第 79—82 页。

邹小站：《西学东渐：迎拒与选择》，成都：四川人民出版社，2008 年。

2. 译作

爱德华·卡伊丹斯基：《中国的使臣：卜弥格》，张振辉译，郑州：大象出版社，2001 年。

布鲁诺·拉图尔：《科学在行动：怎样在社会中跟随科学家和工程师》，刘文旋、郑开译，北京：东方出版社，2005 年。

费赖之：《在华耶稣会士列传及书目》上，冯承钧译，北京：中华书局，1995 年。

阿兰·梅吉尔：《区域历史与历史撰写的未来》，《学术研究》2009 年第 8 期，第 89—100 页。

艾尔曼：《科学在中国（1550—1900）》，原祖杰译，北京：中国人民大学出版社，2016 年。

范发迪：《清代在华的英国博物学家：科学、帝国与文化遭遇》，北京：中国人民大学出版社，2011 年。

马西尼：《现代汉语词汇的形成——十九世纪汉语外来词研究》，黄河清译，上海：汉语大词典出版社，1997 年，第 102，271 页。

安德鲁·波特：《欧洲帝国主义（1860—1914）》，叶海林译，北京：北京大学出版社，2014 年。

伟烈亚力：《1867 年以前来华基督教传教士列传及著作目录》，倪文君译，桂林：广西师范大学出版社，2011 年。

(二) 韩文

유모토 고이치:《일본 근대의 풍경》,연구공간 수유＋너머 동아
　　시아 근대 세미나팀译,도서출판 그린비,2004 年。

강만길:《朝鮮後期商業의 問題點:〈迂書〉의 商業政策分析》,《한
　　국사연구》第 6 卷,1971 年,第 53—74 頁。

강민구:《〈송남잡지〉를 통해 본 조선 유서의 심미성과 의식성》,
　　《한국사상사학》第 59 卷,2018 年,第 221—249 頁。

구진희:《한말 근대 개혁의 추진과 "格物致知" 인식의 변화》,
　　《역사교육》2010 年第 114 号,第 395—434 頁。

권오민、차웅석、박상영、오준호、안상우:《《東醫寶鑑》과〈本草綱
　　目〉의 한국적 專有와 조선후기 의학 특징의 형성 ——〈本草
　　類函〉과〈本草類函要領〉을 중심으로》,《한국한의학연구원
　　논문집》第 17 卷第 3 号,2011 年,第 17—24 頁。

권정원:《이덕무의 청대고증학 수용》,《한국한문학연구》,第 58
　　卷,2015 年,第 281—316 頁。

금장태:《한국 실학사상 연구:실학사상의 철학적 체계와 종교
　　적 신념을 엿볼 수 있다》,파주:한국학술정보,2008 年。

김근수:《조선 실학과 명물도수학》,《정신문화연구》第 5 卷,
　　1982 年,第 86—97 頁。

김두종:《한국의학사》,탐구당,1993 年。

김영식:《한국 과학사 연구에서 나타나는 "중국의 문제"》《동아
　　시아 과학의 차이——서양 과학, 동양 과학, 그리고 한국
　　과학》,사이언스북스,2013 年。

김용덕:《실학파의 경제사상》,《조선후기 사상사연구》,을유문
　　화사,1977 年。

김용태:《박영교(朴泳敎)(1849—1884)의〈해동이아(海東爾

雅)〉에 대하여 서술방식과 저술의식을 중심으로》,《한국한
문학연구》第 71 卷,2018 年,第 157—189 頁。

김용헌:《주자학에서 실학으로 : 조선후기 서양 과학기술의 수
용과 주자학적 사유의 균열》, 고려대학교 민족문화연구원,
2019 年。

김일권:《〈성호사설〉"만물문"의 실학적 만물관과 자연학》,《동
아시아고대학》第 26 卷,2011 年,第 3—59 頁。

김형태:《조(朝)・중(中)・일(日) 유서류(類书類)의 특성 비교
연구》《한민족어문학》第 73 卷,第 271—297 頁。

김홍균、박찬국:《조선중기(朝鮮中期) 의학(醫學)의 계통(系
統)에 관(关)한 연구(研究)》,《대한원전의사학회지》第 5
卷,1992 年,第 252—305 頁。

최환:《한국 유서의 종합적 연구(Ⅰ)——중국 유서의 전입 및
유행》,《중국어문학》第 41 集,2003 年,第 367—404 頁。

최환:《한국 유서의 종합적 연구(Ⅱ)——한국 유서의 간행 및
특색》,《중어중문학》第 32 集,2003 年,第 65—97 頁。

노기춘:《"林園十六志"引用文獻分析考(2)——〈仁濟志〉를 중심
으로—》,《서지학연구》第 35 集,2006 年 12 月,第 231—
271 頁。

노대환:《18 세기 후반—19 세기 전반 名物學의 전개와 성격》,
《한국학연구》第 31 卷,2013 年,第 541—572 頁。

劉元东:《韓國實學概论》, 正音文化社,1983 年。

吴贞熙:《清潭李重焕의 實學思想 및 그의 著書〈擇里志〉에 對하
여》,《綠友研究論集》1977 年第 19 期,第 23—37 頁。

元庆烈:《〈大東輿地圖〉의 研究》,《장안지리》第 5 卷第 1 期,1989
年,第 1—172 頁。

박상영:《〈인제지〉의 조선후기 의사학적 위상과 의의: 미키 사

카에의 "재인용[孫引]" 지적과 "학술가치" 평가에 대한 재검토》,《한국실학연구》第 23 卷,2013 年,第 531—575 页。

박수밀:《이익의〈성호사설〉에 나타난 유추의 양상과 그 의미》,《고전문학과 교육》第 26 卷,第 229—258 页。

박영순:《중국 서적의 인용과 지식의 수용 ——〈오주연문장전산고(五洲衍文長箋散稿)〉를 중심으로》,《中國人文科學》第 64 卷,2016 年 12 月,第 317—348 页。

박정심:《근대 "格物致知學"(science)에 대한 유학적 성찰》,《한국철학논집》第 43 集,2014 年,第 141—171 页。

신동원:《동의보감과 동아시아 의학사》第 1 卷,파주: 도서출판 들녘,2015 年。

신병주:《19 세기 중엽 李圭景의 學風과 思想》,《韓國學報》第 75 集,1994 年,第 144—173 页。

안대옥:《格物窮理에서 "科學"으로: 晚明西學受容 이후 科學概念의 變遷》,한글판《유교문화연구》第 19 集,2011 年,第 5—42 页。

안대회:《18、19 세기 조선의 百科全書派와〈和漢三才圖會〉》,《大東文化研究》第 69 集,2010 年,第 419—445 页。

안대회:《李睟光의〈芝峰類説〉과 조선 후기 名物考証学의 전통》,《진단학보》第 98 号,2004 年,第 267—290 页。

안대회:《임원경제지를 통해 본 서유구의 이용후생학》,《한국실학연구》第 11 卷,2006 年,第 47—72 页。

양영옥:《〈송남잡지(松南雜識)〉의 어휘사전적 특징에 관한 연구》,《한문학보》第 37 卷,2017 年,第 275—300 页

양영옥:《조선 후기 類書의 전통과〈송남잡지(松南雜識)〉》,《대동문화연구》第 92 卷,2015 年,第 251—287 页。

오재근、金容辰 :《〈東醫寶鑒・湯液篇〉의 本草 분류에 대한 연

구》,《대한한의학원전 학회지》第 23 卷第 5 号, 2010 年, 第 55—66 页。

오재근、김용진:《조선 후기〈본초강목〉의 전래와 그 활용:〈본초정화〈본초부방편 람〉을 중심으로》,《의사학》第 20 卷, 2011 年, 第 29—51 页。

오재근:《〈본초강목〉이 조선 후기 본초학 발전에 미친 영향: 미키 사카에의〈林園經濟志〉본초학 성과 서술 비판》,《의사학》第 21 卷第 2 号, 2012 年, 第 193—226 页。

오준호:《19、20 세기 조선 의가들의 본초강목 재구성하기》,《한국의사학회지》第 26 卷第 2 期, 2013 年, 第 1—7 页。

이경구:《19 세기 말—20 세기 초 한・중・일 삼국의 실학 개념》,《개념과 소통》2015 年 6 月 第 15 号。

이상옥:《청대 고증학이입 (考證學移入) 과 다산정약용 (茶山丁若鏞)》,《중국학보》,第 11 卷, 1970 年, 第 37—50 页。

이상인:《〈東醫寶鑒〉을 本草學領域에서 살펴본 特徵과 끼친 影響——〈東醫寶鑒・湯液編〉을 中心으로》,《대한본초학회지》第 7 卷第 3 期, 1992 年, 第 21—26 页。

이정:《식민지 조선의 식물 연구(1910—1945) 조일 연구자의 상호 작용을 통한 상이한 근대 식물학의 형성》,博士学位论文,首尔大学校, 2012 年。

이정우、심경호、이상욱:《분류의 다양성과 원리: 지식의 탄생을 중심으로》,《과학철학》第 17 卷第 3 期, 2014 年, 第 69—106 页。

장유승:《조선후기 물명서의 편찬동기와 분류체계》,《한국고전연구》第 13 集, 2014 年, 第 171—206 页。

전종욱、조창록:《〈임원경제지・인제지〉의 편집 체재와 조선후기 의학 지식의 수용 양상》,《의사학》第 21 卷第 3 号, 2012

年,第403—448页。

정승혜:《물명(物名)류 자료의 종합적 고찰》,《국어사연구》第 18 卷,2014 年,第 79—116 页。

조광:《실학의 발전》,국사편찬위원회编:《한국사》第 35 卷,국사편찬위원회,1998 年。

조성산:《조선후기 성호학파(星湖學派)의 고학(古學) 연구를 통한 본초학(本草學) 인식》,《의사학》第 24 卷第 2 号,2015 年,第 457—496 页。

진재교 :《조선조 후기 류서(類書)와 인물지(人物志)의 학적 (學的) 시야(視野) ―지식・정보의 집적(集積)과 분류(分類)를 중심으로》,《대동문화연구》第 101 卷,2018 年,第 67—101 页。

한성구:《중국 근현대 "과학"에 대한 인식과 사상 변화》,《중국인문과학》第 31 集,2005 年。

홍문화:《우리의 이두향약명이 일본의 본초학에 미친 영향》,《생약학회지》第 3 卷,1972 年,第 1—10 页。

홍윤표:《물명의 연구 방법과 과제》,《한국어사 연구》第 4 卷,2018 年,第 241—343 页。

(三) 日文

白井光太郎:《本草学論攷》,東京：春陽堂,1934 年。

城福勇:《平賀源内の研究》,大阪：創元社,1976 年。

大場秀章编:《日本植物研究の歴史：小石川植物園 300 年の歩み》,東京：東京大学総合研究博物館,1996 年。

大場秀章:《江戸の植物学》,東京：東京大学出版会,1997 年。

大場秀章:《植物学史・植物文化史》(大場秀章著作選),東京：八坂書房,2006 年。

大庭脩：《江戸時代における唐船持渡書の研究》,大阪：関西大学
　　出版部,1995 年。

渡辺幸三著,杏雨書屋編：《本草書の研究》,大阪：武田科学振興
　　財団,1987 年。

井上忠：《貝原益軒》(人物叢書),東京：吉川弘文館,1984 年。

木場貴俊：《林羅山によるかみの名物：〈多識編〉をもとに》,《日
　　本研究》第 47 集,2013 年,第 31—52 頁。

木村陽二郎：《日本自然誌の成立——蘭学と本草学》,東京：中央
　　公論社,1974 年。

木村陽二郎：《江戸期のナチュラリスト》,東京：朝日新聞社,
　　2005 年。

平野満：《天保期の本草研究会"赭鞭会"——前史と成立事情お
　　よび活動の実態》,《駿台史学》第 98 巻,1996 年,第 1—
　　45 頁。

三木榮：《朝鮮医書誌》,大阪：三木榮家,1956 年。

三木榮：《朝鮮醫學史及疾病史》,大阪：三木榮家,1963 年。

山田慶児：《本草と夢と錬金術と——物質的想像力の現象学》,
　　東京：朝日新聞社,1997 年。

山田慶児編：《東アジアの本草と博物学の世界》,東京：思文閣出
　　版,1995 年。

山田慶児編：《物のイメージ・本草と博物学への招待》,東京：朝
　　日新聞社,1994 年。

山田慶児：《中国医学の起源》,東京：岩波書店,1999 年。

杉本つとむ：《江戸の博物学者たち》,東京：講談社,2006 年。

杉本つとむ：《日本本草学の世界——自然・医薬・民俗語彙の
　　探究》,東京：八坂書房,2011 年。

上野益三：《博物学の時代》,東京：八坂書房,1990 年。

上野益三：《博物学者列伝》，東京：八坂書房，1991 年。

上野益三：《日本博物学史》，東京：講談社，1989 年。

田代和生：《江戸時代朝鮮薬材調査の研究》，東京：慶應義塾大学
　　出版会，1999 年。

尾藤正英：《江戸時代中期における本草学——近世科学の生成
　　と關連する面より—》，《東大教養学部・人文科学科紀要（国
　　文学・汉文学）》第 11 号，1957 年，第 195—216 頁。

西村三郎：《リンネとその使徒たち 探検博物学の夜明け》，東京：
　　朝日選書，1997 年。

西村三郎：《文明のなかの博物学：西欧と日本》（上・下），東京：
　　紀伊國屋書店，1999 年。

（四）西文

Arber, Agnes. *Herbals: Their Origin and Evolution*. Cambridge University Press, 1986.

Atran, Scott. *Cognitive Foundations of Natural History: Towards an Anthropology of Science*. Cambridge University Press, 1993.

Bailyn, Bernard. *Atlantic History: Concept and Contours*. Harvard University Press, 2009.

Barnes, Linda. *Needles, Herbs, Gods, and Ghosts: China, Healing, and the West to 1848*. Cambridge, Mass.: Harvard University Press, 2005.

Barton, Ruth. "'Men of Science': Language, Identity and Professionalization in the Mid-Victorian Scientific Community." *History of Science* 41. 1 (2003): 73—119.

Basalla, George. "The Spread of Western Science." *Science* 156.

3775 (1967)：611—622.

Bayly, Christopher A. *The Birth of the Modern World*, *1780—1914: Global Connections and Comparisons*. Oxford：Wiley-Blackwell，2004.

Biagioli, Mario. Galileo, *Courtier: The Practice of Science in the Culture of Absolutism*. Chicago：University of Chicago Press，2018.

Blair, Ann. "Reading Strategies for Coping with Information Overload ca. 1550—1700." *Journal of the History of Ideas* 64. 1 (2003)：11—28.

Blair, Ann. *The Theater of Nature: Jean Bodin and Renaissance Science*. Princeton：Princeton University Press，2017.

Blunt, Wilfrid. *Linnaeus: The Compleat Naturalist*. Princeton：Princeton University Press，2001.

Bourguet, Marie N. , Christian Licoppe, and H. Otto Sibum. *Instruments*, *Travel and Science: Itineraries of Precision from the Seventeenth to the Twentieth Century*. Routledge，2003.

Bretschneider, Emil. *History of European Botanical Discoveries in China*. Vol. 2. London：Sampson Low，Marston and Company，1898.

Bretschneider, Emil. *On the Knowledge Possessed by the Ancient Chinese of the Arabs and Arabian Colonies: And Other Western Countries*, *Mentioned in Chinese Books*. London：Trübner & Company，1871.

Bretschneider, Emil. "The Study and Value of Chinese Botanical Works，with Notes on the History of Plants and

Geographical Botany from Chinese Sources." *The Chinese Recorder and Missionary Journal* 3 （1871）: 157—163, 218—227, 241—249, 264—272, 281—294.

Bretschneider, Emil. *Botanicon Sinicum: Notes on Chinese Botany from Native and Western Sources*. Vol. 1. Shanghai: North-China Branch of the Royal Asiatic Society, 1882.

Bretschneider, Emil. *Early European Researches into the Flora of China*. Shanghai: American Presbyterian Mission Press, 1881.

Bretschneider, Emil. *History of European Botanical Discoveries in China*. 2 Vols. London: Sampson Low, Marston and Company, 1898.

Brockway, Lucile H. "Science and Colonial Expansion: The Role of the British Royal Botanic Gardens." *American Ethnologist* 6. 3 (1979): 449—465.

Burke, Peter. *Social History of Knowledge: From Gutenberg to Diderot*. John Wiley & Sons, 2013.

Cain, Peter J, and Anthony G Hopkins. *British Imperialism: Innovation and Expansion, 1688—1914*. Vol. 1. Addison-Wesley Longman Ltd, 1993.

Cams, Mario. "The Early Qing Geographical Surveys (1708—1716) as a Case of Collaboration between the Jesuits and the Kangxi Court." *Sino-Western Cultural Relations Journal* 34 (2012): 1—20.

Chakrabarti, Pratik. *Materials and Medicine: Trade, Conquest and Therapeutics in the Eighteenth Century*. Studies in Imperialism. Manchester: Manchester University Press, 2015.

Chakrabarti, Pratik. "Medical Marketplaces beyond the West: Bazaar Medicine, Trade and the English Establishment in Eighteenth-Century India." In *Medicine and the Market in England and Its Colonies, c. 1450—c. 1850*, edited by Mark S. R. Jenner and Patrick Wallis, Basingstoke: Palgrave Macmillan, 2007, pp. 196—215.

Chakrabarti, Pratik. *Medicine and Empire, 1600—1960*. Basingstoke: Palgrave Macmillan, 2014.

Chambers, David W. , and Richard Gillespie. "Locality in the History of Science: Colonial Science, Technoscience, and Indigenous Knowledge." *Osiris* 15 (2000): 221—240.

Chapman-Huston, D. , and E. C. Cripps. *Through a City Archway: The Story of Allen and Hanburys, 1715—1954*. John Murray, 1954.

Clark, William. "The Pursuit of the Prosopography of Science." In *The Cambridge History of Science: Volume 4, Eighteenth-Century Science*, edited by Roy Porter, Cambridge: Cambridge University Press, 2003, pp. 211—238.

Collani, Claudia von. "Mission and Medicine in China: Between Canon Law, Charity and Science." In *History of Catechesis in China*, edited by Staf Vloeberghs. Leuven: Ferdinand Verbiest Institute, 2008, pp. 37—68.

Collani, Claudia von. "Physicians and Natural History." In *Cultures of Natural History*, edited by Nicholas Jardine, James A. Secord, and Emma C. Spary, Cambridge: Cambridge University Press, 1996, pp. 91—105.

Collani, Claudia von. *Matters of Exchange: Commerce, Medicine, and Science in the Dutch Golden Age*. New Haven: Yale University Press, 2007.

Cook, Harold J., and Timothy D. Walker. "Circulation of Medicine in the Early Modern Atlantic World." *Social History of Medicine* 26. 3 (2013): 337—351.

Cowen, David L. *Pharmacopoeias and Related Literature in Britain and America, 1618—1847*. Vol. 700. Aldershot: Variorum, 2001.

Cox, Euan Hillhouse Methven. *Plant-Hunting in China: A History of Botanical Exploration in China and the Tibetan Marches*. London: Collins, 1945.

Crossely, Pamela K. "Manchu Education." In *Education and Society in Late Imperial China, 1600—1900*, edited by Benjamin A. Elman and Alexander Woodside, Berkeley: University of California Press, 1994, pp. 340—378.

Cunningham, Andrew, and Perry Williams. "De-Centring the 'Big Picture': The Origins of Modern Science and the Modern Origins of Science." *The British Journal for the History of Science* 26. 4 (1993): 407—432.

Curry, Helen A., Nicholas Jardine, James A. Secord, and Emma C. Spary, eds. *Worlds of Natural History*. Cambridge University Press, 2018.

Damodaran, Vinita, Anna Winterbottom, and Alan Lester. *The East India Company and the Natural World*. Springer, 2014.

Darwin, Charles. *The Variation of Animals and Plants under Domestication*. Vol. 1. New York: D. Appleton, 1897.

Darwin, John. *After Tamerlane: The Global History of Empire since 1405*. Bloomsbury Publishing USA, 2008.

Daston, Lorraine J. "Classifications of Knowledge in the Age of Louis XIV", Sun King: The Ascendancy of French Culture during the Reign of Louis XIV, Ed. DL Rubin. Washington DC, 1992.

Daston, Lorraine J. "The History of Science and the History of Knowledge", *KNOW: A Journal on the Formation of Knowledge* 1. 1 (2017): 131—154.

Daston, Lorraine, and Peter Galison. *Objectivity*. Princeton: Princeton University Press, 2007.

Dear, Peter. *Revolutionizing the Sciences: European Knowledge and Its Ambitions, 1500—1700*. Palgrave Basingstoke, Hants, 2001.

Dear, Peter. "The Ideology of Modern Science." *Studies in History and Philosophy of Science* 34. 4 (2003): 821—828.

Dear, Peter. *The Intelligibility of Nature: How Science Makes Sense of the World*. Chicago: University of Chicago Press, 2008.

Dear, Peter. "What Is the History of Science the History of? Early Modern Roots of the Ideology of Modern Science." *Isis* 96. 3 (2005): 390—406.

Delbourgo, James, and Nicholas Dew. *Science and Empire in the Atlantic World*. Routledge, 2008.

Dirlik, Arif. "Chinese History and the Question of Orientalism." *History and Theor* 35. 4 (1996): 95—117.

Dirlik, Arif. "History without a Center? Reflections on

Eurocentrism. " In *Across Cultural Borders: Historiography in Global Perspective*, edited by Eckhardt Fuchs and Benedikt Stuchtey, Lanham, Md. : Rowman &. Littlefield, 2002, pp. 247—284.

Dorvault, François. *Iodognosie: Ou, Monographie Chimique, Médicale et Pharmaceutique Des Iodiques En Général et En Particulier de l'iode et de l'iodure de Potassium*, 8 Vols. Paris: Labé, 1850.

Douglas, Robert K. *Catalogue of Chinese Printed Books, Manuscripts and Drawings in the Library of the British Museum*. Longmans&.Company, 1877.

Drayton, Richard. *Nature's Government: Science, Imperial Britain, and the " Improvement " of the World*. New Haven: Yale University Press, 2000.

Duncan, Andrew. *The Edinburgh New Dispensatory*. 12th ed. Edinburgh: Bell &. Bradfute, 1830.

Durkheim, Emile, and Marcel Mauss. *Primitive Classification (Routledge Revivals)*. Routledge, 2009.

Easterby-Smith, Sarah. "Selling Beautiful Knowledge: Amateurship, Botany and the Market-Place in Late Eighteenth-Century France. " *Journal for Eighteenth-Century Studies* 36. 4 (2013): 531—543.

Editor, "[In Memoriam for] Dr. Emil Bretschneider. " *Bulletin of miscellaneous information/ Royal Botanic Gardens, Kew* (1901, London: Darling &. Son, Ltd. , for His Majesty's Stationery Office): 201—202.

Eggert, Marion, Felix Siegmund, and Dennis Würthner. *Space and Location in the Circulation of Knowledge* （1400—1800）: *Korea and Beyond*. PL Academic Research，2014.

Elman，Benjamin A. "Collecting and Classifying: Ming Dynasty Compendia and Encyclopedias （Leishu）." *Extrême-Orient Extrême-Occident* （2007）: 131—157.

Elman，Benjamin A. From Philosophy to Philology: Intellectual and Social Aspects of Change in Late Imperial China. University of California Los Angeles，2001.

Elman，Benjamin A. "Jesuit Scientia and Natural Studies in Late Imperial China，1600—1800." *Journal of Early Modern History* 6. 3 （2002）: 20—32.

Elman，Benjamin A. *On Their Own Terms*. Harvard University Press，2009.

Elman，Benjamin A. "The Investigation Of Things （Gewu 格物），Natural Studies （Gezhixue 格致学），And Evidental Studies （Kaozhengxue 考证学） Gewu In Late Imperial China，1600—1800." In *Concepts of Nature: A Chinese-European Cross-Cultural Perspective*，edited by Hans Ulrich Vogel and Günter Dux，Brill，2010，pp. 368—399.

Fan，Fa-ti. *British Naturalists in Qing China: Science，Empire，and Cultural Encounter*. Cambridge，MA: Harvard University Press，2004.

Fan，Fa-ti. "Hybrid Discourse and Textual Practice: Sinology and Natural History in the Nineteenth Century." *History of Science* 38. 1 （2000）: 25—56.

Fan，Fa-ti. "Science in Cultural Borderlands: Methodological Reflections on the Study of Science，European Imperialism， and Cultural Encounter. " *East Asian Science, Technology and Society: An International Journal* 1. 2 (2007): 213—231.

Fan, Fa-ti. "The Global Turn in the History of Science. " *East Asian Science, Technology and Society: An International Journal* 6. 2 (2012): 249—258.

Fan, Fa-ti. " Victorian Naturalists in China: Science and Informal Empire. " *The British Journal for the History of Science* 36. 1 (2003): 1—26.

Fara, Patricia. *Sex, Botany and Empire: The Story of Carl Linnaeus and Joseph Banks*. Cambridge: Icon Books, 2004.

Findlen, Paula. "How Information Travels: Jesuit Networks, Scientific Knowledge, and the Early Modern Republic of Letters, 1540—1640. " In *Empires of Knowledge*, Routledge, 2018, pp. 57—105.

Findlen, Paula. *Possessing Nature: Museums, Collecting, and Scientific Culture in Early Modern Italy*. Berkeley: University of California Press, 1994.

Findlen, Paula. "The Formation of a Scientific Community: Natural History in Sixteenth-Century Italy. " In *Natural Particulars: Nature and the Disciplines in Renaissance Europe*, edited by Anthony Grafton and Nancy Siraisi, Cambridge MA: MIT Press, 1999. pp. 369—400.

Finnegan, Diarmid A. "The Spatial Turn: Geographical Approaches in the History of Science. " *Journal of the History of Biology* 41. 2 (2008): 369—388.

Foucault, Michel. *The Order of Things*. 2nd ed. Routledge,

2005.

Fukuoka, Maki. *The Premise of Fidelity: Science, Visuality, and Representing the Real in Nineteenth-Century Japan.* Stanford University Press, 2012.

Galle, Léon. *Natalis Rondot: Sa Vie et Ses Travaux.* Lyon, Bernoux, Cumin & Masson, 1902.

Golinski, Jan. *Making Natural Knowledge: Constructivism and the History of Science.* Chicago: University of Chicago Press, 2005.

Grafton, Anthony. "The World of the Polyhistors: Humanism and Encyclopedism." *Central European History* 18. 1 (1985): 31—47.

Grove, Richard H. *Green Imperialism: Science, Colonial Expansion, and the Origins of Environmentalism, 1600—1860.* Cambridge: Cambridge University Press, 1995.

Hamashita, Takeshi. *China, East Asia and the Global Economy: Regional and Historical Perspectives.* New York: Routledge, 2013.

Hanson, Marta, and Gianna Pomata. "Medicinal Formulas and Experiential Knowledge in the Seventeenth-Century Epistemic Exchange between China and Europe." *Isis* 108. 1 (2017): 1—25.

Harding, Sandra G. "Is Science Multicultural?: Challenges, Resources, Opportunities, Uncertainties." *Configurations* 2. 2 (1994): 301—330.

Harkness, Deborah E. *The Jewel House: Elizabethan London and the Scientific Revolution.* New Haven: Yale University

Press, 2007.

Harris, Steven J. "Long-Distance Corporations, Big Sciences, and the Geography of Knowledge." *Configurations* 6. 2 (1998): 269—304.

Harrison, Mark. "Science and the British Empire." *Isis* 96. 1 (2005): 56—63.

Haudricourt, André-Georges, and Georges Métailié. "De l'illustration Botanique En Chine." *Études Chinoises* 13. 1—2 (1994): 381—416.

He, Bian. "Assembling the Cure: Materia Medica and the Culture of Healing in Late Imperial China." Doctoral Thesis, Harvard University, 2014.

Hillemann, Ulrike. *Asian Empire and British Knowledge: China and the Networks of British Imperial Expansion.* Springer, 2009.

Hoffmann, Fr. "Fluckiger." *The American Journal of Pharmacy* 67. (1895): 65—71.

Holmes, Edward Morell. *Catalogue of the Hanbury Herbarium, in the Museum of the Pharmaceutical Society of Great Britain.* London: Pharmaceutical Society of Great Britain, 1892.

Hooykaas, Reijer. "The Rise of Modern Science: When and Why?" *The British Journal for the History of Science* 20. 4 (1987): 453—473.

Hsia, Florence C. Sojourners in a Strange Land: Jesuits and Their Scientific Missions in Late Imperial China. Chicago: University of Chicago Press, 2009.

Hsu, Elizabeth, ed. *Innovation in Chinese Medicine*. Needham Research Institute Studies. Cambridge: Cambridge University Press, 2001.

Hu, S. Y. "China-Root——Fu-Ling（茯苓）or T'u-Fu-Ling（土茯苓）, a Problem in Chinese Medicinal Plants." *Journal of the West China Border Research Society* 12 (1940): 80—86.

Hudson, Briony, and Maureen Boylan. *The School of Pharmacy, University of London: Medicines, Science and Society, 1842—2012*. EBSCOhost Ebooks Online. London: Academic Press, 2013.

Hunter, Robert. "Communications Respecting Various Seeds and Plants, Useful and Ornamental, Collected in the Central and Eastern Provinces of China, and Forwarded to the Society, by R. Fortune, Esq." *Journal Of Agricultural And Horticultural Society* 9 (1857): 91—101.

Jack Morrell. "Professionalisation." In *Companion to the History of Modern Science*, edited by Robert Olby, Geoffrey Cantor, John Christie, and Jonathon Hodge, London & New York: Routledge, 1990, pp. 980—990.

Jansen, Marius B. *China in the Tokugawa World*. Cambridge, MA: Harvard University Press, 1992.

Jardine, Lisa. *Ingenious Pursuits: Building the Scientific Revolution*. Anchor, 2000.

Jardine, Nicholas, James A. Secord, and Emma C. Spary. *Cultures of Natural History*. Cambridge University Press, 1996.

Kajdański, Edward. "Michael Boym's 'Medicus Sinicus.'"

T'oung Pao (1987): 161—189.

Kajdański, Edward. "The Traditional Chinese Medicine as Reflected in the Works of Michael Boym." *Monumenta Serica* 59. 1 (2011): 383—400.

Kazuhiko, Kasaya. "The Tokugawa Bakufu's Policies for the National Production of Medicines and Dodonaeus's Cruijdeboeck." In *Dodonaeus in Japan: Translation and the Scientific Mind in the Tokugawa Period*, edited by Willy Vande Walle and Kazuhiko Kasaya, Leuven: Leuven University Press, 2001, pp. 167—186.

Kelley, Donald R, and Richard Henry Popkin. *The Shapes of Knowledge from the Renaissance to the Enlightenment*. Vol. 124. Springer Science & Business Media, 2012.

Koerner, Lisbet. *Linnaeus: Nature and Nation*. Cambridge, MA: Harvard University Press, 2009.

Kusukawa, Sachiko. "Bacon's Classification of Knowledge." *The Cambridge Companion to Bacon*, edited by Markku Peltonen, Cambridge: Cambridge University Press, 1996, pp. 47—74.

Kusukawa, Sachiko. *Picturing the Book of Nature: Image, Text, and Argument in Sixteenth-Century Human Anatomy and Medical Botany*. Chicago: University of Chicago Press, 2012.

Lach, Donald F. *Asia in the Making of Europe, Volume II: A Century of Wonder. Book 3: The Scholarly Disciplines*. Chicago: University of Chicago Press, 2010.

Latour, Bruno. *Science in Action: How to Follow Scientists and*

Engineers through Society. Cambridge, MA: Harvard university press, 1987.

Latour, Bruno. "Visualization and Cognition." *Knowledge and Society* 6. 6 (1986): 1—40.

Lean, Eugenia. *Vernacular Industrialism in China: Local Innovation and Translated Technologies in the Making of a Cosmetics Empire, 1900—1940*, New York: Columbia University Press, 2020.

Latour, Bruno, and Steve Woolgar. *Laboratory Life: The Construction of Scientific Facts*. Princeton: Princeton University Press, 2013.

Lightman, Bernard, Gordon McOuat, and Larry Stewart, eds. *The Circulation of Knowledge between Britain, India and China: The Early-Modern World to the Twentieth Century*. Leiden: Brill, 2013.

Livingstone, David N. *Putting Science in Its Place: Geographies of Scientific Knowledge*. Chicago: University of Chicago press, 2010.

Livingstone, David N. "Science, Text and Space: Thoughts on the Geography of Reading." *Transactions of the Institute of British Geographers* 30. 4 (2005): 391—401.

Lu, Di. *The Global Circulation of Chinese Materia Medica, 1700—1949: A Microhistory of the Caterpillar Fungus*, Palgrave Macmillan, 2023.

Lu, Gwei-Djen. "China's Greatest Naturalist: A Brief Biography of Li Shih-Chen." *The American Journal of Chinese Medicine* 4. 3 (1976): 209—218.

Lux, David S. , and Harold J. Cook. "Closed Circles or Open Networks?: Communicating at a Distance during the Scientific Revolution." *History of Science* 36. 2 (1998): 179—211.

Marcon, Federico. *The Knowledge of Nature and the Nature of Knowledge in Early Modern Japan*. Chicago: University of Chicago Press, 2015.

Marcon, Federico. "The Names of Nature: The Development of Natural History in Japan, 1600—1900. " Doctoral Thesis, Columbia University, 2007.

Mayr, Ernst. *The Growth of Biological Thought: Diversity, Evolution, and Inheritance*. Harvard University Press, 1982.

McAleer, John. "'A Young Slip of Botany': Botanical Networks, the South Atlantic, and Britain's Maritime Worlds, c. 1790—1810." *Journal of Global History* 11. 1 (2016): 24—43.

McCracken, Donal P. *Gardens of Empire: Botanical Institutions of the Victorian British Empire*. London & Washington: Leicester University Press, 1997.

McCreath, Simone Badal, and Rupika Delgoda. *Pharmacognosy: Fundamentals, Applications and Strategies*. Elsevier Science, 2017.

Métailié, Georges. "China as a Model? A Comparative Study of Kaibara Ekiken's Yamato Honzo. " *Gottinger Beitrage Zur Asien Forschung* 1 (2001): 161—178.

Métailié, Georges. "Concepts Of Nature In Traditional Chinese

Materia Medica And Botany (Sixteenth To Seventeenth Century)." In *Concepts of Nature: A Chinese-European Cross-Cultural Perspective*, edited by Hans Ulrich Vogel and Günter Dux, Brill, 2010, pp. 345—367.

Métailié, Georges. "Des Mots et Des Plantes Dans Le Bencao Gangmu de Li Shizhen." *Extrême-Orient Extrême-Occident* 10 (1988): 27—43.

Métailié, Georges. "Note à Propos Des Citations Implicites Dans Les Textes Techniques Chinois." *Extrême-Orient*, *Extrême-Occident* 17. 17 (1995): 131—139.

Métailié, Georges. "Sir Joseph Banks-an Asian Policy." In *Sir Joseph Banks: A Global Perspective*, edited by Rex E. R. Banks, B. Elliott, J. G. Hawkes, D. King Hele, and G. Ll Lucas, Royal Botanic Gardens, Kew, 1994, pp. 157—170.

Métailié, Georges. "The Bencao Gangmu of Li Shizhen: An Innovation in Natural History." In *Innovation in Chinese Medicine*, edited by Elizabeth Hsu, Cambridge, New York: Cambridge University Press, 2001, pp. 221—261.

Métailié, Georges. *Science and Civilisation in China*, Vol. 6, *Biology and Biological Technology*, Part 4, *Traditional Botany: An Ethnobotanical Approach*. Cambridge: Cambridge University Press, 2015.

Michel, Wolfgang, and Zaitsu Michel. "On the Emancipation of Materia Medica Studies (Honzōgaku) in Early Modern Japan." In *Proceedings of the 5th International Symposium on the History of Indigenous Knowledge*, 2015, pp. 93—106.

Miller, David P. "'Into the Valley of Darkness': Reflections on the Royal Society in the Eighteenth Century." *History of Science* 27. 2 (1989)：155—166.

Miller, David P., and Peter Hanns Reill, eds. *Visions of Empire: Voyages, Botany, and Representations of Nature*. Cambridge：Cambridge University Press, 2011.

Monro, Donald. *A Treatise on Medical and Pharmaceutical Chymistry, and the Materia Medica*, 3 Vols. Vol. 3. London：Printed for T. Cadell, 1788.

Morrell, Jack, and Arnold Thackray. *Gentlemen of Science: Early Years of the British Association for the Advancement of Science*. Oxford University Press, 1981.

Mueggler, Erik. *The Paper Road: Archive and Experience in the Botanical Exploration of West China and Tibet*. Univ of California Press, 2011.

Müller-Wille, Staffan. "Nature as a Marketplace：The Political Economy of Linnaean Botany." *History of Political Economy* 35. 5 (2003)：154—172.

Muntschick, Wolfgang. "The Plants That Carry His Name： Engelbert Kaempfer's Study of the Japanese Flora." *Bodart-Bailey, Beatrice M. Und Derek Massarella (Hg.): The Furthest Goal, Engelbert Kaempfer's Encounter with Tokugawa Japan*. Folkstone：Japan Library, 1995, pp. 71—95.

Nair, K. P. Prabhakaran. "The Agronomy and Economy of Cardamom (Elettaria Cardamomum M.)：The 'Queen of Spices.'" *Advances in Agronomy* 91 (2006)：179—471.

Nappi, Carla. "Bolatu's Pharmacy Theriac in Early Modern

China. " *Early Science and Medicine* 14. 6 （2009）：
737—764.

Nappi, Carla. "Disengaging from 'Asia'. " *East Asian Science,
Technology and Society: An International Journal* 6. 2
(2012)：229—232.

Nappi, Carla. "Surface Tension：Objectifying Ginseng in
Chinese Early Modernity. " In *Early Modern Things*, edited
by Paula Findlen, New York：Routledge, 2013, pp. 31—52.

Nappi, Carla. *The Monkey and the Inkpot: Natural History
and Its Transformations in Early Modern China.*
Cambridge, MA：Harvard University Press, 2010.

Needham, Joseph, Lu Gwei-Djen, and Huang Hsing-Tsung.
Science and Civilisation in China, Vol. 6, *Biology and
Biological Technology*, Part 1：Botany. Cambridge：
Cambridge University Press, 1986.

Ogilby, John. *Atlas Chinensis: Being a Second Part of a
Relation of Remarkable Passages in Two Embassies from
the East-India Company of the United Provinces, to the
Vice-Roy Singlamong and General Taising Lipovi, and to
Konchi, Emperor of China and East Tartary.* 2nd ed.
London：Thomas Johnson, 1671.

Ogilvie, Brian W. "The Many Books of Nature：Renaissance
Naturalists and Information Overload. " *Journal of the
History of Ideas* 64. 1 (2003)：29—40.

Ogilvie, Brian W. *The Science of Describing: Natural History
in Renaissance Europe.* Chicago：University of Chicago
Press, 2008.

Ophir, Adi, and Steven Shapin. "The Place of Knowledge a Methodological Survey." *Science in Context* 4. 1 (1991): 3—22.

Osborne, Michael A. Nature, the Exotic, and the Science of French Colonialism. Indiana University Press, 1994.

Osterhammel, Jürgen. "Britain and China, 1841—1914." In *The Oxford History of the British Empire*, Vol. Ⅲ, *The Nineteenth Century*, edited by Andrew Porter and Wm Roger Louis, Oxford: Oxford University Press on Demand, 1999, pp. 146—169.

Osterhammel, Jürgen. "Semi-Colonialism and Informal Empire in Twentieth-Century China: Towards a Framework of Analysis." In *Imperialism and After: Continuities and Discontinuities*, edited by W. J. Mommsen and Jurgen Osterhammel, London: Allen & Unwin, 1986, pp. 290—314.

Park, Katharine. "Natural Particulars: Medical Epistemology, Practice, and the Literature of Healing Springs." In *Natural Particulars: Nature and the Disciplines in Renaissance Europe*, edited by Anthony Grafton and Nancy Siraisi, Cambridge MA: MIT Press, 1999, pp. 347—367.

Park, Katharine, and Lorraine J Daston. "Introduction: The Age of the New." In *The Cambridge History of Science*, Vol. 3, *Early Modern Science*, edited by Katharine Park and Lorraine J Daston, Cambridge: Cambridge University Press, 2006, pp. 1—17.

Parsons, Christopher M. "Plants and Peoples: French and

Indigenous Botanical Knowledges in Colonial North America, 1600—1760. " *Doctoral Thesis*, University of Toronto, 2011.

Pasquale, Anna De. "Pharmacognosy: The Oldest Modern Science. " *Journal of Ethnopharmacology* 11. 1 (1984): 1—16.

Pavord, Anna. *The Naming of Names: The Search for Order in the World of Plants*. Bloomsbury Publishing, 2008.

Pawson, Eric. "Plants, Mobilities and Landscapes: Environmental Histories of Botanical Exchange. " *Geography Compass* 2. 5 (2008): 1464—1477.

Pollack, David. *The Fracture of Meaning: Japan's Synthesis of China from the Eighth through the Eighteenth Centuries*. Princeton: Princeton University Press, 2017.

Pomata, Gianna. *Historia: Empiricism and Erudition in Early Modern Europe*. Mit Press, 2005.

Porter, Roy. "Gentlemen and Geology: The Emergence of a Scientific Career, 1660—1920. " *The Historical Journal* 21. 4 (1978): 809—836.

Porter, Roy. *The Greatest Benefit to Mankind: A Medical History of Humanity*. The Norton History of Science. W. W. Norton, 1999.

Pratt, Mary Louise. *Imperial Eyes: Travel Writing and Transculturation*. New York: Routledge, 2007.

Quattrocchi, Umberto. *CRC World Dictionary of Medicinal and Poisonous Plants: Common Names, Scientific Names, Eponyms, Synonyms, and Etymology*, 5 Vols.

CRC press，2012.

Raj，Kapil. "Mapping Knowledge Go-Betweens in Calcutta，1770—1820. " In *The Brokered World: Go-Betweens and Global Intelligence 1770—1820* , edited by Simon Schaffer，Lissa Roberts，Kapil Raj，and James Delbourgo，Sagamore Beach，MA：Science History Publications，2009，pp. 105—150.

Raj，Kapil. *Relocating Modern Science: Circulation and the Construction of Knowledge in South Asia and Europe，1650—1900*. New York：Palgrave Macmillan UK，2007.

Rawski，Evelyn S. "Qing Publishing in Non-Han Languages. " In *Printing and Book Culture in Late Imperial China* , edited by Cynthia Brokaw and Kaiwing Chow，Berkeley：University of California Press，2005，pp. 304—31.

Remington，Joseph Price. *Remington: The Science and Practice of Pharmacy*. Vol. 1. Lippincott Williams & Wilkins，2006.

Richmond，Lesley，Julie Stevenson，and Alison Turton，eds. *The Pharmaceutical Industry: A Guide to Historical Records*. London：Ashgate，2003.

Ridley，Henry Nicholas. *Spices*. London：Macmillan and Company，limited，1912.

Ritvo，Harriet. *The Animal Estate: The English and Other Creatures in the Victorian Age*. Harvard University Press，1987.

Ritvo，Harriet. *The Platypus and the Mermaid and Other Figments of the Classifying Imagination*. Cambridge，

Mass. : Harvard University Press, 1998.

Rosenberg, Daniel. "Early Modern Information Overload." *Journal of the History of Ideas* 64. 1 (2003): 1—9.

Ross, Sydney. "Scientist: The Story of a Word." *Annals of Science* 18. 2 (1962): 65—85.

Rubiés, Joan-Pau, and Manel Ollé. "The Comparative History of a Genre: The Production and Circulation of Books on Travel and Ethnographies in Early Modern Europe and China." *Modern Asian Studies* 50. 1 (2016): 259—309.

Rudolph, Richard C. "Illustrated Botanical Works in China and Japan." In *Essays Presented at a Conference Convened in June 1964 by Thomas R. Buckman*, edited by Thomas R. Buckman, Lawrence, Kansas: University of Kansas Libraries, 1966, pp. 103—20.

Rutten, A. M. G. Dutch Transatlantic Medicine Trade in the Eighteenth Century Under the Cover of the West India Company. Erasmus Pub. , 2000.

Safier, Neil. "Spies, Dyes and Leaves: Agro-Intermediaries, Luso-Brazilian Couriers, and the Worlds They Sowed." In *The Brokered World: Go-Betweens and Global Intelligence, 1770—1820*, edited by Simon Schaffer, Lissa Roberts, Kapil Raj, and James Delbourgo, Sagamore Beach, MA: Science History Publications, 2009, pp. 239—265.

Sampson, Theophilus. *Botanical and Other Writings on China, 1867—1870*. Hamburg: C. Bell Verlag, 1984.

Schafer, Edward H. "Rosewood, Dragon's Blood, and Lac." *Journal of the American Oriental Society* 77. 2 (1957):

129—136.

Schaffer, Simon. "Astronomers Mark Time: Discipline and the Personal Equation." *Science in Context* 2. 1（1988）: 115—145.

Schaffer, Simon. eds. *The Brokered World: Go-Betweens and Global Intelligence*, *1770—1820*. Uppsala Studies in History of Science. Sagamore Beach, MA: Science History Publications, 2009.

Schiebinger, Londa L. *Plants and Empire*. Harvard University Press, 2009.

Schiebinger, Londa, and Claudia Swan, eds. *Colonial Botany: Science*, *Commerce*, *and Politics in the Early Modern World*. Philadelphia: University of Pennsylvania Press, 2007.

Secord, Anne. "Pressed into Service: Specimens, Space, and Seeing in Botanical Practice." In *Geographies of Nineteenth-Century Science*, edited by David N. Livingstone and Charles W. J. Withers, Chicago: University of Chicago Press, 2011, pp. 283—310.

Secord, James A. "Knowledge in Transit." *Isis* 95. 4 (2004): 654—672.

Sen, J. "Dr. William Roxburgh: The Father of Indian Botany." *Nature* 207. 5003 (1965): 1234—35.

Shapin, Steven. A Social History of Truth: Civility and Science in Seventeenth-Century England. Chicago: University of Chicago Press, 1994.

Shapin, Steven. "Placing the View from Nowhere: Historical

and Sociological Problems in the Location of Science. " *Transactions of the Institute of British Geographers* 23. 1 (1998): 5—12.

Shapin, Steven. *The Scientific Revolution*. Chicago: University of Chicago Press, 1996.

Shapin, Steven, and Simon Schaffer. Leviathan and the Air-Pump: Hobbes, Boyle, and the Experimental Life (New in Paper). Princeton: Princeton University Press, 2011.

Shellard, Edward Joseph. "A History of British Pharmacognosy. Part 6. The Life and Work of Daniel Hanbury (1825—1875). " *Pharmaceutical Journal* 227 (1981): 774—777.

Shin, Dongwon. "How Commoners Became Consumers of Naturalistic Medicine in Korea, 1600—1800. " *East Asian Science, Technology and Society: An International Journal* 4. 2 (2010): 275—301.

Singer, Charles Joseph. *From Magic to Science: Essays on the Scientific Twilight*. London: Ernest Benn, Ltd. , 1928.

Sivasundaram, Sujit. "Sciences and the Global: On Methods, Questions, and Theory. " *Isis* 101. 1 (2010): 146—158.

Sivin, Nathan. "Why the Scientific Revolution Did Not Take Place in China-or Didn't It?" *Chinese Science* 5 (1982): 45—66.

Skaria, Baby P. *Aromatic Plants*, 2 Vols. Vol. 1. New Delhi, India: New India Publishing, 2007.

Smith, Pamela H. "Science on the Move: Recent Trends in the History of Early Modern Science. " *Renaissance Quarterly* 62. 2 (2009): 345—375.

Smith, Pamela H. *The Body of the Artisan: Art and Experience in the Scientific Revolution*. Chicago: University of Chicago Press, 2018.

Smith, Pamela H, and Paula Findlen, eds. *Merchants and Marvels: Commerce, Science And Art In Early Modern Europe*. London & New York: Routledge, 2001.

Spary, Emma C. "Of Nutmegs and Botanists: the Colonial Cultivation of Botanical Identity", in *Colonial Botany*, edited by Londa Schiebinger and Claudia Swan, Philadelphia: University of Pennsylvania Press, 2005, pp. 187—203.

Spary, Emma C. "'Peaches Which the Patriarchs Lacked': Natural History, Natural Resources, and the Natural Economy in France." *History of Political Economy* 35. 5 (2003): 14—41.

Spary, Emma C. *Utopia's Garden: French Natural History from Old Regime to Revolution*. Chicago: University of Chicago Press, 2010.

Stearns, Raymond P. "James Petiver, Promoter of Natural Science, c. 1663—1718." In *Proceedings of American Antiquarian Society* 62 (1952): 243—365.

Subrahmanyam, Sanjay. "Connected Histories: Notes towards a Reconfiguration of Early Modern Eurasia'." *Modern Asian Studies* 31. 3 (1997): 735—762.

Suh, Soyoung. "From Influence to Confluence: Positioning the History of Pre-Modern Korean Medicine in East Asia." *Korean Journal of Medical History* 19. 2 (2010): 225—254.

Suh, Soyoung. "Herbs of Our Own Kingdom: Layers of the 'Local' in the Materia Medica of Early Choson Korea." *Asian Medicine* 4. 2 (2008): 395—422.

Suh, Soyoung. *Naming the Local: Medicine, Language, and Identity in Korea Since the Fifteenth Century.* Cambridge, MA: Harvard University Press, 2017.

Thomas, Adrian P. "The Establishment of Calcutta Botanic Garden: Plant Transfer, Science and the East India Company, 1786—1806." *Journal of the Royal Asiatic Society* 16. 2 (2006): 165—177.

Thomas, Adrian P. *Japan Extolled and Decried: Carl Peter Thunberg's Travels in Japan 1775—1776.* New York: Routledge, 2012.

Unschuld, Paul U. "Medicine in China: A History of Pharmaceutics. Comparative Studies of Health Systems and Medical Care." Berkeley: University of California Press, 1986.

Walker, Brett L. *The Lost Wolves of Japan.* University of Washington Press, 2009.

Walle, Willy Vande and Kazuhiko Kasaya, eds. *Dodonaeus in Japan: translation and the scientific mind in the Tokugawa period*, Leuven: Leuven University Press, 2001.

Wallis, Patrick. "Exotic Drugs and English Medicine: England's Drug Trade, c. 1550—c. 1800." *Social History of Medicine* 25. 1 (2012): 20—46.

Winterbottom, Anna E. "Of the China Root: A Case Study of the Early Modern Circulation of Materia Medica." *Social History of Medicine* 28. 1 (2014): 22—44.

Wu, Huiyi. Alexander Statman, and Mario Cams. "Focus Introduction: Displacing Jesuit Science in Qing China. " *East Asian Science, Technology, and Medicine*, no. 46 (2018): 15—23.

Xavier, Ângela Barreto, and Ines G. Županov. "Quest for Permanence in the Tropics: Portuguese Bioprospecting in Asia (16th—18th Centuries). " *Journal of the Economic and Social History of the Orient* 57. 4 (2014): 511—548.

Yang, Huiling. "The Making of the First Chinese-English Dictionary. " *Historiographia Linguistica* 41 (2014): 299—322.

Yeo, Richard. Defining Science: William Whewell, Natural Knowledge and Public Debate in Early Victorian Britain. Cambridge: Cambridge University Press, 2003.

Yeo, Richard. "Reading Encyclopedias: Science and the Organization of Knowledge in British Dictionaries of Arts and Sciences, 1730—1850. " *Isis* 82. 1 (1991): 24—49.

Yeo, Richard. "A Solution to the Multitude of Books: Ephraim Chambers's Cyclopaedia (1728) as 'the Best Book in the Universe. '" *Journal of the History of Ideas* 64. 1 (2003): 61—72.

Yonemoto, Marcia. Mapping Early Modern Japan: Space, Place, and Culture in the Tokugawa Period, 1603—1868. University of California Press, 2003.

（五）网页

Karen Horn, "Drugs according to Daniel Hanbury. " *Royal*

Pharmaceutical Society blog，*http : // blog. rpharMScom / royal-pharmaceutical-society / 2018 / 04 / 27 / drugs-according-to-daniel-hanbury /*，2018－04－27/2019－06－06.

Karen Horn，"Daniel Hanbury: family，the RPS，and beyond"，Royal Pharmaceutical Society blog. *http : // blog. rpharms. com / uncategorized / 2018 / 03 / 09 / daniel-hanbury-family-the-rps-and-beyond /*，2018－03－09/2019－06－06.

안상우: 《〈藥材質正紀事〉①한－일 양국에 분산된 조선약재 조사기록》,《民族醫學新聞》2018 年 9 月 22 日,2019 年 5 月 25 日读取。

(六) 在线数据库

eFloras，Missouri Botanical Garden，St. Louis MO &. Harvard University Herbaria，2008，*http : // www. efloras. org / florataxon. aspx? flora_id = 2 &. taxon_id = 200027905*.

International Plant Names Index，2018，*http : // www. ipmi. org*.

George C. Baxley Stamps，*http : // www. baxleystamps. com / litho / perry_correspond / ten_letters. shtml*.

复旦全球史书系·东西之间丛书

《首位华人主教罗文炤研究》

　　［西］保罗·罗伯特·莫雷诺 著　董少新 修订

《信风万里：17 世纪耶稣会中国年信研究》

　　刘耿 著

《18、19 世纪药材知识的跨文化传播：一部从中国出发的自然知识史》

　　［韩］安洙英 著

《比利时来华圣母圣心会及其荷语汉学家闵宣化（1886—1976）研究》

　　［比］郑永君 著

图书在版编目（CIP）数据

18、19 世纪药材知识的跨文化传播 ：一部从中国出发的自然知识史／（韩）安洙英著. -- 上海 ：上海古籍出版社，2024. 11. --（复旦全球史书系／董少新主编）.
ISBN 978 - 7 - 5732 - 1340 - 2

Ⅰ. R282 - 092

中国国家版本馆 CIP 数据核字第 20246GG457 号

复旦全球史书系·东西之间丛书

18、19 世纪药材知识的跨文化传播：一部从中国出发的自然知识史

[韩] 安洙英　著

上海古籍出版社出版发行

（上海市闵行区号景路 159 弄 1 - 5 号 A 座 5F　邮政编码 201101）

　　（1）网址：www. guji. com. cn

　　（2）E-mail：guji1@guji. com. cn

　　（3）易文网网址：www. ewen. co

启东市人民印刷有限公司印刷

开本 890×1240　1/32　印张 11.5　插页 2　字数 278,000

2024 年 11 月第 1 版　2024 年 11 月第 1 次印刷

ISBN 978 - 7 - 5732 - 1340 - 2

R·2　定价：59.00 元

如有质量问题,请与承印公司联系